全国中医药行业高等教育"十三五"创新教材

代谢综合征的中医治疗

主　审　周亚滨（黑龙江中医药大学）

主　编　刘影哲（黑龙江中医药大学）

副主编　潘祥宾（黑龙江中医药大学）

编　委　杨建飞（黑龙江中医药大学）

　　　　魏　来（黑龙江中医药大学）

　　　　张艳梅（黑龙江中医药大学）

　　　　张婧懿（黑龙江中医药大学）

　　　　周　晓（黑龙江中医药大学）

　　　　张　禹（黑龙江中医药大学）

　　　　黄秋思（黑龙江中医药大学）

　　　　刘　定（黑龙江中医药大学）

　　　　付　鹏（黑龙江中医药大学）

中国中医药出版社

·北　京·

图书在版编目（CIP）数据

代谢综合征的中医治疗／刘影哲主编. — 北京：
中国中医药出版社，2017.7（2020.4 重印）
全国中医药行业高等教育"十三五"创新教材
ISBN 978 - 7 - 5132 - 4220 - 2

Ⅰ. ①代… Ⅱ. ①刘… Ⅲ. ①代谢病—综合征—中医
治疗学—中医学院—教材 Ⅳ. ①R259.89

中国版本图书馆 CIP 数据核字（2017）第 108128 号

中国中医药出版社出版

北京经济技术开发区科创十三街 31 号院二区 8 号楼
邮政编码 100176
传真 010-64405750
印刷 山东润声印务有限公司
各地新华书店经销

开本 787×1092 1/16 印张 14.5 字数 323 千字
2017 年 7 月第 1 版 2020 年 4 月第 2 次印刷
书 号 ISBN 978 - 7 - 5132 - 4220 - 2

定价 50.00 元
网址 www.cptcm.com

社 长 热 线 010 – 64405720

购 书 热 线 010 – 89535836

维 权 打 假 010 – 64405753

微信服务号 zgzyycbs

微商城网址 https：//kdt.im/LIdUGr

官 方 微 博 http：//e.weibo.com/cptcm

天猫旗舰店网址 https：//zgzyycbs.tmall.com

如有印装质量问题请与本社出版部联系（010 – 64405510）

编写说明

　　代谢综合征（metabolic syndrome，MS）主要表现为中心性肥胖、高血压、高血糖、糖耐量异常（胰岛素抵抗）、高密度脂蛋白胆固醇血清水平降低、血脂代谢紊乱和微量蛋白异常等，其与糖尿病、代谢性疾病及心血管疾病的发病密切相关。近年来，随着社会经济的发展、生活方式的转变、饮食结构的变化（高营养饮食即高蛋白、高脂肪、高热量、低纤维饮食），该病的发生率越来越高，严重影响人们的身心健康。中华医学会糖尿病学分会在"中国人代谢综合征和胰岛素抵抗特征"研讨会上的报告指出：中国城市人口中每 8 个成年人中至少有 1 人患有代谢综合征，而美国有报告每 4 个成年人中至少有 1 人患有代谢综合征。现已证实，代谢综合征是糖尿病、肥胖、脂肪肝、高血脂、高血压及各种心血管疾病的基础（疾病），引起了人们越来越多的关注，现已成为医学和生物学研究的热点。中医学并无代谢综合征这一病名，但根据其证候，可归属于"肥胖""消渴""眩晕""胸痹""胁痛"等范畴。

　　本教材分为基础篇和临床篇两部分：基础篇通过对代谢综合征与中医脏腑理论关系的阐述，旨在全面认识代谢综合征与中医藏象学中肝、脾、肾的关系，代谢综合征的中医病因、病机，代谢综合征相关疾病的中医诊断、治则、预防和调养，代谢综合征常用中药的现代研究，突出代谢综合征的中医理论特色，体现中医理论对代谢综合征的指导意义。将中医内科学中与代谢综合征有关的病症列为代谢综合征的"中医证候学"，目的在于从中医学角度更全面认识疾病的过程，以补充临床篇中对某些疾病的中医学认识。临床篇以现代临床医学中的代谢综合征相关疾病为纲目，立足中医学，围绕疾病的主要临床表现，从历代中医文献中寻找依据，结合现代中医研究进展，论述疾病的中医病因病机、治疗原则及辨证论治，使其既符合临床实际，又有充分的理论依据，以临床实用为宗旨，立法处方突出辨病与辨证相结合的论治特色，在药物治疗中设置"基本治法""基本方药""随证加减"，体现当代中医临床专病专方、辨证加减治疗的新趋势。

《代谢综合征的中医治疗》编委会

2019 年 5 月

目 录

上篇 基础篇

下篇　临床篇

上篇 基础篇

第一章 代谢综合征西医学研究概述 ▷▷▷▷

代谢综合征（metabolic syndrome，MS）是心血管病的多种代谢危险因素在个体内集结的状态，主要包括胰岛素抵抗（IR）、腹型肥胖、糖耐量受损（IGT）、血脂异常及高血压。它是一组复杂的代谢紊乱证候群，是导致 2 型糖尿病（T2DM）、心血管疾病（CVD）、肿瘤等重大慢性疾病的危险因素。自 20 世纪 20 年代以来，MS 逐渐为医学界所认识，随着 MS 患者数量的上升，本病已成为医学界关注的热点。

一、MS 概念的演变与形成

代谢综合征的概念萌芽有近百年的历史。早在 20 世纪 20 年代，瑞典医生 Kylin 就观察到高血压、高血糖及痛风等疾病往往集结发生，其后陆续有不同时期的医学工作者发现类似的病症组合。20 世纪 70～80 年代，随着葡萄糖胰岛素钳夹技术、胰岛素受体高亲和交联特异性标记等医疗技术的发展，人们陆续开展了一些研究，如胰岛素信号转导途径与 IR 的关系，以及 IR 在多种疾病发病中可能起的作用，特别是粥样硬化及冠状动脉疾病的重要危险因素。

1981 年，Hanefeld 首次提出了"代谢综合征"的概念，他认为缺乏运动、进食过多、社会及遗传因素等，均可导致肥胖、T2DM、血脂异常、高血压及高尿酸血症等，且均与高胰岛素血症、血栓形成有关，从而引起动脉粥样硬化。Reaven 在美国糖尿病协会（ADA）第 48 届学术年会上提出了著名的"X 综合征"概念，这是第一次系统地提出 MS 的概念，也是人类对 IR 及 MS 认识史上的里程碑。其包括以下内容：①胰岛素的靶组织，如骨骼肌、脂肪组织对胰岛素刺激的葡萄糖摄取的抵抗，即胰岛素的外周抵抗。②糖耐量受损（IGT）。③高胰岛素血症。④极低密度脂蛋白胆固醇-甘油三酯（VLDL-TG）升高。⑤高密度脂蛋白胆固醇（HDL-C）降低。⑥高血压。

Reaven 指出，IR 是人类疾病（包括 T2DM）中普遍存在的一种现象。其在多种疾病，特别是粥样硬化及冠状动脉疾病（CAD）的发病中有重要作用。此观点扩展并延伸了 IR 的研究领域，促进了内分泌代谢疾病、心脑血管疾病、肾脏病等多学科的交叉与渗透。在 Reaven 提出"X 综合征"后的一年，Kaplan 也提出了类似的问题，将躯干肥胖、糖耐量受损、甘油三酯升高及高血压称为"致命四重奏"（deadly quartet）。还有学者将肥胖、高血压、高血糖、血脂异常、血管粥样硬化及促血栓状态等 6 种危险因素的集合称为"无声六重奏"（silent sextet）。之后的研究发现，除了上述疾病外，诸如内脏性肥胖、LDL 及 IDL 颗粒增多、动脉粥样硬化、冠心病、多囊卵巢综合征、女性其他原因所致的雄激素增多、微量白蛋白尿、高尿酸血症、高同型半胱氨酸血症、胆固醇结石，以及纤溶酶原激活物抑制剂-1（PAI-1）升高（纤溶活性降低）、癌症恶病质、促炎症因子（CRP、TNF-α）增多、慢性酒精中毒、非酒精性脂肪肝、低镁血症、细胞内钙离子升高、低体重儿及生长激素缺乏等也伴有胰岛素抵抗，与本综合征关联。同时，学者也开始从不同角度论证、扩展或丰富"X 综合征"的假说。1991 年，DeFronzo 指出糖尿病、高血压、血脂紊乱、心血管事件等既是各自独立，又是相互联系的一组疾病，其联系的基础就是 IR 及与此关联的糖脂代谢紊乱，故他又将 MS 命名为"胰岛素抵抗综合征"（insulin resistance syndrome，IRS）。1995 年，Stern 提出了著名的"共同土壤（common soil）学说"，认为 IR 是多种代谢性疾病发生的共同基础。由于本病与多种代谢相关疾病有密切联系，1997 年，Zimmet 等主张将其命名为"代谢综合征"，其后也有人称多代谢综合征（mutiple metabolic syndrome）和新世界综合征（new world syndrome），从而取代过去的"X 综合征""胰岛素抵抗综合征"等。1998 年，世界卫生组织的专家对本病进行了研讨，推荐使用"代谢综合征"。

目前，医学界已相继正式发表了 6 个诊断标准或工作定义。1999 年，世界卫生组织发表了第一个 MS 工作定义（1999）。随后，欧洲胰岛素抵抗研究组（EGIR）标准（1999）、美国国家胆固醇教育计划（NCEP）成人治疗第三次报告（ATP Ⅲ）的诊断标准（<2001）、美国内分泌医师协会（AACE）标准（2003）相继发表。这些工作定义或标准各有其特点及实际意义。如 WHO 工作定义的核心是 IR 及高血糖，其定义精确，诊断率高，但需要确定高血糖背景人群，且评价 IR 需要运用高胰岛素葡萄糖钳夹技术，临床应用中有一定难度，较难推广。EGIR 所定的标准则是以 IIZ（通过测定空腹胰岛素水平确定）为中心，而血糖只是作为附加条件之一。NCEP ATP Ⅲ 的标准认识到 MS 腹型肥胖、脂质紊乱、高血压、空腹血糖受损及胰岛素抵抗聚集发生的特点，但未将 IR 和高血糖列为必要条件。WHO 和 EGIR 的定义偏重于基础研究，而 NCEP ATP Ⅲ 和 AACE 的定义则偏重于临床应用。2004 年，中华糖尿病学会（CDS）召开了"认识中国人 MS 和 IR 特征"专题研讨会，提出了针对中国人的 MS 建议诊断标准（2004）。2005 年 4 月 14 日，国际糖尿病联盟（IDF）在 WHO 和 NCEP ATP Ⅲ 有关代谢综合征定义的基础上，综合了来自世界六大洲糖尿病学、心血管病学、血脂学、公共卫生、流行病学、遗传学、营养和代谢病学专家的意见，颁布了新的代谢综合征工作定义，这是国际学术界第一个关于代谢综合征的全球统一定义。IDF 的 MS 世界新标准把中心性肥胖作为先决条件，并且为不同种族和性别的人群初步制订了定义肥胖的腰围切点。

二、MS 流行病学研究

自代谢综合征的定义被确立以来，关于 MS 的流行病学研究日益增多。研究显示，MS 发病率正以惊人的速度上升。由于现代经济的快速发展、人们生活习惯的改变，与 MS 相关的肥胖和超重在各年龄和各种族人群中所占比例逐渐增加，MS 的流行趋势也将继续上升，成为继高血压、糖尿病、肥胖和血脂异常后的又一慢性流行性疾病。据 IDF 最新估计，MS 的成人总流行率约为 25%。

Ford ES 等根据美国第三次国家健康和营养调查（The Third National Health and Nutrition Examination Survey，NHANES Ⅲ）的数据，以 NCEP-ATP Ⅲ 的诊断作为标准，对 20 岁以上 8608 人的横断面调查资料进行了分析，结果显示，美国成人（≥20 岁）MS 的年龄校正患病率为 23.7%，20 ~ 29 岁年龄组为 26.7%，60 ~ 69 岁组为 43.5%，而肥胖者则为 59.6%。在调查的所有人中，墨西哥裔美国人最高，占 52%；其次为高加索人，占 40%；非洲裔最低，占 36%。可见，其流行情况与年龄、种族等因素有关。此外，儿童及青少年 MS 的患病率也日益增高。欧洲方面，英国糖尿病前瞻性研究（UKPDS）结果显示，在新诊断的 4542 例 T2DM 患者中，按照 ATP Ⅲ 标准，71% 可诊断为 MS，对本队列中 4064 人进行中位数 10 年的随访，发现 MS 增加受试者发生大血管病的危险性。MS 患者发生心肌梗死和中风的风险明显增高，微血管并发症的风险没有增加。同样以 NCEP-ATP Ⅲ 的诊断作为标准，土耳其进行的一项 MS 流行病学调查显示，其成人 MS 患病率为 33.4%，且女性多于男性。

亚洲、非洲与南美洲各地流行病学研究显示，20 岁以上群体中，MS 患病率分别为印度 24%、伊朗 33.7%、沙特阿拉伯 39.3%、阿曼 21%、韩国 18%、南非 33.5%、摩洛哥 16.3%、委内瑞拉 31.2%、巴西城区 25.4%。

2000—2001 年，亚洲国际心血管病合作组以 NCEP-ATP Ⅲ 为诊断标准，对我国 35 ~ 74 岁的成年人开展了 MS 流行病学研究，结果显示，约 6400 万个体患有 MS，患病率为 13.7%，其中 38% 的男性和 33% 的女性至少有一种 MS 组分。国内关于 MS 的流行病学研究结果不断丰富。袁明霞应用中华医学会糖尿病学分会关于 MS 诊断和治疗的建议，对中国人群 MS 患病率进行调查的结果如下：在上海、北京、武汉等大中城市，中国人群 MS 的粗患病率为 14% ~ 16%，标化患病率为 9% ~ 12%，总体上呈现北方高于南方、城市高于农村的趋势；男性 MS 患病率明显高于女性；MS 患病率随着年龄增长而增高，有一定的性别差异，年龄 <65 岁 MS 患病率男性高于女性，但年龄 >65 岁则女性高于男性。值得注意的是，此前缺乏基础资料的西部地区，近年来逐步开展了关于 MS 的流行病学调查工作，为临床和基础研究提供了重要的参考数据。

此外，我国各地医疗科研机构也开展了区域性的 MS 流行病学调查。如调查甘肃兰州地区 20 ~ 74 岁城市居民代谢综合征流行状况，并分析比较不同诊断标准下 MS 检出率差异与一致性。采用分层整群随机抽样的方法，于 2013 ~ 2014 年在兰州地区抽取 20 ~ 74 岁 5 年以上的常住城市居民 2996 名，并进行问卷调查、体格检查和生化检查，分别采用中国成人血脂异常防治指南制订联合会（JCDCG）、国际糖尿病联盟（IDF）、美国心脏病学会（AHA）修订版的美国国家胆固醇项目专家组（ATP Ⅲ）及国际多学会联合声明（JIS）诊断标准，评估兰州城市居民 MS 及其各组分检出率，并使用 Kappa 值比较不同标准间一致性。结果显示，MS 患病率（标化患病率）分别为 22.0%（16.3%）、34.0%（30.9%）、37.4%（34.1%）、37.7%（34.3%），差异有统计学意义（$P < 0.05$）。可见，兰州地区城市居民 MS 患病率较高，不同标准对兰州地区城市居民 MS 检出率有差异，其中以 JIS 标准对 MS 及异常组分检出率最高。

三、MS 致病因素研究

引起 MS 的因素很多，但大致可分为三大类：①环境因素。②遗传因素。③混合因素，即环境和遗传相互作用，相互影响，临床上 MS 患者大多属于此类。

1. 环境因素　主要包括不良饮食、久坐少动、异常情绪、吸烟饮酒等。

（1）不良饮食：高脂、高碳水化合物等摄入过多可导致 MS。James I Hudson 等在一项为时 5 年的队列研究中追踪了 134 名饮食不节者和饮食规律者，观察他们的 MS 发病情况。结果表明，饮食不节者血脂异常的患病危险增加了 2.2 倍，患有 MS 任一组分（高血压、血脂异常、高血糖）的危险增加了 1.7 倍，患有 MS 两个或两个以上组分的危险增加了 2.4 倍。Mosca 等通过研究发现，脂肪占总热量的百分比与体重增加呈正相关，且这种相关关系不依赖于摄入的总能量。同时，脂肪摄入过多可升高血浆游离脂肪酸（free fatty acid，FFA）水平，抑制胰岛素分泌和诱导 B 细胞的凋亡，同时还可抑制外周组织对葡萄糖的摄取，降低肝细胞胰岛素受体对胰岛素的结合及受体介导的胰岛素降解加速，减少肝糖利用，引起外周高胰岛素血症和 IR。

（2）久坐少动：体力活动对胰岛素敏感性，特别是骨骼肌胰岛素敏感性的影响已为众多临床试验所证实。安德里亚等对参加 2003～2006 国家健康及营养普查中的 1367 名年龄大于 60 岁的老年人进行研究后发现，独立于体力活动，静坐时间所占比例与 MS 风险高度相关。张磊等对北京郊区 19003 名居民进行了心血管疾病危险因素的流行状况及其与饮食和运动习惯相关性调查，结果显示，高脂饮食和缺乏运动易于导致肥胖、血脂异常，最终发展为 MS、糖尿病等慢性疾病。

（3）异常情绪：情绪压抑、易怒者 MS 患病率增加。Roohafza H 等对伊朗中部城市伊斯帕罕 2151 名 MS 患者和 253 名正常人进行问卷调查，对照研究后发现，抑郁、焦虑、悲痛等异常情绪与 MS 显著相关，相关性由小到大依次为悲痛、抑郁、焦虑。此外，研究还发现生活质量（QOL）也与 MS 显著相关。在澳大利亚全国 97 个地点进行的针对 957 名男性和 835 名女性农场工作人员的调查研究发现，悲痛情绪与肥胖、腹型肥胖、体内脂肪含量及心血管危险因素呈显著正相关，而在 50 岁以上人群中更为明显。

（4）吸烟饮酒：一些证据表明，吸烟是导致 MS 的危险因素之一。有研究显示，截至 2012 年 3 月，约有 13 项研究与分析涉及吸烟与 MS 的关系，共有 16691 名受试者纳入研究，结论为吸烟与 MS 明显相关，且与吸烟数量呈正相关。戒烟似乎可以降低患 MS 的概率。张曙云等对浙江地区 2887 例（其中吸烟者 1165 例）受试者进行了研究，结果显示，吸烟组中 MS 的发病率和肥胖、血脂紊乱发生率明显高于非吸烟组。Sayuri

Katano 等研究了 MS 组分与运动、吸烟、饮酒的关系，分析显示，运动与饮酒是影响 MS 组分的独立因素。Zhang M 等对 2538 名 20 岁以上的受试者研究后发现，饮酒与高血压、高 TG 及低 HDL-C 显著相关。

2. 遗传因素　MS 临床表现复杂，属于多基因遗传病。疾病的发生可能需要多个易感基因共同作用。就多基因遗传而言，目前至少已经发现 10 余个基因与 MS 中两个或更多组分的遗传易感性相关。更有研究显示，许多基因及其变异与 MS 有关，如脂联素基因、过氧化物酶增殖物激活受体（PPAR）基因、解偶联蛋白 2 基因、脂肪酸结合蛋白 2 基因、对氧磷酶-1 基因、核纤层蛋白 A/C 基因、儿茶酚胺受体基因、脂肪酶相关基因、胰岛素受体底物-1 基因及一些其他炎性因子的基因等。

基因型和表型之间并非一一对应关系，其数量性状关系取决于相关基因的外显率和环境因素的修饰。Kristiansson 等研究发现，脂代谢路径上的众多基因均与 MS 相关。目前，已发现了一些与 MS 多个主要特征紧密连锁的染色体区域。Edwards 等研究显示，美国白人的 MS 位点在 2q12.1～2q13，美籍墨西哥人的 MS 位点在 3q26.1～3q29，而黑人在 IP34.1。然而，也有一些研究未能发现有意义的连锁区域。不同人种 MS 染色体连锁位点的多样性也显示了 MS 的高度遗传异质性。

四、MS 发病机制研究

MS 的发病机制十分复杂，目前尚无法用单一因素阐释，应是多种因素共同影响的结果。数十年的研究均强调了 IR 在 MS 发病过程中的重要地位，IDF 有关 MS 诊断新定义将腹围列为首要指标，提示了腹型肥胖在 MS 发病过程中的重要性。研究表明，胰岛素相关的代谢异常通常见于腹型肥胖的患者。因此，腹型肥胖作为 MS 的核心要素引起了越来越多的关注。此外，由于腹性肥胖引起的脂肪细胞分泌功能异常及慢性炎症状态也逐渐为 MS 研究者所认识。

1. 胰岛素抵抗（IR）　胰岛素抵抗的经典定义是指正常剂量的胰岛素产生低于正常生物学效应的一种状态。自 1998 年以来，IR 的定义又有延伸，如认为 IR 是对内源性或外源性胰岛素生物学反应的减低或胰岛素信号的功能异常等。IR 不仅仅是一个始动因素，更可能是众多因素的共同通路。Paul L. Huang 强调 IR 和腹型肥胖是 MS 必不可少的始动环节。

胰岛素的生理效应十分广泛，作用的靶器官包括肝脏、骨骼肌、脂肪、血管内皮细胞、动脉平滑肌细胞、脑组织等，是体内最为有力的合成激素，在血糖、血脂、蛋白质代谢中发挥着重要的作用，同时又影响着细胞生长和分化以及内皮功能。其生理作用是通过胰岛素与位于细胞膜上的胰岛素受体结合，并经一系列酶催化来完成的。目前，其机制尚未完全阐明，从胰岛素合成、分泌、细胞表面胰岛素受体表达直到胰岛素最终生理效应实现的一系列过程中，任何一环节发生异常均可导致 IR。

若按照激素作用环节划分，IR 的发生机制可分为如下三类：①受体前水平：包括胰岛素生物活性降低或丧失，如胰岛素基因突变；胰岛素的生物活性被阻断，如存在胰岛素自身抗体或诸如胰高血糖素、生长激素、肾上腺素、糖皮质激素等胰岛素拮抗物质；胰岛素降解加速。②受体水平：包括胰岛素受体密度减少，如胰岛素受体基因突变、肥胖、尿毒症等；胰岛素受体功能障碍，如胰岛素受体基因突变、糖皮质激素增高、酸中毒等。③受体后水平：即胰岛素与受体结合后，信号向细胞内传递异常所引起的一系列代谢过程，包括信号传递、放大、蛋白质－蛋白质交联反应、磷酸化与脱磷酸化以及酶促级联反应等诸多效应器的异常。目前，胰岛素与受体结合后，胰岛素受体底物（IRSs）经过转磷酸化后激活调节胰岛素功能的下游信号通路。细胞内信号转导途径主要有两条，分别是磷酸酰肌醇-3-激酶（phosphatidylinositol-3′-kinase，PI-3K）信号通路和丝裂原激活蛋白激酶（mitogen-activated protein kinase，MAPK）信号通路。PI-3K通路在诸多代谢反应中发挥着关键作用，如胰岛素、肝糖原、脂质、蛋白质的合成，血管舒张以及抗炎反应。这条信号通路经证实是葡萄糖载体蛋白-4（GLUT 4）位移的上游，而胰岛素正是通过 GLUT 4 位移促进肌肉和脂肪组织对葡萄糖的摄取。MAPK 通路的激活与细胞生长和增殖联系密切，并可抑制一氧化氮（NO）的生成和促凝血效应。代偿性的高胰岛素血症作用在仍然持有正常胰岛素敏感性的组织，从而产生一系列副作用，加之发生在肌肉和脂肪组织的胰岛素抵抗共同导致了代谢异常。

IR 与 MS 主要组分的关系有以下 4 种：①IR 与血糖异常的关系：在长时间 IR 情况下，B 细胞逐渐失去代偿外周 IR 的能力，B 细胞储备功能下降，餐后血糖明显升高，出现 IGT；若 B 细胞功能受损加重，胰岛 1 相或早相分泌受损，无法抑制肝糖过多产生及输出，导致空腹血糖升高或出现糖尿病。②IR 与高血压的关系：一项针对 1616 名受试者的研究表明，高血压患者的 HOMA-IR 明显高于非高血压组，提示 IR 与高血压具有一定的相关性。其可能的机制包括高胰岛素刺激交感神经系统，血浆去甲肾上腺素增加；刺激肾小管对钠的重吸收，导致容量及心输出量增加；胰岛素影响跨细胞膜的电解质平衡，血管平滑肌细胞内钙增加，致血管收缩；胰岛素刺激血管平滑肌细胞增殖并促进动脉壁脂质沉淀等。③IR 与血脂紊乱的关系：IR 状态下，血中游离脂肪酸（free fatty acid，FFA）增多，肝脏合成及释放极低密度脂蛋白（VLDL）、TG 亦增多，而脂蛋白脂酶（lipoprotein lipase，LPL）活性降低，对 VLDL 和 TG 的分解减少，致使血中 VLDL 和 TG 增加，富含 TG 的脂蛋白（triglyceride－rich lipoprotein，TRL）增加，同时，由于 IR 降低了三磷酸腺苷结合转运体-1（ABC-1）的功能，导致游离的载脂蛋白 A-1 无法与细胞内脂质结合，并很快被从血浆中清除，致使血中 HDL-C 减少。④IR 与心血管疾病的关系：IR 时，由于胰岛素、血糖、总胆固醇、LDL-C、TG 等增高，HDL-C 降低、高血压、PAI-1 增高等因素，冠状动脉内皮细胞功能受损，且 PI-3K 活性降低致 NO 合成及释放减低，内皮失去抗粥样硬化保护作用，出现粥样硬化的病理变化。IR 或高胰岛素血症时，MAPK 途径被激活，TGF、VEGF 等多种生长因子对平滑肌细胞增殖的作用增强，合成及分泌大量细胞外基质蛋白以及 PAI-1，后者降低纤溶活性，有利于血栓形成。平滑肌细胞增殖是粥样硬化及冠状动脉再狭窄的重要机制之一。

2. 肥胖、脂肪细胞功能异常及炎症状态　肥胖公认的定义是体内贮积的脂肪量超过理想体重 20% 以上。2005 年 IDF 将"肥胖"作为诊断 MS 的必要条件，而以"腹围"作为衡量肥胖的指标，说明肥胖，特别是腹性肥胖与 MS 的关系十分密切。腹性肥胖的形成与内脏脂肪相关，内脏脂肪是人体脂肪中的一种，与皮下脂肪不同，它围绕着人体脏器，主要存在于腹腔内。

一项对北京地区 1427 名 13～18 岁的中学生进行的研究显示，MS 各相关组分，高腰围水平组与低腰围水平组相比，HDL-C 降低，而其他指标（如 TC、TG、IDL-C、FPG 等）均升高，提示腰围与 MS 密切相关，腹围大是 MS 的重要独立危险因素。而此项调查与 10 年前 Janssen 等对 14924 位成年人进行调查后所得结论相似，后者认为高腰围者易患 MS。

自 21 世纪初以来，很多研究显示，肥胖与 MS 是通过脂肪内分泌联系起来的。脂肪组织既是能量储存中心，同时还是一个复杂、活跃的内分泌代谢器官，可分泌多种蛋白激素，如瘦素（leptin）、脂联素（adiponectin）、抵抗素（resistin）以及多种细胞因子如肿瘤坏死因子-α（TNF-α），某些白介素如白介素-6（IL-6），血管活性分子如 PAI-1 等。迄今为止，人类发现的脂肪组织分泌的具有生物活性的物质已有 50 余种，通过内分泌、旁分泌、自分泌的形式参与维持机体众多生理功能。

肥胖导致白色脂肪组织增加，包括脂肪细胞体积增大、数量增多。肥胖导致 MS 的主要机制为：脂肪细胞聚集，致脂肪组织中的单核细胞趋化蛋白-1（MCP-1）和单核细胞转移抑制因子（MIF）释放，巨噬细胞在脂肪组织浸润，局部活性氧物质（ROS）生成增多，而抗氧化物质产生减少，脂肪组织局部氧化应激反应激活，导致 TNF-α、IL-6、瘦素分泌增多，脂联素分泌下降等脂肪细胞因子分泌紊乱，各种促炎症因子分泌入血，导致全身性低度炎症，最终引起 MS。内脏脂肪增多更易导致 MS，内脏脂肪细胞对甘油三酯的摄取是皮下脂肪细胞的 1.5 倍，比皮下脂肪有更高的脂肪分解速率。内脏脂肪的堆积造成脂肪细胞脂解增强，大量游离脂肪酸（FFA）和甘油三酯（TG）进入肝脏，从而影响机体物质代谢，导致 MS。

其主要作用机制：①腹型肥胖者糖皮质激素受体功能下降，加之各种应激因素综合作用，导致下丘脑 – 垂体 – 肾上腺轴负反馈调节紊乱，皮质醇分泌增加，导致 IR，且进一步增加腹部脂肪堆积。②肝内 FFA 氧化增加，抑制肝糖原利用，胰岛素受体下调，胰岛素结合减少，形成肝胰岛素抵抗，血循环中 FFA 增多，使肌肉中 FFA 氧化增加，葡萄糖氧化利用减少，形成外周 IR。③FFA 和 TG 进入肝脏，糖异生原料增加，肝糖原输出增加。OFFA 是 TG 合成的原料，肝内 TG 及其有关脂蛋白及载脂蛋白 B100 合成及分泌增加，构成了动脉粥样硬化的基础。④高 FFA 可直接抑制组织摄取、利用葡萄糖；使细胞膜流动性增加，胰岛素受体数量减少、活性降低；抑制胰岛素受体酪氨酸激酶的活性，从而抑制 IRS-1 的活性；增加肝糖原异生，促进胰岛素分泌，同时使肝灭活胰岛素的能力下降，引起高胰岛素血症，继而糖原合成酶活性降低，脂肪细胞 Glut-4 转位减少。

此外，脂肪细胞的多种细胞因子（如 TNF-α、瘦素、脂联素、IL-6 等）分泌紊乱或从不同层面影响胰岛素效应，或激活炎症信号通路，使机体处于慢性炎症状态，从而共同导致 IR 和 MS 的发生。①TNF-α 过度表达：TNF-α 过度表达可抑制胰岛素受体及胰岛素受体底物酪氨酸磷酸化，干扰胰岛素受体及其下游的信号传导；下调脂肪细胞

Glut-4 的表达和转位；促进脂肪细胞分解和 FFA 的释放。②高瘦素血症：瘦素对脂肪具有分解作用，参与内脏脂肪的高脂解效应，其脂解作用可产生 IR。此外，瘦素还可以通过抑制胰岛素的葡萄糖转运、蛋白激酶 A 激活和蛋白质合成等效应，促发 IR。③低脂联素血症：脂联素可通过肝和骨骼肌细胞中存在的受体，促进糖吸收和抑制肝糖的输出，刺激脂肪的氧化利用，从而直接改善糖脂代谢，同时还可多方位抑制动脉粥样硬化性细胞改变，促进 FFA 氧化，拮抗 TNF-α，具有抗 IR、抗动脉粥样硬化和抗炎症作用。而研究显示肥胖者脂联素水平降低，可能是肥胖引起 IR 的机制之一。④IL-6 升高：脂肪细胞分泌的 IL-6 可强效诱导肝脏合成 C 反应蛋白（CRP），长期 IL-6 的高水平状态导致 IR，IL-6 亦能降低 IRS-1 的酪氨酸磷酸化，使胰岛素信号转导受阻，引发 IR。此外，IL-6 还可刺激血管内皮因子的释放，参与动脉粥样硬化的发生和发展。

总之，肥胖的流行导致了高血糖、高血压、血脂异常等代谢问题的攀升，作为 MS 的主要组分之一的腹型肥胖通过致病性脂肪组织的免疫应答激活游离脂肪酸的释放网络，从而诱发了代谢性疾病，同时也增加了心血管疾病的发病危险。

五、临床特征

1. 与心血管病有关的组分 肥胖，尤其是内脏型肥胖；胰岛素抵抗，可伴有代偿性高胰岛素血症；高血糖，包括糖尿病及糖调节受损；血脂紊乱（高 TG 血症、低 HDL-C 血症）；高血压；高尿酸血症；血管内皮功能缺陷、低度炎症状态及凝溶异常（微量白蛋白尿、CRP 及 PAI-1 增高等）。

2. 可伴有代谢综合征的疾病 非酒精性脂肪肝病，部分可发展至非酒精性脂肪性肝炎和纤维化；多囊卵巢综合征；痛风；遗传性或获得性脂肪萎缩症。

六、工作定义及诊断标准

WHO 的定义是患者具有胰岛素抵抗（IFG、IGT、T2DM 或者高胰岛素正糖钳夹试验中葡萄糖摄取率降低）的同时存在着两项以上的危险因素，包括肥胖、高血压、高 TG、低 HDL-C 以及微量白蛋白尿。

根据目前我国人群代谢综合征的流行病学资料分析结果，2013 版中国 2 型糖尿病防治指南中对代谢综合征的组分量化指标进行修订。具体诊断标准如下：①腹型肥胖：腰围男性 ≥90cm，女性 ≥85cm；②高血糖：空腹血糖 ≥6.1mmol/L 或糖负荷后 2 小时血糖 ≥7.8mmol/L 和（或）已诊断为糖尿病并治疗者；③高血压：血压 ≥130/85mmHg 和（或）已确诊为高血压并治疗者；④空腹甘油三酯 ≥1.7mmol/L；⑤空腹 HDL-C < 1.04mmol/L。具有以上三项或三项以上即可诊断。

七、MS 防治

1. 生活方式干预 提出 MS 诊断标准的各家机构也已达成共识，强调治疗性生活方式改变/调整（therapeutic lifestyle change/modification，TLCs）是 MS 的一线治疗原则，而药物治疗应处于从属地位。

　　O'Keefe 等研究发现，健康的饮食方案可以抑制餐后血糖和 TG 的升高，增加抗氧化食品的摄入可以有效地防治 MS。很多健康饮食方案，如地中海饮食（mediterranean diet）、抑制高血压饮食（dietary approaches to stop hypertension diet），以及限制脂肪摄入，强调水果、蔬菜、谷物的摄入对 MS 患者均大有裨益。此外，改变久坐习惯，适当进行体育运动也可以有效预防 MS 的发生。研究发现，阻力训练也有助于改善胰岛素抵抗、腹型肥胖，并有降低血压、改善血脂紊乱的积极作用。

　　2. 药物治疗　对于接受 TLCs 效果不佳或有发生心血管疾病的高危个体，则需在 TLCs 的基础上采用药物治疗进行二级干预。由于 MS 的机制尚不清楚，具有针对性的药物尚未出现。因此，目前主要针对 MS 所包含的各组分进行治疗，减少相互作用的各种危险因素，最终到达降低心血管疾病和糖尿病发生的风险。

　　如以 ACEI 类药物和利尿剂降低血压，应用他汀类、贝特类制剂或烟酸降低胆固醇，口服二甲双胍或注射胰岛素以控制血糖；小剂量的阿司匹林有助于预防血栓形成，从而降低心血管疾病的风险；辅助应用可减轻肥胖患者的体重，从而降低 MS 和糖尿病的危险因素。患有 2 型糖尿病的肥胖患者服用曲美（sibutramine）可帮助减肥，改善腹围并且有助于控制血糖和血脂，但会导致舒张压的轻微上升。

第二章 代谢综合征的中医学基础 ▷▷▷▷

第一节 代谢综合征与中医藏象学说

一、代谢综合征和中医"肝"的关系

代谢综合征与肝的关系较密切。肝主疏泄，其功能在水谷的运化、气血的化生运行、脏腑之间的协调起重要作用，如《血证论·脏腑病机论》中说："木之性主乎疏泄，食气入胃，全赖肝木之气以疏泄之，而水谷乃化。"沈金鳌也说："故一阴发生之气起于厥阴，而一身上下，其气无所不乘，肝和则生气，发育万物，为诸脏之身化。若衰与亢，则能为诸脏之残贼。"肝还能调畅三焦的气机，帮助肺、脾、肾调节水液代谢。各种不良因素，如嗜酒肥甘、劳累过度、长期焦虑、久卧少动、年老体弱等均可导致肝失疏泄，体内气血及津液输布、运化失常，物不归正化，形成痰浊、瘀血等一系列病理产物，困阻于体内，致使血糖、血压、血脂升高，形体日渐肥胖，最终损伤脏腑、经络而产生多种疾病。正如叶天士在《临证指南医案·厥》中所说："盖肝者，将军之官，善干他脏者也……若震及心脾而为悸为消。"周学海也说："故凡脏腑十二经之气化，皆必借肝胆之气化以鼓舞之，始能调畅而不病。凡病之气结、血凝、痰饮、肿、鼓胀、痉厥、积聚、痞满、眩晕、呕吐、哕呃、咳嗽、哮喘、血痹、虚损，皆肝之不能舒畅所致也。"

1. 肝与糖尿病 糖尿病在症状上与中医的消渴病有相似之处。《黄帝内经》记载了肝与消渴发病的关系，如《素问·阴阳别论》中"两阳之病发心脾，有不得隐曲……其传为风消"。《灵枢·本脏》中"肝脉微小为消瘅"。提出了情志郁怒、思虑过度等情志失调是消渴病的重要致病因素，如《灵枢·五变》云："怒则气上逆，胸中蓄积，血气逆留……故为消瘅。"张仲景《金匮要略》提出"厥阴之为病，消渴"，并有柔肝缓急、养血复阴、和解少阳、清泄胆热等治法。尤怡《金匮要略心典》注解此条文说："夫厥阴风木之气，能生阳火而烁阴津，津虚火实，脏燥无液，求救于水，则为消渴。"沈金鳌《杂病源流犀烛》进一步剖析"三消源流"，指出："夫厥阴之为病消渴七字，乃消渴之大原，然或单渴不止，或善食而渴，或渴而小便反多，后人乃有上中下之分，不知上中下似不同，其病原总属厥阴。"王焘《外台秘要》有"消渴患者，悲哀憔悴，伤也"，强调情志因素在消渴病发生中的作用。刘河间在《三消论》中明确指出"消渴者……耗乱精神，过违其度，而燥热郁盛之所成也，此乃五志过极，皆从火化，热盛伤

阴，至令消渴"，指出五志过极、郁热伤阴为发生本病的重要因素。张子和《儒门事亲》中载"消渴一症，如若不减嗜卧，或不节喜怒，病虽一时治愈，终必复作"，说明消渴复发也与肝有关。李东垣创立平肝健脾、调气血升元气法治消渴病。朱丹溪以调气理血法创顺气散，治中消能食、小便赤黄，成为治消渴之有效专方。叶天士《临证指南医案》中曰："心境愁郁，内火自燃，乃消渴大病。"其说明气郁化火可致消渴病的发生。黄元御《四圣心源》中记载"消渴者，足厥阴之病也。风木之性，专欲疏泄，土湿脾陷，乙木遏抑，疏泄不遂，而强欲疏泄，则相火失其蛰藏"，指出肝气失于疏泄而生消渴。

2. 肝与高血压　肝为厥阴风木之脏，主疏泄，肝疏泄功能正常，则气机调畅，血行畅达；肝失疏泄，则气机阻滞，日久则气郁血逆，血脉失调，血压升高。同时肝主藏血，贮藏血液，调节血量，以维持血压的正常。怒则气上，过怒亦可导致肝气疏泄太过，气机上逆，血随气逆，进而导致血压升高。如《素问·生气通天论》云："阳气者，大怒则形气绝，而血菀于上，使人薄厥。"

3. 肝与肥胖　肝主疏泄，肝气可疏通、畅达全身气机，促进精血津液的运行输布、脾胃之气的升降。肝疏泄太过，而制脾土太过，又"脾常不足"而形成脾虚肝旺之象，使运化失司，清气不升、浊气不降则腹胀满，多形成腹型肥胖，脾运不健，水湿不化，食滞不消，形成痰浊，郁滞于肌肤腠理，形成肥胖。

4. 肝与高脂血症　中医学认为，肝居于中焦，易上侮肺金，中乘脾胃，下竭肾阴，上逆冲心，旁及胆腑，引发诸脏功能失调，百病变生。胆附于肝，互为表里，在生理上与肝相依，在病理上与肝同病。胆腑的气化功能与肝主疏泄作用密切相关。胆内藏精汁，为肝之余气而生成，胆汁疏泄下行，流入肠中以助消化，这一代谢过程即西医学所说的"胆固醇的肠肝循环"。若肝主疏泄功能正常，则有利于胆汁分泌、脾胃气机升降和三焦气化功能。若肝失条达，致胆汁排泄不利，使胆气郁遏而失清净，致脾胃失职，化生精微的功能减弱，久则导致浊脂难化，注入血脉而生变端；或情志失宜致肝失疏泄，肝郁不畅，久郁化热，劫耗肝阴，亦影响胆汁的分泌与排泄，久必致高脂血症的发生。

5. 肝与非酒精性脂肪肝　《素问·阴阳应象大论》云："人有五脏化五气，以生喜怒悲忧恐。"朱丹溪《医林绳墨》曰："气也，常则安，逆则祸，变则病，生痰动火，升降无穷，燔灼中外，血液稽留，为积为聚。"《金匮翼·胁痛统论》说："肝郁胁痛者，悲哀恼怒，郁伤肝气。"七情失调，既可直接伤及内脏，致使脏腑功能紊乱；也可导致气机升降失调，影响水液代谢、血液运行，而变生痰、瘀；也可因肝失疏泄、气机逆乱，横犯脾胃，肝失疏泄则脾失健运，脾失健运则水谷不能归于正化，精微不能输布，化为脂膏痰浊沉积于肝而发病。

6. 肝与高尿酸血症　肝郁与高尿酸血症关系密切，是其发生的重要诱因。若肝气郁滞、肝失疏泄，则气机不畅，精津转枢失调，聚而为痰，出现痰湿阻滞。另外，肝郁日久，易化火伤阴，既可出现"阴血不足"，亦可炼液成痰。湿郁日久而化热，湿热内蕴，胶结难解，缠绵难愈，甚则炼液为石而成痛风。

7. 肝与多囊卵巢综合征 肝藏血，主疏泄，肝血旺盛，则血海满盈，下注胞宫，即为月经。女子以肝为先天，以血为主，以气为用。因女子常气有余而血不足，故肝疏泄功能失常是女子情志致病的主要原因。肝主疏泄，喜条达而恶抑郁，若平素忧郁，情志不畅，或易怒，就会导致肝气郁结，疏泄失司，影响气血运行，郁而化火致气血不和，导致月经失调、不孕、多毛、痤疮。

二、代谢综合征和中医"脾"的关系

代谢综合征与人体诸脏腑功能失调皆有关系，但与脾的关系最为密切。脾虚失运是代谢综合征发病的关键。脾主运化，为后天之本、气血生化之源，是人体气机升降的枢纽。《素问·经脉别论》曰："饮入于胃，游溢精气，上输于脾，脾气散精，上归于肺，通调水道，下输膀胱，水精四布，五经并行。"这是中医学对脾胃在食物进入体内到转化为能量即代谢过程中作用的基本认识。中医之脾维系着人体摄入物质的代谢，包括对糖类、脂类、蛋白类、维生素和各种微量元素等的输布，涉及各组织、器官及细胞的能量代谢、结构更新和功能运作。由于各种因素，如嗜酒肥甘、劳累过度、长期焦虑、久卧少动、年老体弱等均可使脾的功能受损，脾虚失运，以致体内气血及津液输布、运化失常，物不归正化，反而形成痰浊、瘀血等一系列病理产物，困阻于体内，使血糖、血压、血脂升高，形体日渐肥胖，最终损伤脏腑、经络而产生多种疾病。

1. 脾与糖尿病 《黄帝内经》中有大量脾与消渴关系的论述，如《素问·腹中论》"夫子数言热中消中……恐内伤脾"，《素问·奇病论》"有病口甘者……此肥美之所发也，此人必数食甘美而多肥……"，指出多食伤脾是消渴病的成因。后代医家亦多有发挥，如《医贯·消渴论》认为"脾胃既虚，则不能敷布津液故渴"；《类证治裁·三消论治》认为"小水不臭反甜者，此脾气下脱症最重"；《医学衷中参西录》提出糖尿病是"元气不升，大气下陷，脾不散津"所致。《证治汇补·消渴》认为"脾胃气衰，不能交媾水火"是消渴的重要病机。总之，嗜食肥甘厚味，脾胃受损，脾不能为胃行其津液，加之惰怠少动，令人中焦气机郁滞，脾胃升降失常，运化失司，终致发病。

2. 脾与高血压 高血压属中医学"眩晕"范畴，其病机多为肝阳上亢，但其发生与脾密切相关。脾主运化水谷，又是生痰之源。若平素饮食不节，或烟酒过度，或劳倦太过，或思虑伤脾，以致脾气不振，运化失职，水湿内停，湿聚成饮，饮凝成痰，痰浊内生中阻，则清阳不升、浊阴不降，均可导致一身阴阳气血紊乱，化生内风，风痰上扰清窍，发为眩晕。诚如李东垣《兰室秘藏》所论："恶心呕吐，不食，痰唾稠黏，眼黑头眩，目不能开，如在风云中，即是脾胃气虚，浊痰上逆之眩晕，治以半夏白术天麻汤。"

3. 脾与肥胖 肥甘厚味既可滋生湿热，蕴酿成痰，又能损伤脾气，致水谷运化失司，湿浊停留体内，痰湿停聚不化，致使体重增加，发为肥胖。《素问·宣明五气》云："久卧伤气，久坐伤肉。"若久卧少动，伤气则气虚，伤肉则脾虚，脾气虚弱，四肢肌肉无所主，则形弛肉松，肢倦乏力，逐渐形成肥胖。古有"肥人多痰""肥人多湿""肥人多气虚"之说，均可说明肥人多乃中焦脾胃功能失常，运化不健，影响水谷精微的转输，使代谢发生紊乱，痰湿内生所致。

4. 脾与高脂血症 《灵枢·五癃津液别》载："五谷之津液和合而为膏者，内渗入于骨空，补益脑髓，而下流于阴股。"膏脂源于水谷精微，由脾胃运化布散，随气血而循脉上下，营运全身，以濡润、滋养五脏六腑、四肢百骸，具有注骨空、补脑髓、润肌肤的作用。一旦脾胃受损，失于健运，膏脂在体内的输布、排泄发生异常，则成为病理性的脂浊痰湿，脂浊积聚体内，浸淫血脉，日久终致痰瘀阻络，变生诸病。

5. 脾与非酒精性脂肪肝 脾主升清，胃主降浊，脾胃健运则水谷精微可正常运化及输布。若饮食不节、劳逸失常、忧思伤脾，或病后正气虚弱，或肝脏失养，气机不畅，影响脾之健运，均可使脾胃受伤，脾失健运，水谷精微不归正化，精微反为糟粕，生湿化痰，发为本病。《古今医鉴》中有"胁痛或痰积流注于血，与血相搏留为病"，认为脂肪肝属于积聚与瘀痰范畴，但其本在于脾。"浊气在上，则生瞋胀"（《素问·阴阳应象大论》），则从宏观角度具体阐述了"瞋胀"形成的机理，饮食中的重浊之气不能顺利地归于肠腑，从而引起上腹胀满等症状。

6. 脾与高尿酸血症 高尿酸血症发病原因中很重要的一点是饮食因素，如进食过多高嘌呤、高蛋白食物（肉类、海鲜、浓汤、酒类等）。若长期"饮食不节"，最易造成脾胃受损。若脾能进行正常生理活动，则运化功能正常，水谷精微输布至脏腑、经络、四肢等。若此时过食肥甘厚味，加之健运失职致痰浊内生，最终形成高尿酸血症。临床研究也发现，在高尿酸血症患者的证型中，"痰湿阻滞"和"阳气亏虚"与脾虚有非常密切的联系，而"脾虚""痰湿""尿酸"这三者之间可能存在一定的关系，对进一步探讨高尿酸血症脾虚生湿的实质有一定的启迪意义。

7. 脾与多囊卵巢综合征 脾主运化、统血。《素问·阴阳别论》曰："二阳之病发心脾，有不得隐曲，女子不月。"脾运化失司，水湿停聚，痰饮内生，阻滞冲任胞宫，出现月经失调、不孕；痰涎壅盛，膏脂充溢，则见形体肥胖，如《丹溪心法》中云"肥盛妇人，禀受甚浓，恣于酒食之人，经水不调，不能成孕，以躯脂满溢，痰湿闭塞子宫故也"；痰湿内生，阻滞气机，气血运行不畅，日久成瘀，瘀热互结成癥，则卵巢多囊性增大。

三、代谢综合征和中医"肾"的关系

中医学认为，肾藏真元之气，为先天之本。若肾气亏虚，气化失常，精微物质的转化和贮存失去平衡，便会导致肥胖的发生。元阳激发可推动各脏腑的功能活动，若肾气虚可致脾气虚。若脾肾虚损，津失输布，蓄积体内而为痰湿脂浊，则躯脂满溢。元阴收藏并濡润五脏六腑，因"乙癸同源"致肝阴不足，阴虚阳亢，气机逆乱，气郁、食滞、痰湿停留体内，致代谢失衡。肾主骨生髓、主水，在水液代谢中起着重要的作用。随着年龄的增长，肾中精气逐渐亏虚，膀胱气化不利，可导致水液代谢异常。肾气亏虚，失于固摄，精微从尿液外排，是消渴病的重要原因之一。另外，肾中精气所含之阴阳为其他脏腑组织阴阳之根本，五脏六腑之功能正常依赖于肾元之鼓动。若年老肾虚，肾元亏损，其他脏腑亦会受到影响。如肾阳虚，火不温土，导致脾阳亦虚，运化水谷失司，从

而引起水谷精微代谢的异常，气血生化无能，生痰生湿。肾水亏虚，水不生木，肝木失于条达，疏泄异常，亦导致气机失调，进而影响水津的输布。临床研究亦表明，代谢综合征以中老年患者多见。

1. 肾与糖尿病　《灵枢·五变》中有"肾脆则善病消瘅"的记载。《金匮要略》指出"男子消渴，小便反多，以饮一斗，小便一斗，肾气丸主之"，奠定了从肾论治消渴病的基础。孙思邈《千金要方》载"肾气虚冷，谷气下流"，指出消渴与肾相关，故后世有从肾论治，调整阴阳治疗消渴。《景岳全书·三消干渴》云"凡治消之法……若由真水不足，则悉属阴虚，无论上、中、下急宜治肾"，指出治疗消渴中治肾的重要性。陈士铎《石室秘录·消渴证治》载"消渴之证，虽分上、中、下，而肾虚致渴则无不同也"，主张滋补肾阴。喻嘉言认为消渴病最后归根于肾，强调以肾为本治疗。现代医家赵锡武指出，消渴病机为肾阴、肾精不足，濡养五脏之源减少，造成肺胃津亏，阴虚无力以制阳，阳气燥动而生内热，变生消渴。

2. 肾与高血压　肾的功能是藏精，主水液，主纳气，藏真阴而寓元阳，是脏腑阴阳之根本。其中真阴就是肾阴，是人体脏腑诸阴之本，与心、肝、脾、肺关系密切。高血压多以阴虚为本，肾阴虚可导致心、肝、脾、肺的阴虚，延久不复，又可损及肾阴，故肾阴虚导致的诸脏腑阴阳失衡是高血压发生的根本因素。肝肾同源，肾阴虚于下、浮阳于上，阳主升主动，若相火妄动，阴水虚衰不能制约肝火，两火并起，上扰清窍，就会发生阴虚阳亢标实之眩晕。

3. 肾与肥胖　肾主水，肾气分阴阳，肾阴与肾阳是脏腑阴阳的根本，对脏腑气化具有促进和调节作用，并主司和调节全身水液代谢。若肾阳虚衰，主水无权，水湿泛滥，成湿成痰。脾胃运化有赖于肾阳温煦，肾阳不足必然导致脾胃运化功能减弱，若饮食不节致痰湿留滞，加重体内湿浊而引起肥胖。

4. 肾与高脂血症　高脂血症类似于中医的痰浊之病，在其发病过程中，肾的气化作用尤为重要，肾气不足则各脏腑功能失常，气化失司，阴阳失调则开阖失度，水津不布或水液内停，最终为湿为痰，致使血脂升高。同时，虚也是人体衰老、老年病及多种慢性病特定阶段的共同病理基础。肾阴亏虚，则水不涵木，肝失所养，疏泄失常，膏脂布化障碍，从而导致肝阳上亢；肾阳虚衰，则脾失温煦，运化无权，痰浊内生而发病。

5. 肾与非酒精性脂肪肝　肾阳为诸阳之本，机体脏腑功能需赖肾阳的激发和推动。肾阳不足，蒸腾气化无权，津液不化，停聚而为痰湿。《景岳全书·痰饮》中说："五脏之病，虽俱能生痰，然无不由乎脾生。盖脾主湿，湿动则为痰；肾主水，水泛亦为痰。"研究发现，中老年人非酒精性脂肪肝与肾中精气不足密切相关。

6. 肾与高尿酸血症　肾虚为高尿酸血症之本。高尿酸血症的一部分患者可能为先天禀赋不足，气血虚弱，周流不畅，血停为瘀，痰瘀互结，复与外邪相合，阻闭经络，郁久化热，邪伤于肾所致；另一部分患者则多为形体肥胖，年过不惑，其脏气日渐衰退，特别是肾气亏虚，若再加上饮食不节、嗜食肥甘、酗酒，久之必致脏腑功能失调，尤其是脾肾受损，脾失健运则升清降浊无权，肾不主水则气化摄纳失司，水液不能正常运化，从而聚湿成痰，痰湿内阻，血行不畅，日久成瘀，痰瘀互结，内伤于脏腑，外阻于骨骼、经络、关节等部位，引起关节疼痛等症状。

7. 肾与多囊卵巢综合征　中医对多囊卵巢综合征一病虽无明确记载，但依据其临床表现可归属于"月经量少""月经后期""闭经""不孕""癥瘕"等范畴。中医学认为，女性的生理功能主要表现在经、孕、产、乳上，而月经的来潮和受孕都与"肾"的关系密切，"肾主生殖""经水出诸肾"。多囊卵巢综合征在临床表现为月经稀发、闭经、不孕、肥胖、多毛等一系列因生殖内分泌失调而导致的女性生理功能异常，可见肾虚是本病发生的主要病机，气血痰湿壅滞为其兼夹病机。肾藏精，精生血，主生长发育与生殖，卵子是生殖之精，肾精充盛是卵子发育成熟的前提；若肾精亏虚，则卵子难以发育成熟，滞留不长而导致不排卵；肾阳主动，卵子发育成熟排出要靠肾阳的鼓动。若肾阳虚，命门火衰，脾阳不振，无法健运水谷精微则产生痰湿，以致积聚壅滞子宫、胞脉而致卵巢增大、包膜增厚，卵子难以排出。若肾气虚，肾的闭藏功能失调，开阖不当，气血不畅则卵泡发育中止萎缩而出现排卵障碍，故肾虚痰瘀是多囊卵巢综合征发病的基本病理。

第二节　代谢综合征的中医病因

一、饮食

代谢综合征患者以腹型肥胖为主要表现，其本质是由于体内精微物质的吸收、转化、消耗失衡，导致精微物质以脂质的形式蓄积于体内，而饮食失调、过食肥甘则是肥胖形成的重要原因之一。人身全赖饮食滋养，而脾胃为后天之本，是受纳水谷并将其转化为人体所必需的精微物质的重要器官，也是人身气血、津液、精髓的源泉。若饮食过量，或过食肥美，水谷精微摄入过多，积聚于体内则形成腹型肥胖，继而损伤脾胃，导致一系列症状。正如《素问·经脉别论》所云："多食肥甘厚腻，肥者令人内热，甘者令人中满。"过食肥甘，暴饮暴食，可损伤脾胃，水谷运化失司，湿浊内生。脾恶湿，湿浊进而阻碍脾气，加重湿浊，并可溢于肌肤，阻滞经络；或脾病及肾，脾肾阳虚，水湿运化无权，加重体内湿浊。若饮食伤及脾胃，脾不散精，气化失司，精微不布，则使津液形成脂浊，甚或凝浊成瘀，脂浊内滞于血，可致血流瘀滞；内停于血脉，可致脉管闭塞，膏脂留滞脏腑，可致脏腑之病变。张景岳在《景岳全书·三焦十渴》中记载："消渴病，皆膏粱肥甘之变，酒色劳伤之过，皆富贵人病之而贫贱人少有也。"叶天士《临证指南医案》对于肥胖的描述更为详细，认为"湿从内生，必其人膏粱酒醴过度，或嗜饮茶汤太多，或食生冷瓜果及甜腻之物。其人色白而肥，肌肉柔软"。

二、劳倦

久坐少动、好逸恶劳是代谢综合征形成的另一个重要原因。人体要保持脏腑功能的旺盛，必须要适当运动。若长期不从事体力活动，则气机升降出入失常、气血流通不畅，脂质在体内堆积，从而导致肥胖、糖脂代谢紊乱等。肌肉怠惰也会影响脾之健运，导致脾胃运化无权。《素问·宣明五气》曰："久卧伤气,久坐伤肉。"伤气则气虚,气不化津,则停为湿浊;伤肉则脾虚,脾虚则运化失职,湿浊停于体内,化生脂浊。人长期过食且静而少动,使水谷不能正常运化转输,易导致代谢综合征的发生,如李杲在《兰室秘藏》中指出:"伤酒湿面及味厚之物,膏粱之人或食已便卧,使湿热之气不能施化,致令腹胀满。"

三、情志

肝疏泄功能的正常是保持人情志舒畅的基本条件。若情志过极,必然影响肝的疏泄功能,引起脏腑气机失调,水谷运化失司,水湿内停,痰湿聚集,阻滞气机,导致肥胖、眩晕、胁痛等。现代研究表明,代谢综合征的发病以中老年患者多见。随着年龄的增长,人体肝脏功能减退,多造成"气有余而血不足"之体质,即"阳常有余,阴常不足"的病理特点。肝疏泄功能减退,气化功能减弱,可引起一系列代谢失常,即所谓的年龄越大,血脂异常率越高。肝主疏泄,调畅全身气机,如心情抑郁,或大怒伤肝,可导致气机不畅,进而使脾胃升降失司,水谷精微不能输布,郁结成浊,聚于体内。

四、先天禀赋

先天禀赋不足与肾之关系密切,中医学认为,肾藏精,具有储存、封藏精气之生理功能,肾藏之精气包括先天之精和后天之精。先天之精来源于父母生殖之精气,类似于现在所说的遗传物质。后天之精指从饮食所得的精微物质,先天之精与后天之精相互依存,先天之精依赖后天之精不断培育和充养,才能不断充盈,后天之精又依赖先天之精方能不断摄入和化生。另外,肾精所化生之元气能推动人体生长发育和生殖,激发和调节各个脏腑、经络等组织器官的生理功能,为人体生命活动的原动力。若先天禀赋不足,元气亏损,人体生命活动的原动力得不到满足,可增大罹患代谢综合征的危险性。《灵枢·五变》中记载:"五脏皆柔弱者,善病消瘅。"说明先天不足是代谢综合征发病的重要原因。

五、体质

中医学"肥人多痰"的理论,为从痰的角度认识代谢综合征的病理奠定了基础。肥胖与脏腑功能失调、水液运化失司关系密切。代谢综合征患者中,肥胖是必备条件,也是特征之一。进入中年以后,人体由盛转衰,脾气渐虚,脾失健运,导致湿浊内聚,痰瘀渐生,同时肾气不足,不能化气行水,致使水液停滞而致肥胖。同时,肥人嗜食肥甘厚味,易滋生湿热,蕴酿成痰,损伤脾肾,致水谷运化失司,湿浊停留体内,痰热湿浊停聚,形成肥胖。脾为生痰之源,脾虚易化生痰浊,痰浊为人体代谢障碍的产物。现代研究认为,痰湿体质是代谢综合征的形成因素之一,痰湿体质可能是胰岛素抵抗(IR)和代谢紊乱等病理改变发生的基础,是蕴生代谢综合征的土壤。研究显示,代谢综合征中医辨证分型中痰湿证出现频数、频次均高,表明代谢综合征痰湿证空腹胰岛素、胰岛素敏感性指数、稳态模型的胰岛素抵抗指数(HOMA-IR)、血尿酸均显著高于正常对照组。部分代谢综合征痰湿证存在高胰岛素血症。痰湿体质是由于素体脾运失健，形成湿浊内停而成痰湿凝聚，治疗上可从调整痰湿体质入手，并强调早期预防的重要性，而健脾利湿、化痰泄浊是调理痰湿体质的主要方法。虞传在《医学正传》中也指出："气虚肥白之人，湿痰滞于上，阴火起于下，是以痰夹虚火，上冲头目，正气不能胜敌，故忽然眼黑生花，若坐舟车而旋运也，甚而至于卒倒无所知者有之。"

第三节 代谢综合征的中医病机特点

一、邪正盛衰，多见虚实夹杂

虚实夹杂是代谢综合征的基本病机特点。从代谢综合征的临床表现来看，其初期病位主要在肝脾，久及于心肾。脾主运化，布散精气，饮食不节、劳逸失调可致脾气虚弱。

脾的运化功能是人体消化吸收功能的总概括，而胰岛素分泌是人体消化代谢功能的重要部分，因此胰岛素抵抗大多首先表现为形体臃肿肥胖、四肢沉重乏力、不耐劳累、神倦懒言、面色少华，或有脘腹痞满、口淡乏味、渴不甚饮、腹不甚饥，舌淡、体胖大或见齿痕，苔腻或润，脉沉。此外，脾为生痰之源，脾虚易致痰湿，痰浊阻郁，郁久化热，热灼阴伤，阴虚燥热而形成消渴。如《素问·奇病论》曰："此肥美之所发也，此人必数食甘美而多肥也，肥者令人内热，甘者令人中满，故其气上溢，转为消渴。"肝主疏泄，不仅调畅气机，和谐情志，更可疏泄脾土，以助消化。《血证论》曰："木之性主于疏泄，食气入胃，全赖肝木之气以疏泄之，而水谷乃化。设肝之清阳不升，则不能疏泄水谷，渗泄中满之症，在所不免。"如果肝气郁滞，不仅上述脾的功能受损进一步加重，而且会导致其他异常。一方面影响血液的运行，以致气滞、痰浊、血瘀互结，出现胸痹等血瘀症状。另一方面可郁久化火，既可直接上炎影响心神，引起心悸、心慌、失眠等心系证候，又可耗气伤阴液，久及于心肾，以致心气亏虚、鼓动无力；或肝肾阴虚，肝阳上亢，甚则肝风内动，夹痰上扰清窍，形成眩晕，甚则中风等变证。因此，脾失健运、肝失条达均可引起机体气血津液输布、运化失常，以致气机郁滞，痰湿内生，瘀血阻络而成本病。后期可至肾失蒸化，心失所养。其中，气滞、痰湿及瘀血既是病理产物，又能成为致病因素，浸淫脉络，日久化热，进一步影响脏腑气血的正常运行，终致脏腑气血阴阳虚损而变生诸证。因此，代谢综合征病位主要在肝脾心肾，病性为本虚标实，本虚以气虚、阴虚为主，标实为气滞、痰湿、瘀血及郁热。

燥热内生、气阴两虚是代谢综合征病机的中心环节。《圣济总录》曰："消瘅者，高粱之疾也。肥美之过积为脾瘅，瘅病既成，乃为消中，皆单阳无阴，邪热偏盛之故也。"可见，"邪热"为"脾瘅"及"消中"的原因。热作为代谢综合征发生的中心环节，但凡气郁、食滞、湿阻、痰凝、血瘀等久滞于体内皆有化热之趋势，郁热既成，则有耗气伤阴之弊，气阴两伤为始，进而阴损及阳，致阴阳两虚，脏腑功能失调，体内各种代谢失衡，从而变证百出。

二、脏腑病机，多累及肝脾肾

代谢综合征的发生，与现代生活方式、不合理的饮食习惯及运动量减少等因素密切相关。饮食不节，缺乏运动，极易损伤脏腑的气化功能，发生糖代谢或脂代谢紊乱。《素问·经脉别论》说："饮入于胃，游溢精气，上输于脾；脾气散精，上归于肺，通调水道，下输膀胱，水精四布，五经并行。"这是饮食物进入体内后代谢转化的过程，其中以"游溢精气"和"脾气散精"最为关键，都属于脾的气化作用。脾的气化不足，精气不能游溢，脾气不能散精，物不化正，出现脂肪在腹部堆积，糖分、脂质在血液中积累。物不化正，在体内积聚，聚湿生痰化浊，正如《景岳全书·痰饮》所说："有因肥甘过度者，有因酒食伤胃者，此皆能生痰。"痰湿易困脾，导致脾主运化功能下降，脾气受损，运化不健，影响水谷精微的转输，精微物质进入体内，不能为机体所利用，多余的膏脂蓄积体内而为痰浊，如《冯氏锦囊秘录》曰："脾土虚弱，清者难升，浊者难降，留中滞膈，瘀而成痰。"痰随气行，蒙蔽清窍出现眩晕；痰浊壅塞，则易导致肥胖；痰浊阻络而致气滞血行不畅，痰瘀互结，出现胸痹等血瘀症状；脂膏流溢血脉则致血脂异常；气机瘀滞，伤及脉道，会引起高血压；痰瘀郁久化热，耗气伤津，气阴两虚，发为消渴，而出现代谢综合征诸证。另一面，痰湿困阻脾阳，日久损伤脾阳，导致痰湿无以温化，痰湿反而又伤阳气，形成恶性循环，导致难以控制代谢综合征，故代谢综合征的发生与脾虚湿盛有关，且脾虚痰湿始终贯穿代谢综合征全过程。

肝主疏泄，其疏泄功能既协助脾胃之气升降，使胆汁输入肠中而促进消化，又调节气之升降出入，协调各脏腑平衡，使水谷津液在体内输布排泄正常运行，使痰湿无以聚集。正如《血证论·脏腑病机论》曰："木之性主于疏泄，食气入胃，全赖肝木之气以疏泄之，而水谷乃化。"《医学见能》曰："胆者，肝之腑，属木，主升清降浊，疏利中土。"肝生理功能失调在人体病理过程中发挥重要作用，早在《灵枢·本脏》中就指出："肝脆则善病消瘅易伤。"明确肝与消渴的关系，周学海更是明确说："故凡脏腑十二经之气化，皆必借肝胆之气化鼓舞之，始能调畅而不病。凡病之气结血凝、痰饮、鼓胀、痞满、积聚、眩晕……皆肝之不能舒畅所致也。"另外，肝之疏泄功能可调节人的情志活动。《素问·灵兰秘典论》曰："肝者，将军之官，谋虑出焉。"《素问·六节藏象论》曰："肝者……魂之居也。"肝的疏泄功能正常，气机调畅，血运畅通，则心情舒畅。若长期过度的情志刺激，导致肝气郁结，郁而化火，消灼津液，也可引发消渴。清代黄坤载在《素灵微蕴·消渴解》中认为"消渴之病，则独责肝木"，《四圣心源·消渴》中则说"消渴者，足厥阴之病也……风木之性，专欲疏泄……疏泄不遂……则相火失其蛰藏"。说明肝郁在代谢综合征消渴症发病机制中的作用。西医学证实，人在发怒及精神高度紧张时引起内源性儿茶酚胺升高，导致高血脂、高血压；而抑郁使皮质醇、生长激素分泌亢进，葡萄糖的利用率降低，促使糖异生致血糖升高；并且焦虑可通过下丘脑-垂体-靶腺轴使生糖激素水平增加，造成血糖升高。这些都说明代谢综合征与肝失疏泄、情志抑郁密切相关的病机特点，肝失疏泄、痰瘀互结、热毒内生是代谢综合征加剧的病理过程。

肾藏精，包括先天之精，禀赋受于先天之精，受承于父母，某种程度上可以说是一个人的体质。代谢综合征的发生与先天禀赋有关。肾为阴阳之本，人体各种气化功能活动的原动力均源于此。肾气一方面参与水谷精微的生成，《灵枢·刺节真邪》曰："真气者，所受于天，于谷气并而充身者也。"说明人体真气由肾中精气与后天脾胃谷气结合而成。真气运动是人体生命活动的基本特征，血糖与人体代谢及生命活动密切相关，若肾气不足，则温化失职，无力助脾化生精微，则血糖代谢障碍，停留体内，湿聚脂积，化痰成瘀，痰瘀等代谢产物停留，产生中风、胸痹、关格等心脑肾诸多病变。肾气另一方面参与水液代谢，《素问·逆调论》曰："肾者水脏，主津液。"在水液代谢过程中，肾气化过程贯穿始终，若肾气虚弱，气化功能失常、肺脾三焦功能受到影响，导致升清降浊功能紊乱，机体则水津不布，或水液内停，产生痰浊，肾阳不足，蒸腾气化作用下降，膀胱开阖失度，使尿液的生成和排泄异常，甚者水湿泛溢肌肤体表。正如《景岳全书》曰："盖痰即水也，其本在肾，其标在脾。"从代谢综合征临床特征的痰湿病因来看，肾虚也充当极其重要的角色。肾藏精，精血互生，以涵养肝木，助肝以调达肝气。肾精不足，不能涵养肝木，肝或失疏泄，使气化及代谢功能减弱，壅滞中焦气机，使水湿谷气之运化进一步受阻，加重体内痰湿；或肝气郁结，热郁而化火，伤及气机和阴津，加重体内郁热产生，从而加重代谢综合征的发展。代谢综合征相关疾病发生以中老年为多，《素问·上古天真论》曰："七八肝气衰，筋不能动，天癸竭，精少。"

三、病程日久，涉及痰浊血瘀

痰，其质地稠厚，是机体水液代谢失常而形成的一种病理产物。其在机体内一旦形成，就会变成各种致病因素。《景岳全书·杂证谟·痰饮》曰："无处不到而化为痰者，凡五脏之伤，皆能致之。"痰证具有一系列临床表现，除了各种致病因素导致的体液代谢紊乱外，还可表现为物质代谢障碍、代谢产物堆积、内环境紊乱等。瘀血，又称蓄血、恶血、败血，是指血液运行障碍，血液凝聚而形成的病理产物，包括瘀滞内结之血、离经之血、污秽之血等。瘀血的形成，主要受气虚、气滞、寒凝、热结、津亏、七情内伤等多因素作用。胰岛素作为人体正常生理活动所必需的一种激素，由胰岛 B 细胞分泌。有学者指出，胰岛素是人体生命活动中所必需的一种"血气"，高胰岛素血症的病理过程以胰岛素抵抗为基础，与中医学中痰涎形成过程"化失其正则脏腑病，津液败而血气即成痰涎"相符合。

西医学对于代谢综合征的研究强调总胆固醇、甘油三酯、低密度和极低密度脂蛋白、血糖升高，血尿酸增多等。有学者在论述脾胃与代谢综合征的关系时指出，上述各项指标的升高，其本质就是痰证。从西医学的病理生理学角度分析，血瘀证的形成与血小板异常、血液循环障碍、组织和细胞的各种功能异常等多种病理生理改变有关。由于血和津液均是周流于全身的液态物质，不仅同源于水谷精微，而且在运行输布过程中相辅相成，津可入血，血可成津，二者一损俱损、一荣俱荣，故有"津血同源"之说。痰是由津液输布失调而成，瘀由血液凝滞而形成，由于津血同源，痰和瘀之间不仅可以互相转化，还可以互相渗透，其病理可表现为因痰致瘀或因瘀致痰，正如《外证医案汇编》中所论："流痰……蓄则凝结为痰，气渐阻，血渐瘀，流痰成矣。"《血证论》论述为："须知痰水之壅，由瘀血使然，但去瘀血，则痰水自消。"

代谢综合征就是由于饮食不节、过食肥甘、劳逸失调、情志抑郁、禀赋不足等，导致脾气不足，脾失健运，不能运化水湿及布散水谷精微，致使水湿痰浊内生，"肥人多痰湿"，痰阻气滞，血行不畅成瘀血，或气虚无力推动血液运行成瘀血；肝失疏泄，导致气机不畅，气滞则血瘀，或肝郁日久化火，灼津成痰，痰壅化热，阻滞经络成瘀；肾失蒸腾气化，导致津液不能正常输布，津液运行失常则成痰致瘀。痰瘀是横贯代谢综合征证候群的主要病理因素，两者在其发病过程中互相影响、互相转化，因痰致瘀，或因瘀致痰，痰瘀互阻也就成了代谢综合征的主要发病机制。徐远在探索中医治疗代谢综合征的思路与方法中指出，肝失疏泄是代谢综合征发展的重要环节，明确指出了代谢综合征发病的主要病理基础为痰瘀互阻。魏治鹏从郁和痰两方面论述代谢综合征的发病机理，指出郁由无形之痰形成，瘀由有形之痰形成。痰浊形成后会随着气机而运动，一旦气机受阻，气化功能失常，就会出现各种代谢功能紊乱，从而表现为代谢综合征的各种证候群。袁肇凯通过对血脂异常患者的长期观察，辨证分型，并同时监测血糖、血胰岛素、胰岛素敏感指数、胰岛素分泌功能等几项指标，指出"痰凝"证候、"血瘀"证候分别与血糖、胰岛素敏感指数、血胰岛素存在相关性，并认为随着疾病的进展，疾病会由"痰浊"逐步发展为"血瘀"，最终血脂异常患者的胰岛素抵抗呈逐渐加重的趋势。通过上述论证可知，代谢综合征的发生与精微物质受到各种致病因素的影响，不能正常运化转输，导致痰、湿、浊、脂堆积体内有关。在临床实际工作中，由于代谢综合征包含多种疾病，其临床证候表现也不尽相同、各有侧重，而"痰""瘀"是代谢综合征的中医主要病理因素，抓住"痰""瘀"的基本病理基础，运用中医学的整体观念、辨证论治思想，及早对疾病做出诊断和治疗。

第四节　代谢综合征的治疗原则

一、异病同治，扶正祛邪贯穿始终

异病同治，扶正祛邪应贯穿代谢综合征治疗的始终。中医学认为，脾肾两虚、肝失疏泄、痰瘀互阻是代谢综合征共同的病机，医生要善于抓住疾病的本质，从根本上论治。另外，必须了解代谢综合征发生、发展、变化的复杂性和规律性，把人看成是一个整体，从正虚、邪实两方面考虑问题，分清矛盾的主次。在证候不多时，往往应以健脾或益肾扶正为主，兼以调肝、活血、化痰、通络；在痰瘀诸证显著时，应以涤痰化瘀祛邪为主，兼以调节脏腑功能，扶助正气，并将这种治疗贯穿始终。

二、肝脾肾同治

病之早期，注意健脾益肾调肝。代谢综合征的预防目标在于减少动脉粥样硬化及其严重的致命后果——心脑血管事件的发生率及其病死率。预防治疗的时机越早越好，实际上多从超重或肥胖及有糖或脂类代谢紊乱时开始。中医学认为，脏腑功能失调是发病的内因，故病之早期应该以调理脏腑功能为主，阻止或延缓疾病发展。对形体较胖、皮肉松软、四肢倦怠、腹胀纳呆、气短乏力、舌淡苔腻、脉沉等脾虚湿困者，宜健脾益气化湿，用参苓白术散、六君子汤等加减治疗；对形体丰满、皮肉结实、体力正常、苔腻脉滑属于湿浊内停者，可以用苍术二陈汤、胃苓汤、三仁汤、温胆汤等加减治疗；对腰酸腿软、体倦乏力、耳鸣眼花、舌苔少、脉沉细等以肾虚表现为主者，用补益肾气的杞菊地黄汤、二仙汤、金匮肾气丸等加减治疗；如果患者有情志不遂、抑郁焦虑、腹胀胁痛、舌边尖红、脉沉或弦等肝郁气滞现象时，用丹栀逍遥散、枳实导滞丸、木香槟榔丸等加减治疗；对于肝胃蕴热者可用大柴胡汤等加减治疗。

三、重视祛痰除瘀

西医学认为，代谢综合征的高血糖、高血脂、高血黏稠度、高血压等是动脉硬化的基础，而后者又是心、脑、肾脏出现各种问题的基础。中医学认为，痰浊、瘀血既是代谢综合征的病理产物，又是进一步导致"变证""坏证"的病因，所以，解决痰瘀互阻的问题至关重要，活血化瘀与祛痰排浊恰恰是中医的特色。对于患代谢综合征并兼有病程较长、面色晦暗、口唇及舌质紫暗，或舌有瘀点瘀斑、脉涩、肌肤甲错等瘀血证候者，可以选用血府逐瘀汤、桃红饮、膈下逐瘀汤、复元活血汤、大黄蛰虫丸、抵当汤等为主；对于肥胖或兼有痰湿者用竹沥达痰丸、涤痰汤、顺气导痰汤等为主治疗；而多数患者则需要痰瘀并治，可将化痰及活血的方剂合方加减。值得提出的是，代谢综合征涉及各个脏腑，往往正虚邪实交错，临床表现因人而异，极其复杂。按照中医辨证论治的观点，治疗时可有数十种立法及方药，非一方一药能解决问题，在此重点强调医生应有统筹解决问题的主要思路，临床上立法、选方、用药则应根据患者的表现灵活变通，不可拘泥。

四、益气养阴清热、化浊通络

益气养阴清热、化浊通络是治疗代谢综合征的基本方法。辨证论治是中医治疗的重要原则，代谢综合征在病情发展的不同阶段，可表现为不同的证候；同时，代谢综合征也是一个涉及多系统的疾病，辨证与辨病相结合、未病先防、既病防变是防治代谢综合征应遵循的原则。在预防方面，主要体现在改变不良的生活方式；在治疗上应注重从整体观出发，结合疾病的发展规律，把握代谢综合征病机"燥热内生、气阴两虚"这一中心环节进行辨治。因此，很多医家从临床实际出发，在治疗代谢综合征的过程中，尽管视角不同，或分阶段辨治，或专方化裁，无不寓益气养阴清热、化浊（痰、湿、瘀）通络之法。脾不调者，当抑肝扶脾；心脾两虚者，当补益脾肾、益气活血；脾肾两虚者，当脾肾双补，滋后天以养先天；水、湿、痰、脂、瘀等代谢产物潴留者，当在治疗相关病证的同时不忘扶脾、泻肝、滋肾。

第五节　代谢综合征的预防

在代谢综合征的一级预防中，改善其病理基础胰岛素抵抗，以预防为主，控制疾病的发展，是中西医的共识，也是治疗的根本和首要措施。其中一级预防包括摄入热量和营养成分控制，清淡饮食，增加膳食中植物甾醇（谷类、豆类）及黏性（可溶性）纤维（蔬菜、水果）的含量，戒烟、限酒；降低体重，在第一年体重降低 5% ~ 10%，特别是消除腹部肥胖；增加运动，循序渐进，有氧运动效果更好，每天走路或做健美运动 30 分钟；保持乐观、愉快的情绪，避免情绪激动，劳逸结合。通过一级预防，能改善胰岛素抵抗，降低血甘油三酯及胆固醇的浓度，控制心血管疾病的高危因素，逆转糖耐量的异常，减少糖尿病的患病危险。

早期干预，既病防变。对未达到代谢综合征诊断标准，但已出现肥胖、早期血脂紊乱或糖调节受损者，以西医学防治的角度，多从调节饮食、增加运动方面进行干预。从中医学角度出发，该类人群实际上已经可辨疾病病机，运用中药天然低毒等特点，配合适当的中药治疗，如山楂、大麦芽、莱菔子等可和胃助消化，决明子有润肠通便之功效。研究也证明了中药具有降糖、降压、调脂、减肥和改善血液流变学等作用，综合平衡调节治疗，能改善胰岛素抵抗，并对多重心血管危险因素有干预作用。

一、饮食在代谢综合征预防中的应用

代谢综合征的预防首先要做到饮食有节，包括不多食、合理搭配、定时定量，这与代谢综合征中一级预防的饮食控制相同。《黄帝内经太素·调食》曰："五谷为养，五果为助，五畜为益，五蔬为充。气味合而服之，以补精益气。"不同的食物性味不同、归经不同，如酸入肝、苦入心、辛入肺、甘入脾、咸入肾。正确服食五味，可以增补相应的五脏之气；过食五味，则损伤相应五脏。《黄帝内经太素·调食》又说："五味之入于口也，各有所走，各有所病。"饮食清淡，定时定量，粮食、肉类、蔬菜、果品等要合理搭配，保持脾胃功能正常。饮食有节制，不过饱过饥，不嗜肥甘烟酒，脾胃俱强，痰浊无以生。合理的饮食可以降低血脂、血糖，改善胰岛素抵抗，从而达到"正气存内，邪不可干"的目的。

1. 糖尿病　代谢综合征存在胰岛素抵抗状态。现代生活方式是引起糖尿病患病率迅速升高的主要原因。糖尿病患者应控制总热量，保持理想体重。禁用含单糖、双糖高的食物，主张食用多糖类淀粉。碳水化合物占总热量的 50% ~ 60%，脂肪 < 30%，其中饱和脂肪酸 < 10%，蛋白质 1.0 ~ 1.2g/（kg·d）。血糖生成指数（GI）高的食物尽量限制，提倡 GI 低食物。如粗杂粮、豆类等，膳食纤维每天摄入 30 ~ 40g；多食蔬菜，每天至少摄入 500g。禁用动物内脏、油炸食物，提倡少量多餐、定时定量，灵活使用食物成分表的交换，适量运动，定期体检，适当参加糖尿病健康知识讲座，不断提高对此病的认识。

2. 肥胖　体重指数（BMI）过高是代谢综合征发病的中心因素，且代谢综合征危险因素随时间的变化证实肥胖是代谢综合征的首发重要因素。食入过量或结构失衡导致肥胖，增加心、肝、肺负荷是造成代谢综合征的根源。故体重控制极其重要，体重下降7%后各种代谢紊乱的成分才能得到改善。合理饮食是治疗肥胖的前提，限制热量、平衡膳食、增加可溶性纤维是保证减肥成功的关键。营养处方中总热量的45%～50%由碳水化合物提供。蛋白质占总热量的20%～25%，其中植物蛋白占50%以上，动物蛋白主要以牛奶、鱼为主，因为这些食物中含有大量的优质蛋白、多不饱和脂肪酸、单不饱和脂肪酸及磷脂，提高这些营养素的摄入有利于正常生长发育，蛋白质的特殊动力作用强，其在消化吸收时本身需要消耗体内能量，有利于肥胖者体重下降。脂肪为25%，其中饱和脂肪酸＜10%，禁用油腻、过甜、过咸食物，改变进餐方式，先吃青菜，快饱时再吃主食、肉类等。增加膳食纤维食物，主张吃热量低的食物，如以山芋、凉粉、土豆、玉米等代替主食，水果每天不超过200g。坚持运动，使体内消耗的能量大于摄入的能量，则体重慢慢恢复到理想区间。

3. 高血压、高脂血症 研究发现，随着食盐的增加血压也会相应升高。所以饮食应清淡少盐，每天摄入量在5g以下。膳食应做到营养平衡，在限制能量的范围内，合理安排蛋白质、脂肪、糖类比例。蛋白质占总能量的15%～20%，糖类占50%～60%，脂肪占20%～25%，且饱和脂肪酸：多不饱和脂肪酸：单不饱和脂肪酸比例为0.8：1：1.2；减少脂肪、胆固醇含量高的食物摄入，胆固醇含量＜300mg；多吃蔬菜水果和其他纤维高的食物，如大麦、豆类、糙米、燕麦、黑木耳、笋类、芹菜、洋葱、茄子、番茄、山楂等。粗细搭配，精米和杂粮交替使用，纤维摄入量为25～30g/d。减少动物性食品（肉、奶等）的摄入量，汉堡、薯条等油炸食物不仅含脂肪高，且制作过程中形成了自由基，易产生反式脂肪酸，使血液中胆固醇升高，应禁止食用。

4. 痛风 痛风与食物中蛋白质所含嘌呤分解后的产物密切相关，因此食疗是医治痛风症、减轻疼痛、缩短病情的重要措施。营养处方应限制总热量每千克体重20～25kcal。少吃糖类，应不超过总热量的50%～60%，蛋白质限制在0.8～1.0g/kg，含蛋白质高的食物应少吃为佳。多食碱性食物，如海带、白菜、黄瓜、茄子、萝卜、香蕉、苹果、杏等。多饮白开水，每天不少于2000mL，保持每日尿量在2000mL以上。蔬菜每天至少500g以上，以浅色蔬菜为主，如卷心菜、白萝卜、冬瓜、花菜等。忌食高嘌呤食物，如动物心、肝、肾、脑、鱼卵、贝类、菠菜、蘑菇、豆类、猪肉、牛羊肉、禽类等。嘌呤的摄入量控制在150mg以下。多食B族维生素和维生素C较高的水果，如桃、杏、梨、苹果、猕猴桃等。食用嘌呤低的蛋、牛奶等。

5. 脂肪肝 脂肪肝的发生与不良饮食习惯有密切关系，主要为高脂饮食和过量饮酒所致，合理的饮食调理就显得十分重要。营养上控制总热量，使体重保持在正常范围内，适当提高蛋白质质量，限制在每日每千克理想体重的1.5～1.8g。给予支链氨基酸高食的物如豆类、奶类、牛肉等，全天脂肪控制在40g以内，胆固醇300mg以下。应给予低碳水化合物饮食，特别是禁止食用蔗糖、果糖、葡萄糖和含糖高的糕点等。主食应粗、细搭配，多吃蔬菜、水果及菌藻类。供给充足的无机盐和维生素，如冬瓜、赤小豆、黄瓜、萝卜、木耳、山楂、苹果、猕猴桃等。

二、运动在代谢综合征预防中的应用

1. 运动改善代谢综合征的相应机制

（1）运动可以改善脂肪因子的表达水平　有研究结果显示，代谢综合征患者血清中的脂肪因子，如瘦素、抵抗素、白介素 8、超敏 C-反应蛋白、可溶性细胞间黏附因子 –1 均在运动干预后有所下降，有利于改善胰岛素抵抗、减轻血管炎性反应。内脂素是近年来关注度较高的脂肪因子之一，Meta 结果显示，肥胖和 2 型糖尿病患者的内脂素水平高于健康人群，运动干预后，肥胖患者的内脂素水平较干预前明显降低。内脂素与前 β 细胞集落增强因子的结构相同，具有胰岛素样作用，能够促进脂肪的积聚和合成，通过促进葡萄糖的摄取来降低血糖，并促进脂肪细胞分化。

（2）运动可以改善骨骼肌的糖代谢和分泌功能　规律运动可通过改善骨骼肌细胞代谢，减少代谢综合征的发生，特别是降低血糖，且降糖作用独立于运动相关的身体脂肪含量变化。运动可以促进腺苷酸活化蛋白激酶信号通路上信号蛋白的表达，从而促进葡萄糖转运体由细胞内到细胞膜的转位，进而增加骨骼肌细胞对葡萄糖的摄取。另外，运动也可以调节骨骼肌细胞因子的分泌，从而改善代谢综合征。运动可以促进骨骼肌细胞分泌白介素 6，进而增强骨骼肌和脂肪对胰岛素的反应。

（3）运动可以改善血管内皮的损伤修复功能　代谢综合征患者的血管舒张功能存在异常。有研究发现，经过 3 个月的规律游泳运动后，代谢综合征患者血流介导的血管舒张功能与反应性充血状况均有所改善，运动后代谢综合征患者的颈动脉 – 股动脉脉搏波速度有所降低。随着干细胞相关研究的不断深入，研究者发现运动可改善与促进血管内皮的损伤修复功能。

2. 代谢综合征的最适运动处方

（1）运动形式　有氧运动与抗阻运动相结合。有氧运动是临床上推荐给代谢综合征患者的主要运动形式，大量的人体和动物研究均证实了有氧运动在减轻胰岛素抵抗和炎性反应方面有重要作用。随着对骨骼肌糖代谢和分泌功能的深入认识，可以对骨骼肌起到训练效果的抗阻运动也日益受到研究者的关注，其可以作为预防和改善代谢综合征的重要训练组分，是美国心脏病协会推荐用来预防心血管病的有效方式之一。与有氧运动相比，抗阻运动可以更明显地提升基础代谢率，改善胰岛素抵抗，使机体更有效地控制血糖，同时可以有效增加骨密度。但有氧运动在减少体脂、降低血压等方面更有优势。因此，将两种运动形式相组合是目前更为推荐的改善代谢综合征的运动处方。即使对于老年人也建议进行一定量的抗阻运动。有研究结果表明，老年人在经过 10 周以上的抗阻运动后，骨骼肌质量有所增加。但目前，关于代谢综合征患者抗阻运动最佳频率、持续时间与强度的研究较少，美国糖尿病协会鼓励 2 型糖尿病成年患者每周至少进行 2 次抗阻运动，训练强度以轻度或中度为主。

（2）运动频率与持续时间　每周保证至少 150 分钟的有氧运动较为合适。同时，建议运动分多次进行。中等强度运动的时间建议在 30 分钟以上，以 30～60 分钟为宜；1 周内的几次运动应分散在不同日期，如每周运动 5 天，每天运动 30 分钟。对于每次运动的休息安排，间歇休息的有氧运动对代谢综合征的改善效果优于连续有氧运动。

（3）运动强度 美国国立卫生研究所的研究结果显示，中等强度的有氧运动对于代谢综合征的改善效果明显优于低强度和高强度的有氧运动，且推荐运动强度为每周8kcal/kg。以50%、100%、150%的推荐值对绝经后代谢综合征患者进行有氧运动训练，结果显示，低于推荐值的运动强度能达到甚至超过推荐运动强度的代谢综合征改善效果。由此可见，对于不同年龄段、不同性别、不同基础疾病的亚人群，有氧运动强度应该个体化制定。

三、精神因素在代谢综合征预防中的应用

1. "恬淡虚无""精神内守" 是中医养生的特色之处。现代研究已证明，生活事件对精神心理上的刺激与代谢综合征患者血脂代谢的异常有一定的关联。七情包括喜、怒、忧、思、悲、恐、惊，七情内伤，引起疾病。现今社会，人们的精神压力增加，同时由于肥胖等身体疾患的负担，心理健康出现偏差。所以要养神，控制不良情绪，保持健康的精神状态。异常的心理表现及不良情绪在突然爆发和长期持续的状态下，加重疾病的发展、转化。学会控制不良情绪，用适当的方法释放不良情绪，在社会动态中求平衡、求平稳，保持心态平和。养神要"神可用但不宜过用，心可动但不宜妄动"。良好的精神状态，对于疾病的预防有着重要的意义。正如《素问·上古天真论》所说："恬淡虚无，真气从之，精神内守，病安从来。"

2. 顺天应时 整体观是中医理论的重要观点，人和自然环境是一个整体。在代谢综合征一级预防的运动锻炼中，要与季节气候相适应，这样才能取得事半功倍的效果，更好地发挥去除病因、改善糖脂代谢的作用。在自然界有春、夏、秋、冬的变化，人类也有生、长、壮、老、已的规律。因此，日常生活起居中，要顺应自然，养生颐寿。《太素·顺养》指出："卧起有四时早晚之分，春三月，夜卧早起，广步于庭；夏三月，晚卧早起，无厌于日；秋三月，早卧早起，与鸡俱兴；冬三月，早卧晚起，必待日光。"通过遵循春夏养阳、秋冬养阴的原则，应四季天地之间阴阳之气的消长来调养人体的阳气与阴精，达到"趋安避邪"的目的。

四、药物干预在代谢综合征预防中的应用

尽管生活方式干预看似简单易行，花费低廉，但要改变一个人的生活习惯也非易事，若经过生活方式干预代谢异常仍不能满意控制时，就应选择药物干预。

1. 二甲双胍 有研究用1500mg/d二甲双胍对代谢综合征多重危险因素进行干预，16周后舒张压、甘油三酯、低密度脂蛋白胆固醇、空腹血糖、空腹胰岛素、糖化血红蛋白、C-反应蛋白、胰岛素抵抗指数均达到统计学有意义的改善，提示二甲双胍不仅降糖，而且对机体质量、血压、血脂、慢性炎症均具有一定的干预作用。由于二甲双胍具有有效降糖、控制体重、改善胰岛素抵抗、降低TG、增强纤溶活性、减少心血管事件的优势，已被国内外多家《糖尿病诊疗指南》作为首选降糖用药。另有研究分析表明，二甲双胍对年轻、肥胖、空腹血糖水平高的人群效果更好。糖尿病预防计划研究发

现，二甲双胍可使糖耐量异常发展为糖尿病的进程延缓31%。二甲双胍安全性高，也可以作为代谢综合征的首选干预药物。

2. 胰岛素增敏剂噻唑烷二酮类　此类药物通过激活PPARγ受体改善胰岛素抵抗，促进葡萄糖转运，改善B细胞功能；改善脂质代谢异常，降低甘油三酯和游离脂肪酸，升高高密度脂蛋白胆固醇；具有降低PAI-1、纤维蛋白原、血压，抑制瘦素表达，增加脂联素等作用；可通过改善内皮功能和增加一氧化氮的合成，减少尿中微量白蛋白的排泄。但有水钠潴留和体重增加的作用。

3. α糖苷酶抑制剂　此类药物可降低餐后高血糖，单用或联用显著减少低血糖的发生，并能减少心血管事件。有研究显示，阿卡波糖（拜唐平）降低糖耐量低减人群心血管事件发病危险，高血压减少34%，心肌梗死减少91%，任一心血管事件减少49%。研究显示，拜唐平可以降低2型糖尿病患者心血管事件发生率，心血管事件降低35%，心肌梗死降低64%。

4. 血管紧张素转换酶抑制剂/血管紧张素Ⅱ受体拮抗剂　此类药物除降压外，还可显著抑制血管和心脑肾重要器官的结构重塑及功能变化，减轻胰岛素抵抗，改善代谢综合征，并可预防新发糖尿病。除上述具有多重作用的降糖、降压药物可供优先选择外，还可根据患者代谢异常的组分和程度联合应用其他降糖、降压、调脂药物，以达到代谢异常的全面控制。

总之，代谢综合征属于生活方式疾病，目前治疗尚无统一标准，比较公认的基本治疗策略是以改善胰岛素抵抗为基础，对心血管危险因素进行综合防治，包括生活方式干预、饮食控制和运动治疗，无效时考虑药物干预。饮食控制和运动疗法作为长期干预的基础措施，最终目标是减轻体重、降低胰岛素抵抗、减轻高胰岛素血症、改善脂代谢异常血症和高凝状态，以减少2型糖尿病和心血管病的发生及死亡的危险性。

第六节　代谢综合征的护理

代谢综合征是多种临床症状的聚集，主要包括中心性肥胖、血脂异常、糖代谢异常、高血压，其发病基础是胰岛素抵抗。近年来，随着人们生活水平的提高，生活方式及饮食环境逐步改变，代谢综合征发病率呈逐年上升的趋势，我国代谢综合征患病率为12.3%~25.5%。代谢综合征是危害人类健康的公共问题，会增加心脑血管疾病及其他慢性病的发病率和死亡风险。其主要临床表现为超重、糖脂代谢异常、高血压、糖尿病、胰岛素抵抗和（或）葡萄糖耐量异常。俗话说，"得病三分治，七分护理"，下面介绍根据不同证候给予的护理。

一、肥胖

近20年来，特别是近10年来，肥胖已经成为世界关注的热门话题。在发展中国家，随着经济的发展，人们生活方式发生了很大的变化，尤其是膳食结构的改变，肥胖已经成为世界性的健康问题之一，应引起注意。近年来，随着国民经济的发展，中国肥胖问题日趋严重。全世界有近 3 亿肥胖患者，我国的肥胖发生率也迅速增加。1998 年我国超重人数已逾 1 亿，而且呈现不断增长和年轻化趋势。肥胖是指体内脂肪堆积过多和（或）分布异常，WHO 制定的体重指数界限值认为 BMI 在 25.0～29.9 为超重，BMI≥30 为肥胖。肥胖是遗传和环境因素共同作用的结果，是一种慢性代谢异常疾病。

【护理评估】

1. 健康史 了解患者有无肥胖家族史和内分泌疾病史、肥胖发生的年龄，以及是否摄食过多、运动过少。肥胖患者的膳食往往是热能、脂肪和碳水化合物摄入过高，且三大营养素比例失调。

2. 身体状况 ①单纯性肥胖：幼年期发病者常引起终身性肥胖，有时可有外生殖器发育迟缓，成年后发病者治疗效果较前者为佳。②继发性肥胖：脂肪分布有显著特征性，如肾上腺皮质功能亢进表现为向心性肥胖。

3. 心理－社会状况 肥胖者参与社交的能力降低，常有压抑感；因代谢紊乱和多脏器功能障碍，产生气急、关节痛、浮肿及肌肉酸痛等躯体症状，心血管疾病、糖尿病等相关疾病可增加。患者常有自卑、焦虑、抑郁等心理问题。

【护理诊断】 营养失调：高于机体需要量，与遗传、体内激素调节紊乱，饮食习惯不良，活动量少等有关。

【护理目标】 患者自觉执行饮食计划，有效控制体重或减至正常范围。

【护理措施】 预防重于治疗，应从幼年开始。宣传肥胖的危害，长期坚持运动锻炼，合理安排饮食。

1. 行为治疗 改变食物行为和摄食行为，树立自信。

2. 饮食治疗

（1）执行饮食计划，建立良好的进食习惯。

（2）限制能量的摄入：目标为每周体重下降 0.5～1.0kg。①低热量饮食：42～84kJ（10～20kcal）/kg。②极低热量饮食：≤42kJ（10kcal）/kg。③根据代谢率计算 24 小时热量，通常为每天 600kcal。④蛋白质含量为每天 1g/kg，有足够的维生素。

推荐地中海饮食。试验证明，地中海饮食与肥胖的发病率呈负相关。地中海饮食（Mediterranean diet）泛指希腊、西班牙、法国和意大利南部等处于地中海沿岸的南欧各国以蔬菜水果、鱼类、五谷杂粮、豆类和橄榄油为主的饮食风格。研究发现，地中海饮食可以减少患心脏病的风险，还可以保护大脑血管，降低发生中风和记忆力减退的风险。现也用"地中海式饮食"代指有利于健康的简单、清淡及富含营养的饮食。运动和饮食干预能有效逆转肥胖患者的代谢指标，减轻腹型肥胖及胰岛素抵抗。

（3）饮食特点

①以种类丰富的植物食品为基础，包括大量水果、蔬菜、土豆、五谷杂粮、豆类、坚果、种子。富含该类食物的均衡食谱可以促进健康，控制体重。这类食物主要提供维生素、矿物质、能量、抗氧化剂及纤维。为了防止大量维生素、矿物质、纤维被破坏，加工烹饪的时候应尽量简化。坚果、豆类、种子是健康脂肪、蛋白质和纤维的重要来源。豆类能缓慢、平稳地把糖分释放到血液中，只要每天摄取 25g 豆类蛋白，就可降低

血液里的胆固醇和其他有害血脂如甘油三酯的含量，如果再配合低胆固醇和低饱和脂肪饮食，则可降低心脏病的发病率。

②对食物的加工尽量简单，并选用当地、应季的新鲜蔬果作为食材，避免微量元素和抗氧化成分的损失。

③烹饪时用植物油（含不饱和脂肪酸）代替动物油（含饱和脂肪酸）及各种人造黄油，尤其提倡用橄榄油。

④脂肪最多占膳食总能量的35%，饱和脂肪酸占7%～8%。

⑤适量吃一些奶酪、酸奶类的乳制品，最好选用低脂或者脱脂品，酸奶、奶酪中的钙能促进骨骼健康。低脂脱脂的乳制品也降低了该类食品中原有脂肪带来的副作用。

⑥每周吃2次鱼或禽类食品，鱼虾海鲜可以给食用者提供大量健康的蛋白质。

⑦1周吃不多于7个鸡蛋，包括各种烹饪方式（也有建议不多于4个）。鸡蛋是优质蛋白质的主要来源，尤其适合不吃肉的人。

⑧用新鲜水果代替甜品、蜂蜜、糕点类食品。

⑨每月最多吃几次红肉，总量不超过500g。

⑩适量饮用红酒，最好进餐时饮用，避免空腹。

3. 体育锻炼，适当运动　　以有氧运动、循序渐进、长期坚持为原则。

运动中机体供能的方式可分两类：一类是无氧供能，这类运动只能持续很短的时间（1～3分钟）。另一类为有氧供能，即运动时能量主要来自糖原（脂肪、蛋白质）的有氧氧化。由于运动中供氧充分，糖原可以完全分解，释放大量能量，因而能持续较长的时间。如5000m以上的跑步、1500m以上的游泳、散步、跳交谊舞、骑自行车、打太极拳等都属于这类运动。

在进行有氧锻炼时还应注意以下几点：

（1）锻炼应选择中等强度的运动，即在运动中将心率维持在最高心率的60%～70%（最高心率＝220－年龄），强度过大时能量消耗以糖为主，肌肉氧化脂肪的能力较低；而负荷过小，机体热能消耗不足，也达不到减肥的目的。

（2）以中等强度进行锻炼时，锻炼的时间要足够长，一般每次锻炼不应少于30分钟。

（3）脂肪的储备和动用是一种动态平衡，因此要经常参加运动，切不可一劳永逸。减肥运动应每日进行，不要间断。

（4）适当增加力量训练。研究表明，随着年龄的增加，机体安静时代谢率（RMR）将以1%～3%的速度逐年下降，RMR的降低在很大程度上归咎于瘦体重（LBW）的减少。而机体RMR水平的降低和LBW含量的下降都与运动不足有关。有氧运动可以提高人体的最大摄氧能力，但并不提高体内瘦体重的含量；而力量训练不能有效地改善最大摄氧能力，但却能明显增加体内瘦体重的含量，瘦体重的增加可提高机体安静时代谢率。因此，在进行减肥运动时，应坚持以有氧运动为主，适当增加力量训练，以增加LBW的含量，提高机体的RMR水平，巩固和增强减肥效果。

4. 药物护理　遵医嘱给予正确的药物治疗。①食欲抑制剂。②代谢增强剂。③脂肪酶抑制。

5. 手术

（1）适应证　严重肥胖（BMI＞35），且经饮食、运动、药物治疗，疗效不佳者。

（2）手术方式　吸脂、切脂、空肠回肠分流术、胃减容手术等。

6. 非药物疗法　中医药治疗手段丰富，药针结合，都能成为减肥的良方。穴位埋线对于中医中药是一个创新的治疗方式。它属于针灸刺法的一种，其理论是依据毫针手法"留针"。通过留针，可加强针刺感应和延长刺激的作用，还可以起到候气和调气的目的，从而达到治疗的作用。穴位埋线是将医用羊肠线埋入相关穴位，通过羊肠线对穴位的长期持续的刺激，提高穴位的兴奋性、传导性，达到良性目的。随着埋线工具的发展优化，临床经验的丰富，穴位埋线治疗肥胖症已经得到人们的广泛认可。常用穴位有足三里、丰隆、大横、气海、减肥穴、中脘、下脘、天枢、梁门、阴陵泉、关元、水分、带脉。其机制主要与针刺能调节肠道功能，促进食欲，从而促进能量吸收，促进代谢，基础代谢率上升能加快体内储存的脂肪分解，从而在减肥的同时降低血脂水平。

操作方法：患者取合适体位，暴露埋线部位，在穴位上用龙胆紫做定位注记，局部严格常规消毒，采用一次性医用穿刺针，将已制备好的2厘米长的羊肠线放入穿刺针针管前端，对准所选穴位快速刺透表皮，得气后，缓缓边推针芯边退针管，将羊肠线留在穴内，出针后盖无菌棉球，按压片刻以防出血，贴上防水胶布固定保护，防止感染。

【护理评价】　体重是否恢复正常，是否认识到肥胖的危害性，是否执行治疗和饮食计划。

【食疗】

1. 荷叶鸭子

配方：鸭肉200g，糯米粉25g。

制法：将鸭肉去骨，切成块状。八角茴香5只剁碎，与糯米同炒熟，研成细末备用。将酱油、料酒、味精、葱末、姜末及胡椒粉等佐料调成汁，浸入鸭肉腌渍2小时，再把糯米粉调入拌匀。将一张荷叶切成4块，用荷叶包好鸭肉，放在盘内，上锅，旺火蒸2小时即可。

功效：益气降脂。

用法：隔日1次，佐餐食用。

2. 猪肉淡菜煨萝卜

配方：猪腿肉500g，淡菜100g，白萝卜1000g。

制法：淡菜干品用温水浸泡半小时，发胀后，洗去杂质，仍泡在原浸液中，备用。猪肉切块。萝卜切成转刀块。起油锅，放植物油1匙，大火烧热油后，先将猪肉倒入翻炒3分钟，加黄酒1匙，炒至断生，盛入砂锅内，将淡菜连同浸液一起倒入砂锅内，再加水适量，用小火煨1小时，然后倒入萝卜，如水不足可适量增加，再煨半小时，萝卜熟透，调味即可。

功效：化痰利湿。

用法：佐餐食用。

3. 萝卜丝炒牛肉丝

配方：白萝卜 500g，瘦牛肉 250g。

制法：萝卜、牛肉洗净切细丝。牛肉丝加细盐、黄酒、酱油、淀粉等拌匀。起油锅，放植物油 1 匙，用大火烧热油后，先炒萝卜丝，加细盐适量，炒至八成熟，盛起备用。再起油锅，放植物油 3 匙，用大火烧热油后，倒入牛肉丝，翻炒 3 分钟后，倒入萝卜丝拌匀，再加黄酒 1 匙，冷水少许，焖烧 3 分钟，加香葱，拌炒几下，装盘。

功效：补脾健胃，散血化滞，利水消痰。

用法：佐餐食用。

4. 减肥茶

配方：干荷叶 60g，生山楂 10g，生薏苡仁 10g，橘皮 5g。

制法：上药共制细末，混合，放入热水瓶中，用沸水冲泡即可。

功效：理气行水，降脂化浊。

用法：每日 1 剂，不拘时代茶饮。

5. 乌龙茶

配方：乌龙茶 3g，槐角 18g，何首乌 30g，冬瓜皮 18g，山楂肉 15g。

制法：先将槐角、何首乌、冬瓜皮、山楂肉四味加适量清水煮沸 20 分钟，取药汁冲泡乌龙茶即成。

功效：消脂减肥，健身益寿。

用法：每日 1 剂，不拘时饮服。

6. 什锦乌龙粥

配方：生薏苡仁 30g，冬瓜仁 100g，红小豆 20g，干荷叶、乌龙茶适量。

制法：干荷叶、乌龙茶用粗纱布包好备用。将生薏苡仁、冬瓜仁、红小豆洗净一起放锅内加水煮熬至熟，放入用粗纱布包好的干荷叶及乌龙茶再煎 7~8 分钟，取出纱布包即可食用。

功效：健脾利湿。

用法：每日早晚食用。

7. 降脂饮

配方：枸杞子 10g，何首乌 15g，草决明 15g，山楂 15g，丹参 20g。

制法：上药共放砂锅中，加水适量以文火煎煮，取汁约 1500mL，储于保温瓶中。

功效：活血化瘀，轻身减肥。

用法：每日 1 剂，代茶频饮。

8. 菊楂决明饮

配方：菊花 10g，生山楂片 15g，草决明子 15g。

制法：将草决明子打碎，与菊花、生山楂片共放锅中，水煎代茶饮。

功效：活血化瘀，降脂减肥。

用法：每日 1 剂，代茶频饮。

9. 冬瓜烧香菇

配方：冬瓜 250g，水发香菇 50g。

制法：将冬瓜切成小方块，香菇浸泡后切块。锅中加油烧热，倒入冬瓜、香菇及泡香菇水，焖烧数分钟，加食盐、味精等调味，至熟即可。

功效：清热健脾。

用法：佐餐食用。

10. 荷叶粉蒸排骨

配方：新鲜荷叶 8 ~ 10 张，猪小排骨 1000g，粳米 300 ~ 400g。

制法：荷叶洗净，一张切成 4 块备用。粳米加八角茴香 2 只，用小火同炒，炒至粳米成金黄色时，离火冷却，磨成粗粉备用。将排骨洗净，切成大块，放入大瓷盆内，加酱油半碗，黄酒 4 匙，细盐半匙，味精、葱白少许，拌匀，腌 2 小时以上，并经常翻拌使之入味，然后将每块排骨的两面黏上一层炒米粉。用事先切好的荷叶将排骨包好，每包 1 ~ 2 块，视排骨大小而定，包紧扎牢。蒸笼底层垫上一张新鲜的荷叶，再将包好的排骨放入蒸笼，盖上笼盖蒸熟即可。

功效：健脾升清，祛瘀降浊。

用法：打开荷叶包热食，佐餐食用。

11. 三花减肥茶

配方：玫瑰花、代代花、茉莉花、川芎、荷叶各等份。

制法：将上药切碎，共研粗末，用滤泡纸袋分装，每袋 3 ~ 5g。

功效：宽胸理气，利湿化痰，降脂减肥。

用法：每日 1 小袋，放置茶杯中，用沸水冲泡 10 分钟后，代茶饮服。

12. 炒魔芋

配方：魔芋 100g。

制法：魔芋和调料一起入锅中，翻炒后出勺即可。

功效：化痰散结，清热通便。

用法：佐餐食用。

13. 雪羹萝卜汤

配方：荸荠 30g，白萝卜 30g，海蜇 30g。

制法：三者切碎块，文火煮 1 小时至三者均烂即可。

功效：清热化痰，利湿通便。

用法：可随意食之。

14. 雪梨兔肉羹

配方：兔肉 500g，雪梨 400g，车前叶 15g。

制法：雪梨榨汁，车前叶煎取汁 100mL，兔肉煮熟后，加梨汁、车前汁及琼脂同煮，成羹后入冰箱，吃时装盘淋汁即可。

功效：清热祛痰，利湿减肥。

用法：可作点心食用。

试验证明，健康教育和强化生活方式对肥胖的预防和治疗至关重要，强化生活方式是对肥胖患者的有效干预措施。合理膳食、适量运动、戒烟限酒、心态平衡是预防肥胖的基本原则。

能量摄入过多、久坐不动是肥胖发病的高危因素。脂肪组织是一种内分泌组织，肥胖时可导致脂肪组织分泌多种炎性分子和脂肪细胞因子，诱导胰岛素抵抗，胰岛素抵抗是代谢综合征发生发展的病理机制。运动干预不仅增加能量消耗和减少身体脂肪，肌肉含量也会增加，同时可提高胰岛素敏感性，改善胰岛素抵抗。健康饮食和运动锻炼可改善胰岛素抵抗，改善炎症。

二、血脂异常

血脂主要指血浆内的胆固醇和甘油三酯。血脂虽仅占全身脂类的极小部分，但因其与动脉粥样硬化的发生、发展有密切关系，故备受关注。高脂血症在我国已不少见，据调查，成年人中血总胆固醇（TC）或甘油三酯（TG）升高者占 10%～20%，甚至儿童中也有近 10% 血脂升高，而且高脂血症的发生率还有逐渐上升的趋势，这与我国人民的生活水平明显提高、饮食习惯发生改变等原因有密切关系。因为患者往往同时还有高密度脂蛋白－胆固醇（HDL－C）的降低，所以"高脂血症"改称"血脂异常"更为合适。

【护理评估】

1. 健康史 了解患者有无血脂异常家族史和内分泌疾病史，血脂异常发生的年龄，是否摄食过多、运动过少。

2. 身体状况

（1）脂质在真皮内沉积所引起的黄色瘤。

（2）脂质在肝内沉积所引起的非酒精性脂肪肝。

（3）脂质在血管内皮沉积所引起的动脉粥样硬化，发生冠心病和周围血管病等。

3. 心理－社会状况 因代谢紊乱和多脏器功能障碍，产生气急、关节痛、浮肿及肌肉酸痛等躯体症状，心血管病、糖尿病等相关疾病患者风险可增加，患者常有自卑、焦虑、抑郁等心理问题。

【护理诊断】营养失调：高于机体需要量，与遗传、体内激素调节紊乱、饮食习惯不良、活动量少等有关。

【护理目标】

1. 普及健康教育，提倡均衡饮食。

2. 增加体力活动及体育运动。

3. 预防肥胖，减轻体重，避免不良生活习惯。

4. 减少饱和脂肪和胆固醇摄入。

5. 与肥胖症、糖尿病、心血管疾病等慢性病防治工作的宣教结合，降低血脂异常的发病率。

【护理措施】

1. 合理饮食 人体脂类包括脂肪和类脂两种。高脂血症与饮食的关系最为密切。人体脂肪的积聚和部分类脂主要来自饮食,只有一部分类脂是在体内合成的,称为内生性类脂。

(1) 控制饮食对高脂血症的防治十分重要

①饮食提倡清淡,但不宜长期吃素,否则饮食成分不完善,反而可引起内生性胆固醇升高。

②宜限制高脂肪、高胆固醇类饮食,如动物脑髓、蛋黄、鸡肝、黄油等。

③脂肪摄入量每天限制在 30～50g。

④限制糖类食品和零食。

⑤多吃蔬菜和水果。

⑥宜低盐饮食,食油宜用豆油、花生油、菜油、麻油等。

⑦饥饱适度。每餐进食量以下一餐就餐前半小时有饥饿感为度,不宜采用饥饿疗法,过度饥饿反而使体内脂肪加速分解,使血中脂酸增加。

(2) 血脂异常患者的饮食

①灵芝:灵芝单用或与降血脂药合用可降低血清胆固醇、甘油三酯和低密度脂蛋白,升高高密度脂蛋白。同时,还能降低全血黏度和血浆黏度,改善血液流变学障碍。灵芝的保肝作用可防止或减轻化学合成调节血脂药引起的肝损伤。灵芝的调节血脂作用是其对心脑血管保护作用的基础。

②鱼类:鱼类所含的饱和脂肪极低,尤其是来自深海的冷水鱼类,含有大量的 ω-3 脂肪酸。据美国科学家的研究证明,服用 ω-3 脂肪酸 (EPA 和 DHA 补充剂) 的人,胆固醇和三酸甘油脂的含量、血液黏稠度均有降低,而且还有降低血压的作用。

③水果蔬菜:食用大量的水果、蔬菜等水溶性纤维的食物有利于降低胆固醇。水溶性纤维 (如全麦麸) 能预防便秘,但对降低胆固醇没有助益。含水溶性纤维的食物有豆子、枣、草果、无花果、干梅子、花椰菜、燕麦麸等。干梅子内含 60% 属于可溶性的果胶,黄豆及其制品也具有同样的功效,魔芋食品中也含有大量的水溶性纤维。

④大蒜:美国研究人员发现,每天吃半颗蒜头 (整颗更好),可帮助某些人降低 10% 的胆固醇,而且还能降低血压。蒜头里有益健康的活性成分是蒜氨酸。每日服用 900mg 的无味蒜头胶囊和吃大蒜的效果是一样的。

⑤洋葱:洋葱也可以降低胆固醇和血压,并有降低血液黏度的功效,作用和药物阿司匹林颇类似。

2. 戒烟忌酒 香烟中的尼古丁能使周围血管收缩和心肌应激性增加,使血压升高,心绞痛发作。不适当饮酒能使心功能减退,对胃肠道、肝脏、神经系统、内分泌系统均有损害,故应戒烟忌酒。

3. 适量饮茶 茶叶中含有的儿茶酸有增强血管柔韧性、弹性和渗透性的作用,可预防血管硬化。茶叶中的茶碱和咖啡因能兴奋精神,促进血液循环,减轻疲劳,并有利尿作用。适量饮茶能消除油腻饮食而减肥。但过多喝浓茶会刺激心脏，使心跳加快，对身体有害。

4. 适当运动　控制肥胖是预防血脂过高的重要措施之一。除饮食控制外，提倡坚持体育锻炼，如慢跑、练五禽戏、打太极拳、打乒乓球等。平时经常参加体力劳动可控制体重的增长。

5. 限制咖啡　咖啡因会增加体内的胆固醇。因此，应注意尽量少喝咖啡，并禁服含有咖啡因的药物。

6. 正确烹调　在烹调动物性食品中，绝对避免油炸。较适宜的方法是蒸和烤，这样才能使食物中的油脂滴出。

7. 其他　年龄在 70 岁以上的老年高胆固醇者，饮食治疗的意义并不大，因为对于他们来说，更重要的是营养。

【护理评价】血脂是否恢复正常，体重是否降低，是否认识到血脂异常的危害性，是否执行治疗和饮食计划。

【食疗】

1. 山楂菊花饮

配方：山楂、金银花、菊花各 25g。

制作：开水冲泡。

用法：代茶饮，每天 3 次。

2. 海带绿豆汤

配方：海带、绿豆各 100g，红糖 15g。

制作：将海带泡发、洗净、切丝，与绿豆共煮至熟烂，加红糖调味即可。

用法：每天 2 次，宜常吃。

3. 桑椹黑芝麻粥

配方：黑芝麻、桑椹各 60g，粳米 50g，白糖 10g。

制作：将前三味洗净、捣碎，放入砂锅内加水适量共煮成糊状，加白糖调味即可。

用法：每天 2 次。

4. 木耳炖豆腐

配方：水发木耳 100g，豆腐 500g。

制作：木耳去除杂质洗净，撕成小片，豆腐切成片。待锅内油热后，投入葱姜煸香，加入豆腐、木耳、精盐、味精和适量水，武火煮沸后，改为文火炖至豆腐入味即成。

用法：每日 2 次。

5. 山楂炖桂圆

配方：山楂 10g，桂圆 6 颗。

制作：桂圆剥皮洗净。水煮沸后，将山楂和桂圆倒入炖煮，放入冰糖，煮 15 分钟即可。

用法：每日 2 次。

6. 海带绿豆汤（适合糖尿病患者）

配方：海带 150g，绿豆 150g，盐少许。

制作：将海带浸泡、洗净、切块，然后与绿豆共煮至熟烂，最后加入少许盐即可。

用法：每日 2 次。

7. 绿豆汁和绿豆粥

配方：绿豆 50 ~ 100g。

制法：绿豆洗净，加水煮至烂熟。

用法：滤其汁饮服；也可连豆带汤一起吃，每日 1 ~ 2 次，可长期食用。绿豆汁或绿豆粥一年四季都可服食，尤其适宜于夏季食用，但脾胃虚寒者应慎用。

8. 木耳荸荠丝

配方：木耳和荸荠各适量。

制法：将木耳用水煮软、切丝，荸荠去皮、切丝，加糖、醋凉拌即可。

用法：宜经常服食。

9. 决明茯苓粥

配方：决明子、茯苓各 30g，粳米 100g。

制法：先将决明子、茯苓用水煎半小时，滤取药汁，再加粳米煮粥。

用法：可以一次也可分几次随量食用，可经常服食。

10. 双菇汤

配方：冬菇、香菇各 50g，调料适量。

制法：炖汤食用。

用法：每日 2 次。

三、高血压

高血压是指成人在未用降血压药情况下，收缩压 ≥140mmHg 和（或）舒张压 ≥ 90mmHg。按血压水平将高血压分为 1、2、3 级。收缩压 ≥140mmHg 和舒张压 < 90mmHg 单列为单纯性收缩期高血压。患者既往有高血压史，目前正在用降血压药，血压虽然低于 140/90mmHg，亦应该诊断为高血压。

【护理评估】

1. 健康史 ①了解患者血压水平，是否有伴随症状。②了解患者有无心血管危险因素、靶器官损害及并发症。③了解患者的治疗及用药情况。④了解患者有无不良的生活习惯。

2. 心理 – 社会状况 ①患者角色。②心理状态。③性格特征。④社会支持系统。

【护理诊断】

1. 疼痛：头痛与血压升高有关。

2. 有受伤的危险：与血压过高引起头晕、视力模糊、意识改变或发生急性直立性低血压反应有关。

3. 潜在并发症：高血压急症。

4. 知识缺乏：与缺乏高血压疾病相关知识有关。

5. 焦虑：与担心疾病预后不良影响工作有关。

6. 睡眠功能紊乱。

【护理目标】

1. 患者能够说出血压升高引起身体不适的应对机制。

2. 自述舒适感增加。

【护理措施】

1. 病情观察及护理 定时测量患者血压并做好记录，评估患者头痛的程度、持续时间，是否伴有头晕、耳鸣、恶心、呕吐等症状。

2. 改善生活行为

（1）减轻体重，预防肥胖。

（2）限制钠盐摄入：每天 5～6g，将盐集中放入一个菜中，其他菜可以用糖醋调味，避免食用腌制品。介绍几种食物含盐量：1 小平勺盐 6g，2 两油饼 0.8g，2 两榨菜 11.3g，1 个咸鸭蛋 2g，1 袋方便面 5.4g，2 片酱萝卜 0.8g，1 片火腿肠 1g，1 片配餐面包 0.8g。

（3）补充钙和钾盐：鼓励患者多食水果、蔬菜，忌食咖啡、浓茶等刺激性饮料。对服用排钾利尿剂的患者应注意补充含钾高的食物，如蘑菇、香蕉、橘子等。

（4）减少食物中饱和脂肪酸的含量和脂肪总量：每 100g 食物中胆固醇的含量为蛋黄 250mg，猪肝 368mg，肥猪肉 113mg，瘦猪肉 75mg，猪腰 368mg，猪脑 3100mg，鲢鱼 58mg，豆腐 0mg，蔬菜水果 0mg。

（5）限制烟酒：提供自我帮助的 5 个 D，即 Delay（延迟）、Do something else（做一些不能吸烟的活动）、Drink（饮白开水）、Deep breath（深呼吸）、Discussion（讨论）。

（6）适当运动：根据年龄和血压水平选择适当的运动方式，推荐运动有步行、跑步、骑自行车、游泳、打太极拳等，老年人提倡的运动有散步、走楼梯、家务劳动、园艺等。运动强度指标 = 最大心率达到 180（或 170）－ 年龄。保证合理的休息及睡眠，避免劳累，提倡适当的体育活动，尤其对心率偏快的轻度高血压患者，需注意劳逸结合，避免时间过长的剧烈活动，对自主神经功能紊乱者可适当使用镇静剂。严重的高血压患者应卧床休息，高血压危象者则应绝对卧床，并需在医院内进行观察。

（7）减小精神压力，保持心理平衡：应多向老年高血压患者进行健康教育，包括高血压病的危险因素、高血压并发症的处理、服用药物的注意事项及副作用。老年高血压病与情绪紧张、环境不良刺激等因素有关，患者多有焦躁、抑郁、易激动等心理特点，不良的情绪对高血压的控制及并发症的发生发展易形成负面影响，护理人员应深入了解患者存在的各种思想、顾虑，有针对性地进行心理疏导，向患者及家属说明精神因素与疾病形成的关系，教会患者掌握一定的心理应急方式，学会自我心理疏导、心理调节，提高心理承受能力，保持良好的心理状态，尽量避免高血压诱发因素，以维持血压的稳定，提高战胜疾病的信心。

3. 用药护理　指导患者正确服用药物，老年人高血压的降压原则是控制剂量、缓慢降压，即由小剂量开始逐渐增量。由于老年人易合并有脑、肾等器官动脉硬化性疾病，加之循环调节功能减弱，体液量减少，降压治疗时极易出现血压过度降低的副作用。因此，在护理过程中要加强观察，熟悉各种降压药物的作用、机理和毒副作用，应有针对性地做好预防措施，指导患者遵医嘱合理用药，同时应让患者及家属了解所服药物的注意事项及副作用，并学会应对处理方法，有针对性地指导患者进行自我护理，让患者发挥自身潜能，最大程度减少躯体痛苦和心理压力。

（1）强调长期药物治疗的重要性。

（2）告知有关降压药物的名称、剂量、用法、作用及副作用，并提供书面材料。

（3）不能擅自突然停药，经治疗血压得到满意控制后，可以逐渐减少剂量。

4. 高血压急症的护理　对血压持续增高的患者，严密监测血压的变化，应每日测量血压2~3次，并做好记录，必要时测立、坐、卧位血压，掌握血压变化规律。如血压波动过大，要警惕脑出血的发生。如果在血压急剧升高的同时，出现头痛、视物模糊、恶心、呕吐、抽搐等症状，应考虑高血压脑病的发生。如果出现端坐呼吸、喘憋、紫绀、咳粉红色泡沫痰等，应考虑急性左心衰竭的发生。出现上述各种表现时均应立即送医院进行紧急救治。嘱患者绝对卧床休息，抬高床头，避免一切不良刺激和不必要的活动，协助生活护理。保持呼吸道通畅，吸氧，安定患者情绪，必要时用镇静剂。连接好心电、血压、呼吸监护，迅速建立静脉通路，遵医嘱尽早用药。

【护理评价】

1. 患者能进入正常睡眠状态，睡眠质量改善，主诉夜间睡眠时间延长。

2. 患者能说出使血压升高的诱发因素，能叙述保持血压稳定的方法，能说出有关药物的名称、用法、作用及副作用。

3. 密切观察患者病情变化，密切观察瞳孔及意识变化，监测生命体征。

【食疗】

1. 芹菜大枣

配方：鲜芹菜（下段茎）60g，大枣30g。

制法：水煎服。

用法：每天服2次，连服1个月。

功效：有降血压和降低胆固醇作用。用治高血压、冠心病、胆固醇过高等病症。

2. 拌菠菜

配方：鲜菠菜250g，麻油、食盐适量。

制法：将菠菜用水洗净切节，入沸水中烫2~3分钟捞起沥干水分，拌入麻油、食盐即可食用。

用法：本品可供佐餐，宜常服。

功效：鲜菠菜养血、润燥，麻油滋阴。本菜特点是滋阴，清热，润肠。适用于头痛、便秘、面红、目眩、耳鸣、尿黄、心烦口渴等患者食用。

3. 熘胡萝卜丸子

配方：花生油 500g，胡萝卜 400g，水淀粉 100g，面粉 80g，香菜末 25g，酱油 10g，食盐 5g，葱末 5g，姜末 5g，五香粉 3g。

制法：①洗净胡萝卜，切成丝，再剁几下，放入盆中，撒入香菜末、五香粉、食盐、面粉、水淀粉，搅拌成馅。②把拌成的馅做成小丸子，放入油锅中炸成金红色，捞出沥油。③将炒锅置火上，放入花生油 20g，烧热后放入葱、姜末炝锅，加入少许酱油和食盐，并加入 300g 清水，待烧开后，用淀粉勾芡，放入丸子，搅拌均匀，略烧即成。

功效：增加冠状动脉血流量，促进肾上腺素合成，具有降血压的功效。

4. 银丝黄瓜

配方：黄瓜 2 根，粉丝 50g，芝麻油 10g，酱油 8g，白糖 5g，食醋 5g，食盐 3g，味精 1g，大蒜 4 瓣。

制法：①把黄瓜去皮洗净，切成块状，放入碗内；蒜瓣捣碎，拌入黄瓜内，撒入适量食盐腌渍片刻。②将粉丝洗净，煮好，捞出放入冷水过凉，沥干水分装入盘内。③将腌过的黄瓜去汁，倒在粉丝上，再倒入酱油、醋、白糖、味精、芝麻油，拌匀即可。

功效：有利于降压。

5. 芹菜烧豆腐

配方：芹菜 100g，豆腐 250g。

制法：将芹菜择洗干净，去根、叶，下沸水锅中焯一下，捞出，切成小段，盛入碗中备用。将豆腐漂洗干净，切成 1cm 见方的小块，待用。炒锅置火上，加植物油，中火烧至六成热，加葱花、生姜末煸炒出香，放入豆腐块，边煎边散开，加清汤适量，煨煮 5 分钟后，加芹菜小段，改用小火继续煨煮 15 分钟，加精盐、味精、五香粉，拌匀，用湿淀粉勾薄芡，淋入麻油即成。

功效：具有宽中益气、清热降压、降血糖的功效，此外还适用于糖尿病。

6. 西红柿炒鸡蛋

配方：西红柿 500g（约 3 个），混合油 50g，砂仁 8g，鸡蛋 3 个，清汤、胡椒粉、食盐、味精、葱白各适量。

制法：①先将鸡蛋取蛋清置碗内，用筷子反复搅成雪花状后，放少许食盐。砂仁研成细末，与胡椒粉混匀。②将混合油倒入热锅，用武火烧至八成热，将蛋清下锅，翻炒至发泡即盛出。③西红柿洗净，切成薄片，在热油锅内翻炒至快断生时，加入蛋清、砂仁和胡椒粉，翻炒几遍，加入适量清汤，待沸后再放食盐、味精、葱白炒匀即成。

功效：健胃消食，温中化浊。

7. 高血压食疗茶品

（1）葛根茶 葛根具有改善脑部血液循环之效，对因高血压引起的头痛、眩晕、耳鸣及腰酸腿痛等症状有较好的缓解功效。经常饮用葛根茶对治疗高血压具有明显的作用，其制作方法为将葛根洗净切成薄片，每天 30g，加水煮沸后当茶饮用。

（2）莲子心茶 所谓莲子心是指莲子中间青绿色的胚芽，其味极苦，却具有极好的降压去脂之效。用莲子心 12g，开水冲泡后代茶饮用，每天早晚各饮 1 次，除了能降低血压外，还有清热、安神、强心之效。

四、糖尿病

糖尿病是由遗传和环境因素相互作用引起的一组以血中葡萄糖（简称血糖）水平升高为特征的代谢疾病群。临床以"三多一少"（多尿、多饮、多食及消瘦）为特点。我国现有糖尿病患者约 3000 万，居世界第 2 位，已成为严重威胁人类健康的世界性公共卫生问题。糖尿病慢性并发症有大血管（心血管、脑血管、下肢血管）、微血管（眼、肾、心肌病）、神经、眼（黄斑病变、白内障、青光眼、虹膜睫状体病变）疾病及糖尿病足等，急性并发症有 DKA、高渗性昏迷、急性感染。

【护理评估】

1. 健康史

（1）详细询问患者有无糖尿病家族史：有无反复病毒感染，尤其是柯萨奇病毒、流行性腮腺炎病毒、风疹病毒等感染史。

（2）了解患者的生活方式、饮食习惯、食量、体力活动等情况，体重变化，妊娠次数，新生儿出生体重等。

2. 身体状况

（1）代谢紊乱证候群　典型患者出现"三多一少"症状，即多尿、多饮、多食和体重下降，可有皮肤瘙痒（包括外阴瘙痒）、感觉异常。

（2）急性并发症——DKA　临床表现：①前期：原有糖尿病症状加重。初感疲乏软弱、四肢无力、极度口渴、多尿多饮。②中期：酸中毒时表现为食欲减退、恶心与呕吐，常伴头痛、嗜睡、烦躁、呼吸深快有烂苹果味，进一步发展出现严重失水、尿量减少、皮肤干燥且弹性差、眼球下陷、脉搏细数及血压下降。③晚期：各种反射迟钝，甚至消失，出现昏迷。也有少数患者表现为腹痛等急腹症。血糖、血酮体明显升高，尿糖、尿酮体强阳性。

3. 辅助检查

项目：血糖、尿糖测定、OGTT、GHbA1、FA、血胰岛素和 C - 肽测定。

糖尿病诊断标准：糖尿病症状 + 任意时间血浆葡萄糖水平 ≥ 11.1 mmol/L（200mg/dL），或空腹葡萄糖 ≥ 7.0 mmol/L（126mg/dL），或口服葡萄糖耐量试验中，2h $\geq$ 11.1mmol/L（200mg/dL）。

4. 心理 - 社会状况　糖尿病是一种慢性代谢性疾病，需终身治疗且须严格控制饮食，易致失去生活乐趣，常自诉孤独无助，产生悲观情绪；部分患者持消极态度，或缺乏信心不能坚持治疗；或因糖尿病躯体痛苦甚至残疾威胁，产生沮丧、恐惧心理。

5. 治疗要点　强调早期、长期、综合治疗及治疗方法个体化的原则。国际糖尿病联盟提出糖尿病治疗的"五驾马车"，包括饮食控制、运动疗法、血糖监测、药物治疗和糖尿病教育。具体治疗措施以适当的运动锻炼和饮食治疗为基础，根据病情选用口服降糖药物和胰岛素治疗。

【护理诊断】

1. 营养失调，低于机体需要量或高于机体需要量　与糖尿病患者胰岛素分泌和（或）作用缺陷引起糖、蛋白质、脂肪代谢紊乱有关。

2. 有感染的危险　与血糖升高、脂代谢紊乱、营养不良、微循环障碍等因素有关。

3. 知识缺乏　缺乏糖尿病预防和自我护理知识。

4. 潜在并发症　酮症酸中毒、高渗性昏迷。

【护理目标】患者能接受糖尿病饮食，说出糖尿病饮食的基本要求，自觉参与制定并执行饮食计划，体重、血糖恢复到正常范围；能采取适当措施预防和控制各种感染；患者对疾病有足够的认识和了解，掌握药物的使用方法。

【护理措施】

1. 饮食护理　糖尿病的饮食疗法是治疗糖尿病根本方法之一，无论哪一型糖尿病，不管是皮下注射胰岛素还是口服降糖药物，均应进行合理的饮食治疗。对一些肥胖、老年患者或轻症与无症状的病例，饮食疗法可以说是最主要的治疗方法。

（1）热量　理想体重（kg）＝身高（cm）－105。

热量（成人）：休息状态：105～125.5kJ/（kg·d）；轻体力劳动：25.5～146kJ/（kg·d）；中度体力劳动：146～167kJ/（kg·d）；重体力劳动：167kJ/（kg·d）以上。

（2）饮食的基本原则

1）定时、定量、定餐次　每日至少保证三餐，早、中、晚餐能量按1/3、1/3、1/3 或 1/5、2/5、2/5 的比例分配。在体力活动稳定的情况下，饮食做到定时、定量、定餐次。这样可使维持相对稳定状态，不致波动幅度太大，有利于医生调整药物的用量，尤其应用胰岛素治疗的患者，注射后半小时必须用餐，避免低血糖的发生。控制每日总热量，维持适宜的体重。

2）清淡饮食　每日盐的摄入量应控制在6g以下，油的摄入量控制在20g以下。禁食含糖量高的食物，如各种糖类、蜜枣、糕点、蜂蜜、含糖饮料等。

3）各种营养素的需要量

①碳水化合物：每日摄入碳水化合物应占总能量的50%～55%。目前大多数糖尿病专家认为碳水化合物限制不宜过严，适当提高碳水化合物在总能量中的比例，可以提高机体对胰岛素的敏感性，改善糖耐量。

②蛋白质：每日蛋白质的摄入应占总能量的15%～20%。有资料显示，糖尿病患者的蛋白质摄入过多可能会引发糖尿病肾病。其中动物蛋白质应占总蛋白质摄入量的40%～50%。对于生长发育中的儿童或有特殊需要或消耗者如妊娠、哺乳、消耗性疾病、消瘦患者，蛋白质的比例可适当增加。

③脂肪：占总能量适合的比例为20%～25%。

④膳食纤维：增加膳食中的植物纤维可以降低糖尿病患者的空腹及餐后血糖，延缓患者的易饥饿感。糖尿病患者应进食高纤维饮食，推荐的膳食纤维摄入标准是每日20～35g。

⑤蔬菜：蔬菜是维生素和矿物质的主要来源，并含有较大量的纤维素，进食后对控制糖尿病有益，每日摄入量在500g左右。

⑥水果：水果中含有很多微量元素，如铬、锰等。微量元素具有提高胰岛素敏感性、提高身体葡萄糖耐量的作用。在血糖控制良好的情况下，每日可进食200g含糖低的水果。

⑦注意事项：按时进食，控制总热量，限制甜食，不宜空腹锻炼，监测体重。

2. 运动锻炼　运动在2型糖尿病的管理中占有重要的地位和意义。适当的运动可以增加胰岛素敏感性，减轻体重，改善血糖情况。因此，坚持有规律的运动是控制糖尿病的基本措施。糖尿病患者如果能坚持规律的运动12～14年，可以显著降低死亡率。其运动原则是因人而异、量力而为、循序渐进、持之以恒。

（1）运动疗法对糖尿病患者的益处　①增加机体对胰岛素的敏感性，从而控制血糖。②调整血脂代谢，降低血压。③控制体重。④预防心血管疾病，改善心肺功能。⑤防治骨质疏松，增强身体灵活度。⑥放松紧张的情绪。

（2）运动疗法的适应证和禁忌证　患者在开始运动疗法之前，应先由医护人员对患者的疾病情况进行全面检查和评估，尤其是年龄超过3周岁，或糖尿病病程超过10年，或有高血压、冠心病及其他并发症者。

①运动的适应证：稳定的1型糖尿病、稳定期的妊娠糖尿病、病情控制稳定的2型糖尿病、体重超重的2型糖尿病。

②运动的禁忌证：合并各种急性感染。严重糖尿病慢性并发症，如严重的糖尿病肾病、糖尿病足、眼底病变、新近发生的血栓等。有明显酮症和酮症酸中毒倾向，或血糖波动大，频繁出现低血糖者。伴有心功能不全，心律失常，且活动后加重者。

（3）运动方式的选择　运动方式包括有氧运动和无氧运动。

①有氧运动：指在能增强体内氧气的吸入、运送和利用的耐久性运动。整个运动过程中患者的氧气吸入量基本满足氧气消耗量，没有缺氧的情况存在。是一种大肌肉群的运动，是一种节奏性、连续性较强的运动，如散步、快走、慢跑、游泳、骑车、跳舞、打太极等，可帮助机体消耗葡萄糖和多余的脂肪，增加心肺活动。有氧运动方式是糖尿病患者选择的最佳运动方式。

②无氧运动：无氧运动是指对特定肌肉的力量训练，是突然产生爆发力的运动，其可以增加局部肌肉的强度，增加机体对胰岛素的敏感性，如举重、铅球、百米跑、摔跤等。但由于缺氧血乳酸生成增加，患者易感到气急、肌肉酸痛等不适。

（4）运动前的准备

①全面检查：在开始运动治疗前都应彻底筛查潜在并发症，以确保运动的安全。筛查内容包括：多点血糖、糖化血红蛋白、血脂、血压、血酮、心电图、眼底、尿常规、下肢血管彩超、足部和关节外形及感觉、神经系统等。

②运动前的代谢指标：若空腹血糖≥14mmol/L，且出现酮体，应避免运动。血糖>16.7mmol/L，虽未出现酮体，也应该谨慎。如运动前血糖<5.6mmol/L，应摄入额外的碳水化合物后运动。收缩压>180mmHg，也应避免运动。

③制定运动处方：在制定运动处方前，应考虑患者的年龄、体重、病程、有无并发症，以及患者工作生活特点、文化背景、喜好、以往运动量、社会支持系统等。

④健康教育：运动前教会患者如何选择运动方式与强度、运动时间、运动的注意事项等。

（5）运动的方法

①运动疗法的总原则是"循序渐进、量力而为、持之以恒"。

②运动频率和时间为每周最少 150 分钟（3~4 次/周），应在餐后 1 小时左右进行，每次运动持续 20~30 分钟为宜，避免空腹及感觉不适时运动。

③运动的强度不宜过大，运动后的心律以不超过（170－年龄）次/分为宜。

④最好运动时有人做伴，并随身携带糖尿病救助卡。

⑤糖尿病患者宜选择中强度的有氧运动方式，如快走、慢跑、做健身操、打太极拳、散步等。

⑥每周最好进行 2 次肌肉运动，如举重训练，训练时阻力为轻或中度。

⑦运动项目要和患者的年龄、社会、经济、文化背景及体质相适应，可结合个人爱好，身体的具体情况选择运动方式，避免高强度的运动，不要操之过急，注意循序渐进。

⑧养成健康的生活习惯，将有益的体力活动融入日常生活中，合理地制定运动方案，克服懒惰情绪。

⑨运动量大或激烈活动时应建议糖尿病患者调整食物或药物，以免发生低血糖。

（6）运动疗法的注意事项

①为防止低血糖，不要在空腹时运动，运动时随身带些糖果，发生低血糖反应时立即进食。

②运动前应先做低强度的热身运动 5~10 分钟，即将结束时再做 5~10 分钟的恢复整理运动。

③带足够的水，尤其是天气较热的夏天，运动时会丢失大量的水分和体液，应注意及时补充水分。

④防损伤，运动时周围环境应安静、空气清新、暮练好过晨练。

⑤穿着鞋袜柔软舒适，透气性强。每次运动结束后仔细检查双足有无异常情况。如有下肢血管病变和周围神经病变在医护人员的指导下选择运动方式。

⑥防寒防暑，看天行事，注意添减衣服，冬天较冷时最好选择室内运动。

⑦适可而止，心肺异常者，出现气促、心悸时，应停止运动。

⑧有条件者最好在运动前及运动后各测 1 次血糖。

⑨伴有心功能不全、冠状动脉供血不足、有严重急慢性并发症、血糖波动较大、活动后心律失常加重、有活动性的增殖性糖尿病视网膜病变、伴有严重高血压者（血压 >180/100mmHg）等患者最好暂停运动，在运动前咨询专业医护人员后，制定切合实际的运动计划。

⑩对于糖尿病外周血管病变及周围神经病变的患者，应注意避免负重运动和需要反

复活动的运动项目（如步行）。

3. 病情观察

（1）无症状期观察 多为中年以上2型糖尿病患者，食欲好，体胖，精神体力如常人。常在查体或诊疗其他疾病时发现尿糖阳性，空腹血糖正常或高于正常，餐后两小时血糖高于正常，糖耐量试验显示耐量减低。

（2）症状期观察 糖尿病典型症状是"三多一少"，多尿、多饮、多食、体重减轻。

①多尿、烦渴、多饮：由于血糖升高，超过肾糖阈值，导致尿糖、尿渗透压升高，而肾小管重吸收水减少，尿量和尿次数增多，一昼夜可20余次，总量达2~3L。由于多尿，患者口渴多饮。

②多食善饥：由于大量糖尿，糖未能充分利用，加之血糖升高后刺激机体分泌胰岛素，因此食欲亢进，有饥饿感，每日进食5~6次，每顿可达1~2斤。但有时仍不能满足。

③体重减轻、疲乏无力：由于糖代谢失常、能量利用减少、负氮平衡、失水等，患者易感疲乏、虚弱无力。

④其他：皮肤瘙痒，尤其多见于女性外阴，由于尿糖刺激局部而引起，或可并发真菌感染，此时瘙痒更严重。另外，四肢麻木、腰痛腹泻、月经失调、性功能障碍也常见。

4. 用药护理

（1）促胰岛素分泌剂 胰岛B细胞表面受体结合，促进胰岛素释放，提高胰岛素的敏感性。磺脲类不良反应以低血糖反应为主，故从小剂量开始，餐前半小时服用。孕妇及哺乳期妇女、肝肾功能不全禁用。

（2）双胍类 增加外周组织摄取和利用葡萄糖，减轻胰岛素抵抗。不良反应以胃肠道反应为主，严重者可致乳酸性酸中毒。餐中或餐后服药可减轻不良反应。肝肾功能不全、心衰、缺氧、急性感染、糖尿病酮症酸中毒、孕妇及哺乳期妇女禁用。

（3）葡萄糖苷酶抑制剂 抑制小肠黏膜葡萄糖苷酶活性而延缓葡萄糖、果糖的吸收，降低餐后高血糖。不良反应为可致腹胀、腹泻。餐前30分钟内服用或进餐时嚼服。孕妇及哺乳期妇女禁用。

（4）胰岛素增敏剂 增强靶组织对胰岛素的敏感性，减轻胰岛素抵抗。主要不良反应为水肿，服药期间应监测肝功能。孕妇及哺乳期妇女禁用。

（5）胰岛素

适应证：①1型糖尿病。②2型糖尿病经饮食及口服降糖药治疗未获得良好控制。③DKA、高渗性昏迷和乳酸性酸中毒伴高血糖时。④合并重症感染、消耗性疾病、视网膜病变、肾病、神经、急性心肌梗死、脑卒中。⑤围手术期、妊娠和分娩。⑥全胰腺切除引起的继发性糖尿病。

用药注意事项：①保存：4~8℃冷藏保存。②准确用药：剂型、剂量准确，饭前0.5~1小时，用专用注射器，以皮下注射为主。③吸药顺序：先抽"短"再抽"长"，不可逆行操作。④注射部位：皮肤疏松部位如上臂三角肌、臀大肌、大腿前侧、腹部等，注射部位应交替使用。⑤观察及处理不良反应：包括低血糖反应、胰岛素过敏、注射部位皮下脂肪萎缩或增生等。

5. 并发症护理

（1）DKA 与高渗性昏迷抢救配合　①重症监护，绝对卧床休息，保暖，吸氧。②建立 2 条静脉通路，准确执行医嘱，确保液体和胰岛素的输入。③严密观察和记录神志、生命体征、呼吸气味、皮肤弹性及 24 小时出入液量等变化。监测并记录血糖、尿糖、血酮、尿酮水平及血气和电解质变化。

（2）感染的预防和护理　指导患者注意个人卫生，保持全身和局部清洁，尤其是口腔、皮肤和会阴部的清洁。注射胰岛素时皮肤应严格消毒，以防感染。若发现感染征象，及时协助医生处理。

（3）足部护理　①促进足部循环，如按摩、运动、保暖、防烫伤。②避免足部受伤，如穿轻巧柔软、宽大鞋子及棉质袜，及时治疗鸡眼、脚癣等。③保持足部清洁、干燥，勤换鞋袜，趾甲不要修剪过短以免伤及甲沟。

6. 心理护理　加强护患沟通，及时讲解糖尿病基本知识、治疗的价值，以解除患者焦虑、紧张心理，提高治疗的依从性。与患者家属共同商讨制定饮食、运动计划，鼓励亲属和朋友多给予亲情和温暖，使其获得感情上的支持；鼓励患者参加各种糖尿病病友团体活动，增加战胜疾病的信心。

7. 健康指导

（1）疾病知识指导　加强糖尿病宣教，提高治疗依从性。监测血糖，复查 FA、GHbA1。每年定期对眼底、心血管和肾功能进行检查，以早期发现慢性并发症。

（2）饮食指导　执行饮食治疗方案。准备常用食物营养素含量和替换表，学会自我饮食调节。

（3）运动指导　掌握体育锻炼的意义、锻炼的具体方法及注意事项。

（4）用药指导　掌握口服降糖药应用方法，能观察不良反应；掌握胰岛素注射方法、不良反应和低血糖处理。

（5）疾病监测指导　自我尿糖测定和结果判断及意义。

（6）并发症预防指导　规律生活，戒烟、酒。注意个人卫生，养成良好的卫生习惯。熟悉酮症酸中毒及高渗性昏迷等并发症的诱发因素、主要表现及应急处理措施。

【护理评价】　能否说出糖尿病饮食的基本要求，能否参与制定并执行饮食计划，血糖是否控制良好，有无感染发生，是否了解疾病的相关知识，能否掌握药物的使用方法。

【食疗】

1. 黄芪山药粥

配方：黄芪 30g，山药 60g（研粉）。

制法：先将黄芪煮汁去渣，后入山药粉搅拌成粥。

功效：适用于糖尿病日久脾肾虚弱者。

用法：每日 1～2 次。

2. 土茯苓猪骨汤

配方：猪脊骨 500g，土茯苓 50～100g。

制法：猪脊骨加水适量熬成 3 碗，去骨及浮油，入土茯苓，再煮至 2 碗即成。

功效：适用于糖尿病。

用法：分 2 次服完。每日 1 剂。

3. 萝卜粳米粥

配方：萝卜汁，粳米。

制法：选萝卜煮熟后绞汁，入粳米适量，同水并汁煮粥食之。

功效：主治糖尿病症见口干舌燥，小便频数为主者。

用法：每日服 2 次。

4. 蘑菇山药白扁豆粥

配方：蘑菇 15g，山药 30g，白扁豆 15g。

制法：3 味切碎加少许精盐，共做粥食。

功效：适用于糖尿病日久，脾虚乏力，口渴者，具有明显改善症状的作用。

用法：每日服 2 次。

5. 怀山薏苡仁粥

配方：怀山药 60g，薏苡仁 30g。

制法：怀山药、薏苡仁共煮粥食。

功效：适用于糖尿病脾胃虚弱者。

用法：每日 2 次。

6. 地骨皮粥

配方：地骨皮 30g，桑白皮 15g，麦冬 15g，面粉 100g。

制法：先煎 3 味药，去渣，取汁，与面粉共煮为稀粥。

功效：适用于消渴（上消病）、多饮、身体消瘦者。

用法：渴即食之，不拘时。

7. 天花粉粥

配方：天花粉 30g，粳米 100g。

制法：先煎天花粉，去渣，取汁，再入米煮作粥。

功效：清肺，止渴，生津。适用于糖尿病及肺热咳嗽者。

用法：任意食用。

8. 绿豆南瓜汤

配方：绿豆 30g，南瓜 250g。

制法：南瓜切块，加水适量，入绿豆煮熟食用。

功效：适于糖尿病气阴两虚者。

用法：每日服 2 次。

9. 竹笋米粥

配方：鲜竹笋 1 个，粳米 100g。

制法：将鲜竹笋脱皮切片，与粳米同煮成粥。

功效：清肺除热，兼能利湿。适用于糖尿病及久泻、久痢、脱肛等症。

用法：每日服 2 次。

10. 葱肉煲

配方：鲜洋葱 70g，瘦猪肉 50g。

制法：先将猪肉煮熟，洋葱切片，与猪肉一起放入砂锅快熟。

功效：适用于糖尿病证属下消者。

用法：每日 1 次。

11. 三豆饮

配方：绿粥、赤小豆、黑大豆各等份。

制法：绿豆、赤小豆、黑大豆加水煎煮，煮成烂熟。

功效：适用于糖尿病证属中消，善饥多食、烦渴多饮者。

用法：任意饮汁食豆。

12. 苦瓜蚌肉汤

配方：苦瓜 250g，蚌肉 100g。

制法：活蚌用清水养 2 天，除泥味后取肉，同苦瓜煮汤，以盐油调味。

功效：适用于上消型，养阴清热，润燥止渴。

用法：喝汤吃苦瓜和蚌肉，食用天数酌情而定。

13. 鲜萝卜炖鲍鱼

配方：鲜萝卜 500g，干鲍鱼 50g。

制法：将萝卜洗净切片，同鲍鱼煮熟食用。

功效：适用于糖尿病患者，滋阴清热，宽中止渴。

用法：每日 2 次服或隔日服食，连服 15～20 天。

14. 生山药知母羹

配方：生山药粉 30g，天花粉 15g，知母 15g，生鸡内金粉 10g，五味子 10g，葛粉 10g。

制法：先将知母、五味子加水 500mL，煎汁 300mL，去渣，再将山药粉、葛粉、天花粉、鸡内金粉冷水调糊，趁药液沸滚时倒入搅拌为羹。

功效：用于尿频、下肢浮肿、清热降火等。

用法：每次服 100mL，每日 3 次。

15. 枸杞炖兔肉

配方：枸杞子 15g，兔肉 250g，菜油、盐各适量。

制法：先将枸杞子、兔肉加水炖熟，后加菜油、盐调味。

功效：经常食用可以治疗糖尿病大便稀泻、困倦无力、尿频数等症。

用法：饮汤吃肉，每1~2天吃1次。

16. 菠菜根内金饮

配方：鲜菠菜根100g，干鸡内金15g。

制法：水煎服。

功效：适用于糖尿病，敛阴、润燥。

用法：每日2~3次。

17. 山药地黄猪胰汤

配方：山药60g，干地黄30g，猪胰1具。

制法：用瓦锅加适量清水煮猪胰，再入山药和干地黄同煎。

功效：适用于糖尿病口渴多饮、尿频、腰酸腿软、口干舌红等症。

用法：饮汤吃肉，佐膳亦可，连续服用。

18. 南瓜汤

配方：南瓜1000g。

制法：南瓜切块，加水适量，煮汤熟后随饭饮食南瓜。

功效：南瓜富含维生素，是一种高纤维食品，能降低糖尿病患者的血糖，并能增加饱腹感。

用法：每日1~2次。

19. 炒苦瓜

配方：苦瓜250g。

制法：苦瓜洗净切块，炒时加食油、盐适量，佐膳。

功效：苦瓜性味甘、苦，既能清热解毒、除烦止渴，又能降低血糖。

用法：每日服1次。

五、脂肪肝

脂肪肝是一个常见的临床现象，而不是一个独立的疾病，包括脂肪变性、脂肪肝炎和肝硬化等病理改变。脂肪肝临床表现轻者无症状，重者病情凶猛。实验室检查缺乏特异性，确诊靠肝穿刺活检。一般而言，脂肪肝为可逆性，早期诊断并及时治疗常可恢复正常。非酒精性脂肪肝可对其他慢性肝病的发生及发展起到促进作用，严重者可导致肝硬化甚至肝癌，严重影响患者健康。

【护理评估】

1. 健康史 ①了解患者是否有伴随症状。②了解患者有无心血管危险因素及并发症。③了解患者的治疗及用药情况。④了解患者有无不良的生活习惯。

2. 心理－社会状况 ①患者角色。②心理状态。③性格特征。④社会支持系统。

【护理诊断】营养失调，高于机体需要量；与遗传、体内激素调节紊乱、饮食习惯不良、活动量少等有关。

【护理目标】

1. 普及健康教育，提倡均衡饮食。

2. 增加体力活动及体育运动。

3. 预防肥胖，减轻体重，避免不良生活习惯。

4. 减少饱和脂肪酸和胆固醇摄入。

5. 与肥胖症、糖尿病、心血管疾病等慢性病防治工作的宣教结合，降低血脂异常的发病率。

【护理措施】

1. 去除病因 脂肪肝是一种多病因引起的获得性疾病，寻找与去除病因和积极控制原发病对脂肪肝的防治至关重要。轻度或中度脂肪肝在去除病因和控制原发病后，肝组织学改变即可获得好转，甚至完全恢复正常，大多数药物性脂肪肝在及时停药后 2～3 个月内可完全恢复正常。因长期酗酒、酒精中毒所致的酒精性脂肪肝患者应戒酒；营养不良性脂肪肝者应合理加强营养；因小肠改道手术所致的脂肪肝，应重新手术吻合，使肠管恢复到改道前的状况，并补充必需氨基酸；肥胖和糖尿病性脂肪肝治疗的关键在于有效控制体重和血糖；胃肠外营养所致脂肪肝应避免过高热量及过多脂肪乳剂的输注，并尽可能及早开放经口或经管饲饮食；慢性肝炎患者应避免长期过高热量饮食和过分休息；妊娠呕吐引起的脂肪肝应补充营养后肝脏损伤消失；妊娠期急性脂肪肝在终止妊娠和控制并发症后，肝内脂肪沉积可完全消退，且不留任何后遗症。

2. 合理饮食 脂肪肝饮食治疗的原则主要为适宜的热量摄取，合理分配三大营养要素并兼顾其质量，适当补充维生素、矿物质及膳食纤维，戒酒和改变不良饮食习惯。

根据患者理想的目标体重，正确调整每天热量的摄入和科学分配各种营养要素。瘦肉、鱼类、蛋清及新鲜蔬菜及高纤维类的食物对于营养过剩性脂肪肝尤其重要。值得注意的是，脂肪肝患者饮食中仍要含适量的脂肪，并注意适当控制糖类的摄入。对于酒精性肝病、恶性营养不良和蛋白质 - 热量营养不良引起的脂肪肝及脂肪肝性肝硬化，应强调补充足够优质蛋白及热量，但糖尿病性脂肪肝兼有肾病的患者蛋白质摄入量不宜过多。

3. 运动疗法 对肥胖、糖尿病、高脂血症引起的脂肪性肝炎患者，可在医生指导下完成中等量的运动，即最大强度的 50% 左右，使心率达到一定标准（20～30 岁，130 次/分；40～50 岁，120 次/分；60～70 岁，110 次/分），每次持续 10～30 分钟，每周 3 次以上。肥胖者运动疗法比单纯节食减肥更重要，其原因为运动减肥祛除的主要是腹部内脏脂肪，常可引起甘油三酯、低密度脂蛋白（LDL）下降及高密度脂蛋白（HDL）升高、葡萄糖耐量改善以及血压下降。每天锻炼热能消耗 1260kJ，4 个月可减重 4.5kg。同时，向患者讲解良好生活习惯可预防非酒精性脂肪肝的发生，提高患者护理依从性。

运动选择：以锻炼体力和耐力为目标的全身性低强度的动态运动，即有氧运动，如慢跑、中快速步行（115～125 米/分）、骑自行车、上下楼梯、爬坡、打羽毛球、踢毽子、拍皮球、跳舞、做广播体操、跳绳和游泳等，可使交感神经兴奋，血浆胰岛素减少，而儿茶酚胺、胰高血糖素和生长激素分泌增加，抑制甘油三酯的合成，并促进脂肪分解。脂肪肝患者的运动项目应以低强度、长时间的有氧运动为主。以有氧代谢为特征的动力性活动对脂肪肝患者降脂减肥、促进肝内脂肪消退的效果较好。需要练多久用"强度×时间"表示运动量来看，强度高的运动持续时间要比较短，如果强度低则持续时间就要长，应按照脂肪肝患者的生活背景和肥胖程度考虑时间和强度的搭配。运动量渐增，并做到有恒、有序和有度，每次锻炼时必须完成规定的运动指标。以步行为例，可从 5000 步/日，渐增至 7000～10000 步/日的步行，进而快步步行，阶段性地增加运动量；可遵循"3、5、7"原则，即每日 3000m（30 分钟内），每周 5 次，每次步行后脉搏与年龄之和为 170。运动不可过量，脂肪肝患者应根据运动后劳累程度和脉搏选择适当的运动量，以运动时脉搏加快，运动后疲劳感于 10～20 分钟内消失为宜。锻炼后如果有轻度疲劳感，但是精神状态良好，体力充沛，睡眠好，食欲佳，说明运动量是合适的。如果锻炼后感到十分疲乏，四肢酸软沉重，头晕，周身无力，食欲欠佳，睡眠不好，第二天早晨还很疲劳，对运动有厌倦的感觉，说明运动量过大，需要及时调整。锻炼过程中如果出现呼吸困难、面色苍白、恶心呕吐等情况应立即停止运动，必要时应采取相应的处理。

4. 非药物疗法

（1）艾灸疗法具有温通经络，行气活血，调节内分泌，促进代谢等作用。

（2）耳针疗法：耳穴与脏腑有密切的联系，耳穴的针感对相应脏腑有特异的作用。因此，针刺耳穴能调节脏腑功能，令各负其责。经脉畅通，进而使气行、血行，津液转输，湿浊排出体外，以达治疗脂肪肝的目的。

（3）脂肪肝病体在肝，是痰瘀互结于肝内所致。而此种瘀滞主要体现在肝体内的络脉细支。按摩作为中医外治法，主要通过经络系统起效，以调和气血为基本治疗原则，对调和肝脾及化痰行血有较好的疗效。

【护理评价】　能否说出脂肪肝患者饮食的基本要求，能否参与制定并执行饮食计划，体重是否控制良好，有无感染发生，是否了解疾病的相关知识，能否掌握药物的使用方法。

【食疗】

1. 四陈

配方：橘红、陈香橼、陈枳壳、陈茶叶各等份。

制法：将上述药物研细末备用。每日 15～20g，置于保温杯中，用沸水适量冲泡，盖焖 15 分钟即可。

功效：适用于治疗脂肪肝见胸闷胁胀，嗳气纳差。脾胃虚弱、气虚者及孕妇慎用。

2. 山药内金山楂粥

配方：干山药 30g，鸡内金 10g，山楂 15g，粟米 150g，白糖 50g。

制法：将山药、鸡内金分别研为细末，混匀。山楂洗净切薄片，与粟米共入锅中，加水适量煮粥，调入白糖。

功效：适用于治疗脂肪肝，肝郁犯脾、脾虚所致的腹泻，消化不良等。小儿尤佳。

3. 冬瓜黑鱼汤

配方：黑鱼 1 条，冬瓜 1 斤，精盐、黄酒、胡椒粉、白糖、葱段、生姜片、植物油各适量。

制法：将冬瓜去皮，洗净切片。黑鱼洗净切段，下油锅稍煎，再加水适量，然后加入冬瓜片、黄酒、精盐、白糖、葱段、生姜片，煮至黑鱼肉熟烂，拣去葱段、生姜片，加入胡椒粉即可。

功效：适用于治疗脂肪肝伴肥胖。

4. 橘皮山楂粥

配方：橘皮 20g，山楂 50g，粳米 100g。

制法：将橘皮研末，山楂去核，粳米淘洗干净。砂锅置于火上，加水、粳米、山楂，用旺火煮沸后转小火煮约 15 分钟，再加入橘皮末，略煮即可。

功效：适用于治疗脂肪肝伴肝区隐隐不适。

5. 楂菊决明饮

配方：生山楂 15g，菊花 10g，决明子 15g。

制法：将决明子打碎，同菊花、生山楂水煎。

功效：适用于治疗脂肪肝、高血脂、高血压兼有冠心病，对大便秘结等症更有效。

6. 马齿苋粥

配方：鲜马齿苋 250g，大米适量。

制法：将马齿苋洗净切碎，加水煮沸 30 分钟后滤去药渣，加入大米煮熟成粥。

功效：适用于治疗脂肪肝伴温热下注腹泻。

7. 枸杞菊花茶

配方：枸杞子 15g，菊花 10g。

制法：将上述药物洗净，用开水冲泡 10 分钟。

功效：适用于治疗脂肪肝伴目涩口干。

8. 合欢花蒸猪肝方

配方：合欢花干品 10g，新鲜猪肝 150g。

制法：合欢花加水浸泡，新鲜猪肝切片，加食盐少许，将两味入锅隔水蒸熟即可。

功效：适用于治疗脂肪肝伴阴虚、五心烦热。

9. 芹菜红枣月季花汤

配方：芹菜 300g，红枣 50g，月季花 10g，冰糖少许。

制法：芹菜红枣月季花洗净，共煎成汤，加入冰糖，待温后分次饮用。

功效：适用于治疗脂肪肝伴头痛且有血瘀。

10. 桃仁山楂粥

配方：桃仁 10g，山楂 10g，粳米 100g。

制法：将桃仁、山楂洗净，放入锅中，加水煎汁，去渣，与淘洗干净的粳米一同煮成粥即可。

功效：适用于治疗脂肪肝伴胸胁刺痛、肝大质韧、舌暗有血瘀。

11. 黄豆白菜

配方：黄豆 60g，白菜干 45g。

制法：煎服。

功效：黄豆中的皂草苷可与人体的脂肪结合，所含磷脂可除掉附在血管壁上的胆固醇，并可防止肝脏内积存过多的脂肪。白菜有清热利尿、消肿解毒及通便的作用。该方适用于脂肪肝、肝炎、糖尿病。

12. 芹菜炒香菇

配方：芹菜 400g，香菇 50g，食盐、醋、干粉、酱油、味精等调料适量。

制法：芹菜择洗干净、切段，香菇切片。炒锅放油烧热，先炒芹菜 2~3 分钟，后入香菇片炒匀即可。

功效：该方有补气益胃、化痰理气，有降压、抗癌、降血糖、降血脂和提高免疫功能等作用，适用于病毒性肝炎、脂肪肝、糖尿病和动脉粥样硬化。

13. 何首乌肝片

配方：何首乌液 20mL（制何首乌 6g，开水 20mL），鲜猪肝 250g，水发木耳 25g，青菜叶少许，醋、食盐、酱油各适量。

制法：油炒。

功效：该方补肝肾、益精血，有明目、降血脂、降血压和防止动脉粥样硬化等作用。主治高脂血症、脂肪肝、冠心病、高血压、神经衰弱和老年体虚便秘。

14. 山楂肉片

配方：猪后腿 200g，山楂片 100g，荸荠 30g，鸡蛋清 2 个，淀粉 15g，面粉 15g，白糖 30g，植物油 50g，精盐、味精少许，清汤适量。

制法：油炒。

功效：该方滋阴健脾、开胃消食，有降低胆固醇和降压、利尿、镇静等作用，可用于高血脂、高血压、冠心病、消化不良、脂肪肝等患者。

15. 芹菜黄豆汤

配方：鲜芹菜 100g，洗净切成片，黄豆 20g（先用水泡胀）。

制法：锅内加水适量，放入黄豆与芹菜同煮熟。

用法：吃豆吃菜喝汤，每日 1 次，连服 3 个月，效果颇佳。

功效：该方平肝清热、益气和血，有降压、祛脂、保护血管、利尿等作用，可治疗脂肪肝和肝阳上亢之头痛、眩晕等。

16. 芹菜红枣煲汤

配方：芹菜 200~400g，大枣 50~100g。

制法：煲汤分次服用；或单用芹菜 100~150g，洗净捣烂取汁，加蜂蜜适量炖。

　　用法：温服，每天 1 次，疗程不限。

　　功效：该方清热解毒、健脾补血养肝，有利尿、健胃、镇静、降压、降低胆固醇和增加血清总蛋白及白蛋白等作用，用于脂肪肝、病毒性肝炎患者。

第三章　代谢综合征与中医证候　▷▷▷▷

第一节　消渴

消渴是由于先天禀赋不足，情志失调、饮食不节、劳倦内伤等所导致的，以阴虚燥热为基本病机，以多尿、多饮、多食、乏力、消瘦或尿有甜味为主要症状的病症。

《内经》认为五脏虚弱、过食肥甘、情志失调是引起消渴的原因，而内热是其主要病机。《金匮要略》立专篇讨论并最早提出治疗方药。《诸病源候论·消渴候》论述其并发症说："其病变多发痈疽。"《外台秘要·消中消暑肾消》引《古今录验》说："渴而饮水多，小便数……甜者，皆是消渴病也。"又说"每发即小便至甜""焦枯消瘦"，对消渴的临床特点做了明确论述。刘河间对其并发症做了进一步论述，《宣明论方·消渴总论》说，消渴一证"可变为雀目或内障"。《儒门事亲·三消论》说，"夫消渴者，多变聋盲、疮癣、痤痱之类""或蒸热虚汗，肺痿劳嗽"。《证治准绳·消瘅》在前人论述的基础上，对三消的临床分类做了规范，载："渴而多饮为上消（《经》谓膈消），消谷善饥为中消（《经》谓消中），渴而便数有膏为下消（《经》谓肾消）。"明清及其之后，对消渴的治疗原则及方药有了更为广泛深入的研究。

【中医病因病机】　消渴病的病机主要在于阴津亏损，燥热偏盛，而以阴虚为本、燥热为标，两者互为因果，阴愈虚则燥热愈盛，燥热愈盛则阴愈虚。消渴病变的脏腑主要在肺、胃、肾，尤以肾为关键。三脏之中，虽可有所偏重，但往往又互相影响。

1. 禀赋不足　早在春秋战国时代，人们已认识到先天禀赋不足是引起消渴的重要内在因素。《灵枢·五变》说"五脏皆柔弱者，善病消瘅"，其中尤以阴虚体质最易罹患。

2. 饮食失节　长期过食肥甘、醇酒厚味、辛辣香燥，损伤脾胃，致脾胃运化失职，积热内蕴，化燥伤津，消谷耗液，发为消渴。《素问·奇病论》说："此肥美之所发也，此人必数食甘美而多肥也，肥者令人内热，甘者令人中满，故其气上溢，转为消渴。"

3. 情志失调　长期过度的精神刺激，如郁怒伤肝、肝气郁结，或劳心竭虑、营谋强思等，以致郁久化火，火热内燔，消灼肺胃阴津而发为消渴。正如《临证指南医案·三消》说："心境愁郁，内火自燃，乃消症大病。"

4. 劳欲过度　房事不节，劳欲过度，肾精亏损，虚火内生，则火因水竭益烈，水因火烈而益干，终致肾虚肺燥胃热俱现，发为消渴。如《外台秘要·消渴消中》说：

"房劳过度，致令肾气虚耗，下焦生热，热则肾燥，肾燥则渴。"

【诊察要点】

1. 凡以口渴多饮、多食易饥、尿频量多、形体消瘦或尿有甜味为临床特征者，即可诊断为消渴。本病多发生于中年以后，以及嗜食膏粱厚味、醇酒炙煿之人。若有青少年期即罹患本病者，一般病情较重。

2. 初起可"三多"症状不显著，病久常并发眩晕、肺痨、胸痹心痛、中风、雀目、疮痈等。严重者可见烦渴、头痛、呕吐、腹痛、呼吸短促，甚或昏迷厥脱危象。由于本病的发生与禀赋不足有较为密切的关系，故消渴的家族史可供诊断参考。

3. 查空腹、餐后 2 小时血糖和尿糖、尿比重、葡萄糖耐量试验等，有助于确定诊断。必要时查尿酮体、血尿素氮、肌酐、二氧化碳结合力及血钾、钠、钙、氯化物等。

【辨证施治】 根据症状及病情发展阶段的不同，可分为上、中、下三消。上消者，以烦渴多饮为主，小便清利，大便如常；中消者，以消谷善饥为主，形体消瘦，烦热便秘；下消者，以小便频数、量多而略稠为主，口燥多饮，头晕目花，腰膝酸软，久则面色黧黑、畏寒肢冷。

1. 上消

肺热津伤

[症状] 烦渴多饮，口干舌燥，尿频量多，大便干结，舌边尖红，苔薄黄，脉洪数。

[证候分析] 肺热炽盛，耗液伤津，故口干舌燥，烦渴多饮。肺主治节，燥热伤肺，治节失职，水不化津，直趋于下，故尿频量多。胃火炽盛，水谷腐熟过度，故多食易饥。因肺与大肠相表里，燥热下移大肠，故见大便干结。舌边尖红，苔薄黄，脉洪数，是内热炽盛之象。

[治法] 清热润肺，生津止渴。

[例方] 消渴方。

[药物] 黄连，天花粉，生地黄汁，藕汁，人乳汁，姜汁，蜂蜜。

若脉洪数无力，烦渴不止，小便频数，乃肺肾气阴亏虚，可用二冬汤；如苔黄燥，烦渴引饮，脉洪大，乃肺胃热炽，耗损气阴之候，可用白虎加人参汤以清泻肺胃，生津止渴；如出现血瘀之症，可参用丹参、山楂、红花、桃仁等活血化瘀，以提高治疗效果。

2. 中消

（1）胃热炽盛

[症状] 多食易饥，口渴，尿多，形体消瘦，大便干燥，苔黄，脉滑实有力。

[证候分析] 胃火炽盛，腐熟水谷力强，故多食易饥。阳明热盛，耗伤津血，无以充养肌肉，故形体消瘦。胃津不足，大肠失其濡润，故大便干燥。舌红、苔黄，脉滑实有力，是胃热炽盛之象。

[治法] 清胃泻火，养阴增液。

[例方] 玉女煎。

[药物] 石膏，熟地黄，知母，麦冬，牛膝。

如大便秘结不行，可用增液承气汤；如出现血瘀之症，可参用丹参、山楂、红花、桃仁等活血化瘀，以提高治疗效果。

（2）气阴两虚

[症状] 口渴引饮，精神不振，倦怠乏力，或便溏，或饮食减少。舌质淡，苔少而干，脉细弱。

[证候分析] 气阴两伤，则口渴引饮，倦怠乏力。脾气亏虚，则精神不振。脾失运化，则便溏，或饮食减少。

[治法] 健脾益气，生津养胃。

[例方] 生脉饮。

[药物] 麦冬，五味子，人参，茯苓，炒白术，甘草，藿香叶，木香，葛根。

肺燥明显加地骨皮、知母、黄芩清肺；气短易汗加五味子、山茱萸敛气生津；食少腹胀加砂仁、佛手理气健脾。

3. 下消

（1）肾阴亏虚

[症状] 尿频量多，浑浊如脂膏，或尿甜，腰膝酸软，乏力，头晕耳鸣，口干唇燥，皮肤干燥、瘙痒，舌红苔，脉细数。

[证候分析] 肾虚无以约束小便，故尿频量多。肾失固摄，水谷精微下注，故小便浑浊如脂膏，有甜味。肝肾精血不足，故头晕目眩、耳鸣、视物模糊。心肾不交，故见心烦失眠。口干唇燥，五心烦热，舌红无苔，脉沉细数，是肾阴亏虚、虚火妄动之象。

[治法] 滋阴补肾，润燥止渴。

[例方] 六味地黄丸。

[药物] 熟地黄，山茱萸，山药，泽泻，牡丹皮，茯苓。

阴虚火旺而烦躁，五心烦热，盗汗，失眠者，可加知母、黄柏滋阴泻火；尿量多而浑浊者，加益智仁、桑螵蛸、五味子等益肾缩尿；气阴两虚而伴困倦，气短乏力，舌质淡红者，可加党参、黄芪、黄精补益正气。

（2）阴阳两虚

[症状] 小便频数，浑浊如膏，甚至饮一溲一，面容憔悴，耳轮干枯，腰膝酸软，四肢欠温，畏寒肢冷，阳痿或月经不调，舌苔淡白而干，脉沉细无力。

[证候分析] 肾失固藏，肾气独沉，故小便频数，混浊如膏。下元虚惫，约束无权，而至饮一溲一。水谷之精微随尿液下注，无以熏肤充身，残留之浊阴，未能排出，故面容憔悴。肾主骨，开窍于耳，腰为肾之府，肾虚故耳轮焦干，腰膝酸软。命门火衰，宗筋弛缓，故见形寒畏冷，阳痿不举。舌淡苔白，脉沉细无力，是阴阳俱虚之象。

[治法] 温阳滋阴，补肾固摄。

[例方] 金匮肾气丸。

[药物] 附子，桂枝，熟地黄，山茱萸，山药，泽泻，牡丹皮，茯苓。

消渴多伴有瘀血的病变，故对于上述各种证型，尤其是对于舌质紫暗，或有瘀点瘀斑、脉涩或结或代，兼见其他瘀血证候者，均可酌加活血化瘀的方药，如丹参、川芎、郁金、红花、山楂等。

【结语】　消渴病是以多饮、多食、多尿及消瘦为临床特征的一种慢性内伤疾病。前三个症状，也是作为上消、中消、下消临床分类的侧重症状。其病位主要与肺、胃（脾）、肾有关，尤与肾的关系最为密切。在治疗上，以清热润燥、养阴生津为基本治则，对上、中、下消有侧重润肺、养胃（脾）、益肾之别。但上中下三消之间有着十分密切的内在联系，其病机性质是一致的，正如《圣济总录·消渴门》所说："原其本则一，推其标有三。"由于消渴易发生血脉瘀滞、阴损及阳的病变，及发生多种并发症，故应注意及时发现、诊断和治疗。

第二节　痰饮

痰饮是指体内水液输布、运化失常，停积于某些部位的一类病证。痰，古通"淡"，是指水一类的可以"淡荡流动"的物质；饮也是指水液，作为致病因素，则是指病理性质的液体。为此，古代所称的"淡饮""流饮"，实均指痰饮而言。

《内经》无"痰饮"之名，但《素问·经脉别论》的"饮入于胃，游溢精气，上输于脾，脾气散精，上归于肺，通调水道，下输膀胱，水精四布，五经并行"对人体水液输布、排泄作了精辟的论述。同时在病因、病机、病证等方面对"饮"及"饮积"病都有所认识。如《素问·六元正纪大论》："土郁之发，民病，饮发湿下。"《素问·至真要大论》曰："岁太阴在泉……湿淫所胜……民病饮积心痛。"《素问·气交变大论》指出，饮是由于体内水湿过盛，脾肾失司所致，"岁土太过，雨湿流行，肾水受邪，甚则饮发，中满食减，四肢不举"，为中医认识痰饮奠定了理论基础。张仲景在《金匮要略·痰饮咳嗽病脉证并治》首先提到痰饮之病名，其所述的痰饮含义又有广义和狭义之分。狭义仅指痰饮，本书中还立专篇对痰饮从证候、论治等方面加以系统论述，其提出的"病痰饮者，当以温药和之"，被后世推崇为治痰饮之大法。从隋唐至金元渐有痰证、饮证之分，《仁斋直指方》首先将饮与痰的概念作了明确的区分，提出饮清稀而痰稠浊。孙思邈指出，"夫五饮者，由饮酒后及伤寒饮冷水过多所致"，并提出用"吐法"以驱邪治胸中痰癖。宋、金元时期，严用和提出"气滞"津凝可以生痰饮。清代叶天士总结前人治疗痰饮病的经验，注重脾肾，提出了"外饮治脾，内饮治肾"。明代张景岳将痰证与饮证作了详细鉴别，在《景岳全书·卷之三十一痰饮》中指出"痰之与饮，虽曰同类，而实有不同也"，并对其证候特点作了详细描述。至清代汪昂提出"百病多由痰作祟"观点。经过历代医家不断完善和发展，逐渐丰富了中医"痰"的病理学说。

【中医病因病机】　痰饮的成因为外感寒湿、饮食不当或劳欲所伤，以致肺、脾、肾三脏功能失调，水谷不得化为精微输布全身，津液停积为患。

1. 外感寒湿　因气候湿冷，或冒雨涉水，坐卧湿地，寒湿之邪侵袭肌表，困遏卫阳，致使肺不能宣布水津，脾无以运化水湿，水津停滞，积而成饮。

2. 饮食不当　凡暴饮过量，恣饮冷水，进食生冷，或炎夏受热及饮酒后，因热伤冷，冷热交结，中阳被遏，脾失健运，湿从内生，水液停积而为痰饮。如《金匮要略·痰饮咳嗽病脉证并治》说："夫病人饮水多，必暴喘满；凡食少饮多，水停心下，甚者则悸，微者短气。"

3. 劳欲所伤 劳倦、纵欲太过，或久病体虚，伤及脾肾之阳，水液失于输化，亦可停而成饮。若体虚气弱，或劳倦太过之人，一旦伤于水湿，更易停蓄为病。如《儒门事亲·饮当去水温补转剧论》认为"人因劳役远来，乘困饮水，脾胃力衰"，亦为饮停之因素。

【诊察要点】 应根据四饮的不同临床特征确定诊断。①痰饮：心下满闷，呕吐清水痰涎，胃肠沥沥有声，形体昔肥今瘦，属饮停胃肠。②悬饮：胸胁饱满，咳唾引痛，喘促不能平卧，或有肺痨病史，属饮流胁下。③溢饮：身体疼痛而沉重，甚则肢体浮肿，当汗出而不汗出，或伴咳喘，属饮溢肢体。④支饮：咳逆倚息，短气不得平卧，其形如肿，属饮邪支撑胸肺。

【辨证施治】

1. 痰饮

（1）脾阳虚弱

［症状］胸胁支满，心下痞满，胃中有水声，伴脘腹喜温畏寒，泛吐清水痰涎，口渴不欲饮水，或饮入易吐，头晕目眩，心悸气短，食少，大便或溏，形体逐渐消瘦，舌苔白滑，脉弦细而滑。

［证候分析］水饮停滞胃中不得布化，则心下痞满，胃中有水声；胃中停饮则其气不降而上逆，则泛吐清水痰涎，饮入易吐；水谷之精微不化生津液而旁流成饮，停结胃中，则口渴不欲饮水；脾胃运化失司，则食少，甚则消瘦；阳气为阴邪所阻，不得宣达于外，则脘腹喜温畏寒；清阳不得上达则头晕目眩；饮邪中阻，膀胱气化失司则大便或溏。舌苔白滑，脉弦细而滑为水饮内结之征。

［治法］温脾化饮。

［例方］苓桂术甘汤合小半夏加茯苓汤。

［药物］茯苓，桂枝，白术，甘草，半夏，生姜。

若饮困脾阳，症见纳呆泛酸者，加吴茱萸、川椒以温中散寒化饮；心下坚满疼痛甚者，加枳实以行气开结；小便不利者去茯苓加茯苓皮、车前子以利水渗湿；纳呆食少者加焦三仙（即焦山楂、焦神曲、焦麦芽）、砂仁以和胃消食。

（2）饮留胃肠

［症状］心下坚满或痛，自利，利后反快；或虽利，但心下续坚满；或水走肠间，沥沥有声，腹满，排便不畅；舌苔腻，色白或黄，脉沉弦或伏。

［证候分析］水饮停滞于胃不得布化，则心下坚满或痛；饮邪结聚于肠中，则腹满，沥沥有声；饮邪结聚，腑气不通，则排便不畅；病根未除，此去而彼聚，故利后心下续坚满；舌苔腻，色白或黄，脉沉弦或伏，均为饮留胃肠之征。

［治法］攻下逐饮。

［例方］甘遂半夏汤或己椒苈黄丸。

［药物］甘遂，半夏，白芍，蜂蜜，甘草，防己，椒目，葶苈子，大黄。

若饮邪结聚，膀胱气化不利，症见小便量少不利者，加泽泻、车前子、猪苓以温阳化饮利水；饮邪上凌、阻滞清扬，症见头晕目眩者，加泽泻、白术、生姜以降逆化饮；纳呆食少者，属脾胃健运失司，水谷精微不化，加党参、茯苓、干姜以温中健脾；若见利后少腹续坚满者，加厚朴、木香以理气散结。

2. 悬饮

（1）邪犯胸肺

［症状］寒热往来，身热起伏，汗少，或发热不恶寒，有汗而热不解，咳嗽，痰少，气急，胸胁刺痛，呼吸、转侧疼痛加重，心下痞硬，干呕，口苦，咽干，舌苔薄白或黄，脉弦数。

［证候分析］肺居胸中，两胁为少阳经脉分布循行之处，若时邪外袭，邪侵胸胁，少阳枢机不和，则寒热往来，身热起伏，胸胁疼痛；时邪外袭，肺热壅盛，肺失宣降，则身热有汗，不恶寒，咳而气急少痰；邪侵胸胁，少阳热邪郁滞则心下痞硬、口苦、干呕、咽干；苔薄白或黄，脉弦数，均为邪侵胸胁、肺卫同病、邪在上焦之征。

［治法］和解宣利。

［例方］柴枳半夏汤加减。

［药物］柴胡，黄芩，瓜蒌，半夏，枳壳，青皮，赤芍，桔梗，杏仁。

痰饮内结，肺气失肃，见咳逆气急，加白芥子、桑白皮；胁痛甚者，加郁金、桃仁、延胡索以通络止痛；心下痞硬，口苦，干呕，加黄连，与半夏、瓜蒌合用以苦辛开痞散结；热盛汗出，咳嗽气粗，去柴胡，加麻黄、石膏以清热宣肺化痰。

（2）饮停胸胁

［症状］胸胁疼痛，咳唾引痛，痛势较前减轻，而呼吸困难加重，咳逆气喘，息促不能平卧，仅能偏卧于停饮的一侧，病侧肋间胀满，甚则可见病侧胸廓隆起，舌苔白腻，脉沉弦或弦滑。

［证候分析］胸胁为气机升降之道，肺气郁滞，气不布津，停而为饮，故胸胁胀满，病侧肋间饱满，甚则偏侧胸部隆起。饮停胸胁，脉络受阻，气机不利，故胸胁胀满疼痛，咳嗽、呼吸、转侧时均牵引胸胁，故可使疼痛加重；水饮上迫于肺，肺气出入受阻，故气息短促；舌苔白腻，脉沉弦或弦滑，均为水饮内结于里之候。

［治法］泻肺祛饮。

［例方］椒目瓜蒌汤合十枣汤。

［药物］葶苈子，桑白皮，紫苏子，瓜蒌仁，川椒目，茯苓，橘红，半夏，蒺藜，生姜，芫花，大戟，甘遂，大枣。

痰浊偏盛，胸部满闷，舌苔浊腻者，加薤白、苦杏仁；如水饮久停难去，胸胁支满，食少者，加桂枝、白术、甘草等通阳健脾化饮，不宜再予峻攻；若见络气不和之候，同时配合理气和络之剂，以冀气行水行。

（3）经气不和

[症状] 胸胁疼痛，如灼如刺，胸闷不舒，呼吸不畅，可见病侧胸廓变形，舌苔薄，质暗，脉弦。

[证候分析] 饮邪久郁之后，气机不利，脉络痹阻，故胸胁疼痛。气郁不解，久郁化火，则痛势如灼；气滞及血，血脉不利，则刺痛；饮邪久留，气机郁滞，肺失宣降，则胸闷，呼吸不畅；舌苔薄，质暗，脉弦均为气滞络痹之候。

[治法] 理气和络。

[例方] 香附旋覆花汤加减。

[药物] 旋覆花，紫苏子，柴胡，香附，枳壳，郁金，延胡索，当归须，赤芍，沉香。

痰气郁阻，胸闷苔腻者，加瓜蒌、枳壳豁痰开痹；久痛入络，痛势如刺者，加桃仁、红花、乳香、没药以行气活血和络；饮留不净者，胁痛迁延，经久不已，可加通草、路路通、冬瓜皮等以祛饮通络。

（4）阴虚内热

[症状] 咳呛时作，咳吐少量黏痰，口干咽燥，或午后潮热，颧红，伴胸胁闷痛，病久不复，形体消瘦，盗汗、心烦、手足心热，舌质偏红，少苔，脉细数。

[证候分析] 阴虚肺燥，故咳呛时作，痰黏量少，口干咽燥；饮阻日久，气郁化热伤阴，肺络不和，则胸胁灼痛；阴虚火旺则潮热、颧红、盗汗、心烦、手足心热病久正虚而致形体消瘦；舌质红，少苔，脉细数，乃阴虚内热之证。

[治法] 滋阴清热。

[例方] 泻白散合沙参麦门冬汤。

[药物] 沙参，麦冬，玉竹，天花粉，桑白皮，桑叶，地骨皮，甘草。

阴虚内热，潮热显著，可加鳖甲、功劳叶以清虚热；虚热灼津为痰，肺失宣肃而见咳嗽，可加百部、川贝母；痰阻气滞，络脉失畅，见胸胁闷痛，酌加瓜蒌皮、枳壳、广郁金、丝瓜络；日久积液未尽，加牡蛎、泽泻利水化饮；兼有神疲，气短，易汗，面色㿠白者，酌加太子参、黄芪、五味子益气敛液。本证须防迁延日久，趋向劳损之途。

3. 支饮

[症状] 咳逆喘满不得卧，痰吐白沫量多，经久不愈，素伏而不作，遇寒即发，发则寒热，背痛，腰痛，舌质淡体胖有齿痕，苔白滑或白腻，脉弦紧。

[证候分析] 本病多为受寒饮冷，久咳至喘，迁延日久伤肺，肺不布津，饮邪留肺，支撑胸膈。饮邪犯肺，肺失宣降，故咳喘胸满，呼吸困难，不能平卧；水谷津液不归正化，停蓄成饮，则痰白量多，形质清稀或白沫状；饮邪伏肺，则久病不愈；饮为阴邪故受寒易诱发或加重；久咳水饮随气上逆则面浮肢肿，伏饮遇外寒诱发则恶寒背痛身痛；舌质淡体胖有齿痕，苔白滑或白腻，脉弦紧，为寒饮内盛之象。

[治法] 宣肺化饮。

[例方] 小青龙汤加减。

[药物] 麻黄，桂枝，干姜，细辛，半夏，厚朴，紫苏子，苦杏仁，甘草，五

味子。

若无寒热、身痛等表证，见动则喘甚，易汗，为肺气已虚，可改用苓甘五味姜辛汤；若饮多寒少，外无表证，喘咳痰稀或不得息，胸满气逆，可用葶苈大枣泻肺汤加白芥子、莱菔子以泻肺通饮；饮邪壅实，咳逆喘急，胸痛烦闷，加甘遂、大戟峻逐水饮，以缓其急；邪实正虚，饮郁化热，喘满胸闷，心下痞坚，烦渴，面色黧黑，苔黄而腻，脉沉紧，或经吐下而不愈者，当行水散结，补虚清热，用木防己汤加减。

4. 溢饮

［症状］身体四肢沉重而疼痛，不渴，甚则肢体浮肿，恶寒，无汗，或有咳喘，痰多白沫，胸闷，干呕，口不渴，苔白，舌质淡胖，脉弦紧。

［证候分析］本病多由外感风寒，玄府闭塞，肺脾输布失司，水饮流溢四肢肌肤，故四肢沉重疼痛微肿，并兼见无汗恶寒等风寒表证；若饮迫于肺，则咳喘痰多白沫，胸闷，干呕，口不渴；舌质淡胖，苔白，脉弦紧，为饮邪内伏之象。

［治法］解表化饮。

［例方］小青龙汤加减。

［药物］麻黄，桂枝，半夏，干姜，细辛，五味子，白芍，炙甘草。

若表寒外束，内有郁热，伴有发热，烦躁，苔白而兼黄，加石膏以清泄内热；若表寒之象已不著者，改用大青龙汤以发表清里；水饮内聚而见肢体浮肿明显，尿少者，可配茯苓、猪苓、泽泻；饮邪犯肺，喘息痰鸣不得卧者，加苦杏仁、射干、葶苈子。

【结语】 痰饮是体内水液不得输化，停聚在某些部位而形成的一类病证。痰饮有广义、狭义之分。广义的痰饮为诸饮之总称，有痰饮、悬饮、溢饮、支饮四种；狭义者仅为四饮中的痰饮。痰饮的病机主要为中阳素虚，复加外感寒湿，或为饮食，劳欲所伤，致使三焦气化失常，肺、脾、肾通调转输失常，蒸化无权，阳虚阴盛，津液停聚而成。辨证应先从部位分别四饮：痰饮病在胃，悬饮病在胁下，溢饮外溢肌表，支饮病在胸膈等。然后抓住体虚邪实的特点，分清标本虚实的主次。治疗应以温化为原则。因痰饮总属阳虚阴盛，本虚标实，故有治标、治本、善后调理等区别。其中发汗、利水、攻逐为治标之法，只可权宜用之；健脾、温肾为治本之法，亦用作善后调理。

第三节 痞满

痞满是指自觉心下痞塞，触之无形，按之柔软，压之不痛为主要症状的病证。本证按部位可划分为胸痞、心下痞等。心下即胃脘部，故心下痞又可称为胃痞。本节主要讨论胃痞。

胃痞是脾胃肠病证中较为常见的病证，中医药治疗本病具有较好的疗效。《伤寒论》对本病证的理法方药论述颇详，如谓"但满而不痛者，此为痞"，"心下痞，按之濡"，提出了痞的基本概念，并指出该病病机是正虚邪陷，升降失调，并拟定了寒热并用、辛开苦降的治疗大法，其所创诸泻心汤乃治痞满之祖方，一直为后世医家所常用。《诸病源候论·痞噎病诸候》提出"八痞""诸痞"之名，包含胃痞在内，论其病因有风邪外入、忧恚气积、坠堕内损，其病机有营卫不和、阴阳隔绝、血气壅塞不得宣通，并对痞作了初步解释，即"痞者，塞也。言腑脏痞塞不宣通也"。东垣所倡脾胃内伤之说，及其理法方药多为后世医家所借鉴，尤其是《兰室秘藏·卷二》之辛开苦降、消补兼施的消痞丸、枳实消痞丸更是后世治痞的名方。

【中医病因病机】　脾胃同居中焦，脾主升清，胃主降浊，共司水谷的纳运和吸收，清升浊降，纳运如常，则胃气调畅。若因表邪内陷入里，饮食不节，痰湿阻滞，情志失调，或脾胃虚弱等各种原因导致脾胃损伤，升降失司，胃气壅滞，即可发生痞满。

1. 感受外邪　表邪入里外邪侵袭肌表，治疗不得其法，滥施攻里泻下，脾胃受损，外邪乘虚内陷入里，结于胃脘，阻塞中焦气机，升降失司，胃气壅滞，遂成痞满。如《伤寒论》所云："脉浮而紧，而复下之，紧反入里，则作痞，按之自濡，但气痞耳。"

2. 内伤饮食　食滞中阻或暴饮暴食，或恣食生冷粗硬，或偏嗜肥甘厚味，或嗜浓茶烈酒及辛辣过烫饮食，损伤脾胃，以致食谷不化，阻滞胃脘，升降失司，胃气壅滞，而成痞满。如《类证治裁·痞满》云："饮食寒凉，伤胃致痞者，温中化滞。"

3. 情志失调　多思则气结、暴怒则气逆、悲忧则气郁、惊恐则气乱等，造成气机逆乱，升降失职，形成痞满。其中尤以肝郁气滞，横犯脾胃，致胃气阻滞而成之痞满为多见。即如《景岳全书·痞满》所谓："怒气暴伤，肝气未平而痞。"

4. 体虚久病　先天禀赋不足，素体脾胃虚弱，中气不足，或饥饱不匀，饮食不节，或久病损及脾胃，纳运失职，升降失调，胃气壅塞，而生痞满。此正如《兰室秘藏·中满腹胀》所论述的因虚生痞满："或多食寒凉，及脾胃久虚之人，胃中寒则胀满，或脏寒生满病。"

【诊察要点】　本病以胃脘痞塞、满闷不舒为主要临床表现，其痞按之柔软、压之不痛、视之无胀大之形，常伴有胸膈满闷、饮食减少、得食则胀、嗳气则舒等症，发病和加重常与饮食、情志、起居、冷暖失调等诱因有关。本病多为慢性起病，时轻时重，反复发作，缠绵难愈。纤维胃镜检查、上消化道X线钡餐检查、胃液分析等的异常，有助于本病的诊断。胃痞的病机有虚实之分，实即实邪内阻，包括外邪入里、饮食停滞、痰湿阻滞、肝郁气滞等；虚即中虚不运，责之脾胃虚弱。实邪之所以内阻，多与中虚不运，升降无力有关；反之，中焦转运无力，最易招致实邪的侵扰，两者常互为因果。如脾胃虚弱，健运失司，既可停湿生饮，又可食滞内停；而实邪内阻，又会进一步损伤脾胃，终至虚实并见。另外，各种病邪之间，各种病机之间，亦可互相影响、互相转化，形成虚实互见、寒热错杂的病理变化，为痞证的病机特点。总之，胃痞的病位在胃，与肝、脾有密切关系。基本病机为脾胃功能失调，升降失司，胃气壅滞。

【辨证施治】

1. 饮食内停

[症状] 胃脘痞满，按之尤甚，嗳腐吞酸，恶心呕吐，厌食，大便不调，苔厚腻，脉弦滑。

[证候分析] 饮食损伤脾胃，胃气壅滞，脾气不能健运，以致熟腐水谷与运化精微之职失常，使食滞聚而不散，故见胃脘满闷，痞塞不舒，手不可按；胃失和降，胃之浊

气上逆，所以恶心呕吐，嗳腐吞酸；食滞久郁而化热，胃热则消谷善饥，并可耗灼大肠津液，以致能食而大便不通；苔厚腻，脉弦滑，均为食滞之象。

[治法] 消食导滞，行气消痞。

[例方] 保和丸加减。

[药物] 山楂，神曲，莱菔子，半夏，陈皮，茯苓，连翘。

若食积较重，脘腹胀满者，可加枳实、厚朴以行气消积；若食积化热，大便秘结者，可加大黄、槟榔以清热导滞通便；若脾虚食积，大便溏薄者，可加白术、黄芪以健脾益气。

2. 痰湿中阻

[症状] 脘腹痞满，闷塞不舒，胸膈满闷，头重如裹，身重肢倦，恶心呕吐，不思饮食，口淡不渴，小便不利，舌体胖大，边有齿痕，苔白厚腻，脉沉滑。

[证候分析] 素体痰湿内盛，或因饮食无节，恣食肥、甘、炙、煿、醇酒、厚味等物，或因劳倦，或惊怒忧思之扰，以致脾不运化，胃失顺降，使痰湿内生，聚而为患，故见胃脘痞塞，满闷不舒；痰湿阻于中焦，清浊升降失常，清阳不升，浊气上逆，蒙蔽清窍，故见头目眩晕，胸闷不饥，恶心欲吐；又因湿性重着，所以身重倦怠；舌体胖大，边有齿痕，苔白厚腻，脉沉滑，均是痰湿之象。

[治法] 燥湿化痰，理气宽中。

[例方] 二陈汤合平胃散加减。

[药物] 苍术，半夏，厚朴，陈皮，茯苓，甘草。

可加前胡、桔梗、枳实以助其化痰理气。若气逆不降，噫气不除者，可加旋覆花、赭石以化痰降逆；胸膈满闷较甚者，可加薤白、石菖蒲、枳实、瓜蒌以理气宽中；咳痰黄稠，心烦口干者，可加黄芩、栀子以清热化痰。

3. 外寒内滞

[症状] 胃脘痞闷，胀满时减，喜温喜按，食少不饥，身倦乏力，少气懒言，大便溏薄，舌质淡，苔薄白，脉沉弱或虚大无力。

[证候分析] 素体脾胃虚弱，或病后中气不足，或误进攻下克伐之剂，损伤中气，以致脾胃阳微，中寒不运，胃脘痞闷，不思饮食，嗳气呕恶；脾胃虚弱，纳、化功能呆钝，所以不知饥、不欲食；四肢不暖，恶寒发热，头痛无汗，身体疼痛，大便稀溏，舌苔薄白或白腻，脉浮紧或濡，皆属外寒内滞之象。

[治法] 理气和中，疏风散寒。

[例方] 香苏散。

[药物] 紫苏叶，香附，陈皮，炙甘草。

若痞满较甚，可加木香、砂仁、枳实以理气消痞，或可选用香砂六君子汤以消补兼施；若脾阳虚弱，畏寒怕冷者，可加肉桂、附子、吴茱萸以温阳散寒；湿浊内盛，苔厚纳呆者，可加茯苓、薏苡仁以淡渗利湿；若水饮停胃，泛吐清水痰涎，可加吴茱萸、生姜、半夏以温胃化饮；若属表邪内陷，与食、水、痰相合，或因胃热而过食寒凉，或因寒郁化热而致虚实并见，寒热错杂，而出现心下痞满，按之柔软，喜温喜按，呕恶欲吐，口渴心烦，肠鸣下利，舌质淡红，苔白或黄，脉沉弦者，可用半夏泻心汤加减，以辛开苦降，寒热并用，补泻兼施；若中虚较甚，则重用炙甘草以补中气，有甘草泻心汤之意；若水热互结，心下痞满，干噫食臭，肠鸣下利者，则加生姜以化饮，则有生姜泻心汤之意。

4. 寒热错杂

[症状] 心下痞满，纳呆呕恶，嗳气不舒，肠鸣下利，舌淡苔腻，脉濡或滑。

[证候分析] 外邪入里，邪热结于心下，阻塞中焦气机，升降失司，故心下痞满。热结为实，清阳不升，浊气上逆，故纳呆呕恶，嗳气不舒，肠鸣下利。舌淡苔腻，脉濡或滑均为寒热错杂之征。

[治法] 辛开苦降，寒热平调。

[例方] 半夏泻心汤。

[药物] 半夏，黄芩，干姜，人参，黄连，炙甘草，大枣。

可酌加金银花、蒲公英以助泄热，加枳实、厚朴、木香等以助行气消痞之力。若便秘心烦者，可加全瓜蒌、栀子以宽中开结，清心除烦；口渴欲饮者，可加天花粉、连翘以清热生津。

5. 肝郁气滞

[症状] 胃脘痞满闷塞，脘腹不舒，胸膈胀满，心烦易怒，喜太息，恶心嗳气，大便不爽，常因情志因素而加重，苔薄白，脉弦。

[证候分析] 情志不舒，肝气郁结，横逆犯胃，中焦气机失畅，故见脘腹不舒，痞塞满闷，嗳气则舒；胸胁为肝经之分野，肝气郁滞，故见胸胁胀满；肝喜条达而恶抑郁，故痞满常随情志而变化；苔薄白，脉弦，皆为肝气郁滞之象。

[治法] 疏肝解郁，理气消痞。

[例方] 越鞠丸合枳术丸。

[药物] 香附，川芎，苍术，神曲，栀子，枳实，白术。

本方为通治气、血、痰、火、湿、食诸郁痞满之剂。若气郁较甚，胀满明显者，可加柴胡、郁金、枳壳，或合四逆散以助疏肝理气；若气郁化火，口苦咽干者，可加龙胆草、川楝子，或合左金丸，以清肝泻火；若气虚明显，神疲乏力者，可加党参、黄芪等以健脾益气。

【结语】　痞满是由表邪内陷、饮食不节、痰湿阻滞、情志失调、脾胃虚弱等导致脾胃功能失调，升降失司，胃气壅滞而成的以胸脘痞塞、满闷不舒、按之柔软、压之不痛、视之无胀大之形为主要临床特征的一种脾胃病证。诊断中应排除胃癌，并与胃痛、胸痹相鉴别。病位在胃脘，与肝、脾关系密切。病机有虚实之异，且多虚实并见。基本病机为脾胃功能失调，升降失司，胃气壅滞。辨证以辨寒热虚实为要点，并应与胃痛的辨证要点互参。治疗原则是调理脾胃，理气消痞，并按虚实而治，勿犯虚虚实实之戒。

第四节　胆胀

胆胀是指胆腑气郁，胆失通降所引起的以右胁胀痛为主要临床表现的一种疾病。胆胀多发生于 40~65 岁，女性多于男性，且以偏肥胖体型为多见。当今胆胀的发病率呈上升趋势，其原因可能与人们饮食结构的变化有关。中医药治疗本病效果较好，远期疗效尤其是减少复发的效果更为显著。

胆胀病始见于《内经》，《灵枢·胀论》载："胆胀者，胁下痛胀，口中苦，善太息。"不仅提出了病名，而且对症状描述也很准确。《伤寒论》中虽无胆胀之名，但其所论述的一些症状，如《伤寒论·辨太阳病脉证并治》中的"呕不止，心下急，郁郁微烦者"，《伤寒论·辨少阳病脉证并治》中的"本太阳病，不解，转入少阳者，胁下硬满，干呕不能食，往来寒热"等都类似本病，书中所立的大柴胡汤、大陷胸汤、茵陈蒿汤等皆为临床治疗胆胀的有效方剂。其后《症因脉治》治疗胆胀的柴胡疏肝饮、《柳州医话》所创的一贯煎也属临床治疗胆胀习用的效方。叶天士《临证指南医案》首载胆胀医案，为后世临床辨证治疗积累了经验。近年来，在辨证治疗胆胀方面取得了不少经验，同时也在古方的基础上创建了一些有效方剂。既往多主张用外科手术治疗的病例，现在也可用中医药综合治疗，取得了成功。

【中医病因病机】　胆腑内藏精汁。若胆管通降功能正常，在肝胆疏泄作用下，胆液经胆管排入肠中，助脾胃腐熟消化水谷。若因饮食偏嗜、忧思暴怒、外感湿热、虚损劳倦、胆石等原因导致胆腑气机郁滞，或郁而化火，胆液失于通降即可发生胆胀。

1. 肝胆气郁　忧思暴怒，情志不遂，肝脏疏泄失常，累及胆腑，气机郁滞，或郁而化火，胆液通达降泄失常，郁滞于胆，则发为胆胀。

2. 湿热蕴结　饮食偏嗜，过食肥甘厚腻，久则生湿蕴热，或邪热外袭，或感受湿邪化热，或湿热内侵，蕴结胆腑，气机郁滞，胆液通降失常而为之郁滞，气郁胆郁则引起胀痛，痛胀发于右胁，而为胆胀。

3. 胆石阻滞　湿热久蕴，煎熬胆液，聚而为石，阻滞胆管，胆腑气郁，胆液通降失常，郁滞则胀，不通则痛，形成胆胀。

4. 瘀血阻络　也有由瘀血积块阻滞胆管而致者，其机理同胆石阻滞。

胆胀病病机主要是气滞、湿热、胆石、瘀血等导致胆腑气郁，胆液失于通降。病位在胆腑，与肝胃关系最为密切。日久不愈，反复发作，邪伤正气，正气日虚，加之邪恋不去，痰浊湿热，损伤脾胃，脾胃生化不足，正气愈虚，最后可致肝肾阴虚或脾肾阳虚的正虚邪实之候。

【诊察要点】本病以右胁胀痛为主，也可兼有刺痛、灼热痛，久病者也可表现为隐痛，常伴有脘腹胀满、恶心口苦、嗳气、善太息等胆胃气逆之症，病情重者可伴往来寒热、呕吐、右胁剧烈胀痛、痛引肩背等症。本病一般起病缓慢，多反复发作，时作时止，部分病例为急性起病。复发者多有诸如过食油腻、恼怒、劳累等诱因。好发年龄多在 40 岁以上。

1. 以右胁胀痛为主症。

2. 常伴有脘腹胀满，恶心口苦，嗳气，善太息等胆胃气逆之症。

3. 起病缓慢，多反复发作，时作时止，复发者多有诸如过食油腻、恼怒、劳累等诱因。好发年龄多在 40 岁以上。

4. 十二指肠引流、B 超检查、腹部 X 线平片、CT 等理化检查，有助于诊断和鉴别诊断。

【辨证施治】 胆胀的治疗原则为疏肝利胆，和降通腑。临床当据虚实而施治，实证宜疏肝利胆通腑，根据病情的不同，分别合用理气、化瘀、清热、利湿、排石等法；虚证宜补中疏通，根据虚损的差异，合用滋阴或益气温阳等法，以扶正祛邪。

1. 肝胆气郁

[症状] 右胁胀满疼痛，痛引右肩，遇怒加重，胸闷脘胀，善太息，嗳气频作，吞酸嗳腐，苔白腻，脉弦大。

[证候分析] 肝郁气滞，气机不畅，故右胁胀满疼痛，痛引右肩，遇怒加重，胸闷脘胀，善太息，嗳气频作，肝郁犯脾故吞酸嗳腐；苔白，脉弦大为肝胆气郁之象。

[治法] 疏肝利胆，理气通降。

[例方] 柴胡疏肝散。

[药物] 柴胡，白芍，川芎，枳壳，香附，陈皮，甘草。

应用时以方中四逆散为主，可加紫苏梗、青皮、郁金、木香行气止痛。若大便干结，加大黄、槟榔；腹部胀满，加川厚朴、草豆蔻；口苦心烦，加黄芩、栀子；嗳气，呕吐，加赭石、炒莱菔子；伴胆石加鸡内金、金钱草、海金沙。

2. 气滞血瘀

[症状] 右胁刺痛较剧，痛有定处而拒按，面色晦暗，口干口苦，舌质紫暗或舌边有瘀斑，脉弦细涩。

[证候分析] 气滞血瘀则右胁刺痛较剧，痛有定处而拒按，面色晦暗，口干口苦；舌质紫暗或舌边有瘀斑，脉弦细涩为气滞血瘀之象。

[治法] 疏肝利胆，理气活血。

[例方] 四逆散合失笑散。

[药物] 柴胡，枳实，白芍，甘草，炒五灵脂，生蒲黄。

可酌加郁金、延胡索、川楝子、大黄以增强行气化瘀止痛之效。口苦心烦者，加龙胆草、黄芩；脘腹胀甚者，加枳壳、木香；恶心呕吐者，加半夏、竹茹。

3. 胆腑郁热

[症状] 右胁灼热疼痛，口苦咽干，面红目赤，大便秘结，小便短赤，心烦失眠易怒，舌红，苔黄厚而干，脉弦数。

[证候分析] 胆腑郁热故右胁灼热疼痛，口苦咽干，面红目赤，大便秘结，小便短赤，心烦失眠易怒；舌红，苔黄厚而干，脉弦数为胆腑郁热之象。

[治法] 清胆泻火，解郁通腑。

[例方] 清胆汤。

[药物] 栀子，黄连，柴胡，黄芩，枳壳，金钱草，金银花，郁金，茵陈，芒硝，大黄。

心烦失眠者，加丹参、炒酸枣仁；黄疸加大茵陈、枳壳用量；口渴喜饮者，加天花粉、麦冬；恶心呕吐者，加半夏、竹茹。

4. 肝胆湿热

[症状] 右胁胀满疼痛，胸闷纳呆，恶心呕吐，口苦心烦，大便黏滞，或见黄疸，舌红苔黄腻，脉弦滑。

[证候分析] 肝胆湿热，气机不畅，故右胁胀满疼痛，湿热内蕴中焦故胸闷纳呆，恶心呕吐，口苦心烦，湿热下阻大肠故大便黏滞，或见黄疸；舌红苔黄腻，脉弦滑为肝胆湿热之象。

[治法] 清热利湿，疏肝利胆。

[例方] 茵陈蒿汤。

[药物] 茵陈，栀子，大黄。

可加柴胡、黄芩、半夏、郁金疏肝利胆止痛，或与大柴胡汤同用。胆石者，加鸡内金、金钱草、海金沙、穿山甲利胆排石；小便黄赤者，加滑石、车前子、白通草；苔白腻而湿重者，去大黄、栀子，加茯苓、白蔻仁、砂仁；若痛势较剧，或持续性疼痛阵发性加剧，往来寒热者，加黄连、金银花、蒲公英，重用大黄。

5. 阴虚郁滞

[症状] 右胁隐隐作痛，或略有灼热感，口燥咽干，急躁易怒，胸中烦热，头晕目眩，午后低热，舌红少苔，脉细数。

[证候分析] 阴虚郁滞，虚热内生故右胁隐隐作痛，阴虚内热故口燥咽干，急躁易怒，胸中烦热，头晕目眩，午后低热；舌红少苔，脉细数为阴虚郁滞之象。

[治法] 滋阴清热，疏肝利胆。

[例方] 一贯煎。

[药物] 生地黄，北沙参，麦冬，当归身，枸杞子，川楝子。

心烦失眠者，加柏子仁、夜交藤、酸枣仁；兼灼痛者，加白芍、甘草；急躁易怒者，加栀子、青皮、珍珠母；胀痛者，加佛手、香橼。

6. 阳虚郁滞

[症状] 右胁隐隐胀痛，时作时止，脘腹胀痛，呕吐清涎，畏寒肢凉，神疲乏力，气短懒言，舌淡苔白，脉弦弱无力。

[证候分析] 阳虚郁滞，气机不畅，故右胁隐隐胀痛，时作时止，脘腹胀痛，阳气虚弱，故呕吐清涎，畏寒肢凉，神疲乏力，气短懒言；舌淡苔白，脉弦弱无力为阳虚郁滞之象。

[治法] 温阳益气，疏肝利胆。

[例方] 理中汤加味。

[药物] 党参，白术，茯苓，甘草。

可加干姜、制附子温阳，加柴胡、白芍、木香以增疏肝利胆之力。腹中冷痛者，加吴茱萸、乌药；胆石者，加金钱草、鸡内金。气血两亏者可选用八珍汤化裁。

【结语】　胆胀是指胆腑气郁，胆失通降所引起的以右胁胀痛为主要临床表现的一种胆病，为临床常见证候之一。本病病机主要是气滞、湿热、胆石、瘀血等导致胆腑气郁，胆失通降。病位在胆腑，与肝胃关系最为密切。临床上应与胃痛、真心痛等病证相鉴别。辨证上以辨虚实和缓急为要点。胆胀的治疗原则为疏肝利胆、和降通腑。临床当据虚实而施治，实证宜疏肝利胆通腑，根据病情的不同，分别合用理气、化瘀、清热、利湿、排石等法；虚证宜补中疏通，根据虚损的差异，合用滋阴或益气温阳等法，以扶正祛邪。应注意疗程要足，除邪务尽。

第五节 泄泻

泄泻是以排便次数增多，粪质稀薄，甚至泻出如水样为临床特征的一种脾胃肠病证。泄与泻在病情上有一定区别：粪出少而势缓，若漏泄之状者为泄；粪大出而势直无阻，若倾泻之状者为泻。然近代多泄、泻并称，统称为泄泻。

泄泻是一种常见的脾胃肠病证，一年四季均可发生，但以夏秋两季较为多见。中医药治疗本病有较好的疗效。

《内经》称本病为"鹜溏""飧泄""濡泄""洞泄""注下""后泄"等，且对本病的病机有较全面的论述。如《素问·生气通天论》曰："因于露风，乃生寒热，是以春伤于风，邪气留连，乃为洞泄。"《素问·阴阳应象大论》曰："清气在下，则生飧泄。"又说："湿胜则濡泻。"《素问·举痛论》曰："寒气客于小肠，小肠不得成聚，故后泄腹痛矣。"《素问·至真要大论》有"诸呕吐酸，暴注下迫，皆属于热"，说明风、寒、热、湿均可引起泄泻。《素问·太阴阳明论》指出："饮食不节，起居不时者，阴受之……阴受之则入五脏……下为飧泄。"《素问·举痛论》指出"怒则气逆，甚则呕血及飧泄"，说明饮食、起居、情志失宜，亦可发生泄泻。《素问·脉要精微论》曰："胃脉实则胀，虚则泄。"《素问·脏气法时论》曰："脾病者……虚则腹满肠鸣，飧泄食不化。"《素问·宣明五气》谓："五气所病……大肠小肠为泄。"这些都说明泄泻的病变脏腑与脾、胃、大肠、小肠有关。《内经》关于泄泻的理论体系，为后世奠定了基础。张仲景将泄泻和痢疾统称为下利。《金匮要略·呕吐哕下利病脉证治》中将本病分为虚寒、实热积滞和湿阻气滞三型，并且提出了具体的证治。如"下利清谷，里寒外热，汗出而厥者，通脉四逆汤主之"，"气利，诃梨勒散主之"，指出了虚寒下利的症状，以及治疗当遵温阳和固涩二法。又有"下利三部脉皆平，按之心下坚者，急下之，宜大承气汤"，"下利谵语，有燥屎也，小承气汤主之"，提出对实热积滞所致的下利，采取攻下通便法，即所谓"通因通用"法。篇中还对湿邪内盛，阻滞气机，不得宣畅，水气并下而致"下利气者"，提出"当利其小便"，以分利肠中湿邪，即所谓"急开支河"之法。张仲景为后世泄泻的辨证论治奠定了基础。《三因极一病证方论·泄泻叙论》从三因学说角度全面地分析了泄泻的病因病机，认为不仅外邪可导致泄泻，情志失调亦可引起泄泻。《景岳全书·泄泻》说，"凡泄泻之病，多由水谷不分，故以利水为上策"，并分别列出了利水方剂。《医宗必读·泄泻》在总结前人治泄经验的基础上，提出了著名的治泄九法，即淡渗、升提、清凉、疏利、甘缓、酸收、燥脾、温肾、固涩，其论述系统而全面，是泄泻治疗学上的一大发展，其实用价值亦为临床所证实。

【中医病因病机】 泄泻的病因是多方面的，主要有感受外邪、饮食所伤、情志失调、脾胃虚弱、命门火衰等。这些病因导致脾虚湿盛，脾失健运，大小肠传化失常，升降失调，清浊不分，而成泄泻。

1. 感受外邪 引起泄泻的外邪以暑、湿、寒、热较为常见，其中又以感受湿邪致泄者最多。脾喜燥而恶湿，外来湿邪，最易困阻脾土，以致升降失调，清浊不分，水谷杂下而发生泄泻，故有"湿多成五泄"之说。寒邪和暑热之邪，虽然除了侵袭皮毛肺卫之外，亦能直接损伤脾胃肠，使其功能障碍，但若引起泄泻，必夹湿邪才能为患，即所谓"无湿不成泄"。故《杂病源流犀烛·泄泻源流》说："湿盛则飨泄，乃独由于湿耳。不知风寒热虚，虽皆能为病，苟脾强无湿，四者均不得而干之，何自成泄？是泄虽有风寒热虚之不同，要未有不源于湿者也。"

2. 饮食所伤 饮食所伤或饮食过量，停滞肠胃；或恣食肥甘，湿热内生；或过食生冷，寒邪伤中；或误食腐馊不洁，食伤脾胃肠，化生食滞、寒湿、湿热之邪，致运化失职，升降失调，清浊不分，而发生泄泻。正如《景岳全书·泄泻》所说："若饮食失节，起居不时，以致脾胃受伤，则水反为湿，谷反为滞，精华之气不能输化，乃至合污下降而泻痢作矣。"

3. 情志所伤 情志失调，烦恼郁怒，肝气不舒，横逆犯脾，脾失健运，升降失调；或忧郁思虑，脾气不运，土虚木乘，升降失职；或素体脾虚，逢怒进食，更伤脾土，引起脾失健运，升降失调，清浊不分，而成泄泻。故《景岳全书·泄泻》曰："凡遇怒气便作泄泻者，必先以怒时夹食，致伤脾胃，故但有所犯，即随触而发，此肝脾二脏之病也。盖以肝木乘土，脾气受伤而然。"

4. 禀赋不足，病后体虚 脾胃虚弱，长期饮食不节，饥饱失调，或劳倦内伤，或久病体虚，或素体脾胃肠虚弱，使胃肠功能减退，不能受纳水谷，也不能运化精微，反聚水成湿，积谷为滞，致脾胃升降失司，清浊不分，混杂而下，遂成泄泻。如《景岳全书·泄泻》曰："泄泻之本，无不由于脾胃。"

泄泻的病因有外感、内伤之分，外感之中湿邪最为重要，脾恶湿，外来湿邪，最易困阻脾土，致脾失健运，升降失调，水谷不化，清浊不分，混杂而下，形成泄泻，其他诸多外邪只有与湿邪相兼，方能致泻。内伤当中脾虚最为关键，泄泻的病位在脾胃肠，大小肠的分清别浊和传导变化功能可以用脾胃的运化和升清降浊功能来概括，脾胃为泄泻之本，脾主运化水湿，脾胃当中又以脾为主，脾病脾虚，健运失职，清气不升，清浊不分，自可成泻，其他诸如寒、热、湿、食等内、外之邪，以及肝肾等脏腑所致的泄泻，都只有在伤脾的基础上，导致脾失健运时才能引起泄泻。同时，在发病和病变过程中，外邪与内伤、外湿与内湿之间常相互影响，外湿最易伤脾，脾虚又易生湿，互为因果。本病的基本病机是脾虚湿盛致使脾失健运，大小肠传化失常，升降失调，清浊不分。脾虚湿盛是导致本病发生的关键因素。

【诊查要点】

泄泻以大便清稀为临床特征，或大便次数增多，粪质清稀；或便次不多，但粪质清稀，甚至如水状；或大便清薄，完谷不化，便中无脓血。泄泻之量或多或少，泄泻之势或缓或急。常兼有脘腹不适，腹胀腹痛肠鸣，食少纳呆，小便不利等症状。起病或缓或急，常有反复发作史。常由外感寒热湿邪、内伤饮食情志、劳倦、脏腑功能失调等诱发或加重。

1. 具有大便次数增多、粪质稀薄，甚至泻出如水样的临床特征。其中以粪质清稀为必备条件。

2. 常兼有脘腹不适、腹胀腹痛肠鸣、食少纳呆、小便不利等症状。

3. 起病或缓或急，常有反复发作史。常因外感寒热湿邪、内伤饮食、情志不畅、劳倦、脏腑功能失调等诱发或加重。

4. 大便常规、大便细菌培养、结肠 X 线及内窥镜等检查有助于诊断和鉴别诊断。

5. 需除外其他病证中出现的泄泻症状。

【辨证施治】

1. 辨证要点

（1）辨寒热虚实　粪质清稀如水，或稀薄清冷，完谷不化，腹中冷痛，肠鸣，畏寒喜温，常因饮食生冷而诱发者，多属寒证；粪便黄褐，臭味较重，泻下急迫，肛门灼热，常因进食辛辣燥热食物而诱发者，多属热证；病程较长，腹痛不甚且喜按，小便利，口不渴，稍进油腻或饮食稍多即泻者，多属虚证；起病急，病程短，脘腹胀满，腹痛拒按，泻后痛减，泻下物臭秽者，多属实证。

（2）辨泻下物　大便清稀，或如水样，泻物腥秽者，多属寒湿之证；大便稀溏，其色黄褐，泻物臭秽者，多系湿热之证；大便溏垢，完谷不化，臭如败卵，多为伤食之证。

（3）辨轻重缓急　泄泻而饮食如常为轻症；泄泻而不能食，消瘦，或暴泻无度，或久泻滑脱不禁为重症；急性起病，病程短为急性泄泻；病程长，病势缓为慢性泄泻。

（4）辨脾、肝、肾　稍有饮食不慎或劳倦过度泄泻即作或复发，食后脘闷不舒，面色萎黄，倦怠乏力，多属病在脾；泄泻反复不愈，每因情志因素使泄泻发作或加重，腹痛肠鸣即泻，泻后痛减，矢气频作，胸胁胀闷者，多属病在肝；五更泄泻，完谷不化，小腹冷痛，腰酸肢冷者，多属病在肾。

2. 治疗原则　根据泄泻脾虚湿盛，脾失健运的病机特点，治疗应以运脾祛湿为原则。急性泄泻以湿盛为主，重用祛湿，辅以健脾；再依寒湿、湿热的不同，分别采用温化寒湿与清化湿热之法；兼夹表邪、暑邪、食滞者，又应分别佐以疏表、清暑、消导之剂。慢性泄泻以脾虚为主，当予运脾补虚，辅以祛湿，并根据不同证候，分别施以益气健脾升提、温肾健脾、抑肝扶脾之法，久泻不止者尚宜固涩。同时还应注意急性泄泻不可骤用补涩，以免闭留邪气；慢性泄泻不可分利太过，以防耗其津气。清热不可过用苦寒，以免损伤脾阳；补虚不可纯用甘温，以免助湿。若病情处于寒热虚实兼夹或互相转化时，当随证而施治。

3. 分证论治

（1）暴泻

①寒湿内盛

［症状］泄泻清稀，甚则如水样，腹痛肠鸣，脘闷食少，苔白腻，脉濡缓。若兼外感风寒，则恶寒发热头痛，肢体酸痛，苔薄白，脉浮。

［证候分析］寒湿内侵，脾失健运，清浊不分，水湿下泄，故见泄泻清稀；寒阻气机，故腹痛；湿邪困脾，故纳食减少；苔白腻，脉濡缓为寒湿困脾之象。

［治法］芳香化湿，解表散寒。

［例方］藿香正气散。

［药物］藿香，白术，茯苓，陈皮，半夏曲，厚朴，大腹皮，紫苏叶，白芷，桔梗，甘草，生姜，大枣。

若表邪偏重，寒热身痛，可加荆芥、防风，或用荆防败毒散；若湿邪偏重，或寒湿在里，腹胀肠鸣，小便不利，苔白厚腻，可用胃苓汤健脾燥湿，化气利湿；若寒重于湿，腹胀冷痛者，可用理中丸加味。

②湿热中阻

［症状］泄泻腹痛，泻下急迫，或泻而不爽，粪色黄褐，气味臭秽，肛门灼热，或身热口渴，小便短黄，苔黄腻，脉滑数或濡数。

［证候分析］湿热内蕴，湿热下迫大肠，故见泻下急迫，肛门灼热；湿热互结，故大便不爽，气味臭秽，身热口渴，小便短黄；苔黄腻，脉滑数或濡数为湿热内蕴之象。

［治法］清热燥温，分消止泻。

［例方］葛根芩连汤。

［药物］葛根，黄芩，黄连，炙甘草。

若热偏重，可加金银花、马齿苋以增清热解毒之力；若湿偏重，症见胸脘满闷，口不渴，苔微黄厚腻者，可加薏苡仁、厚朴、茯苓、泽泻、车前仁以增清热利湿之力；夹食者可加神曲、山楂、麦芽；如有发热头痛，脉浮等风热表证，可加金银花、连翘、薄荷；如在夏暑期间，症见发热头重，烦渴自汗，小便短赤，脉濡数等，为暑湿侵袭，表里同病，可用新加香薷饮合六一散以解暑清热，利湿止泻。

③食滞肠胃

［症状］泻下稀便，臭如败卵，伴有不消化食物，脘腹胀满，腹痛肠鸣，泻后痛减，嗳腐酸臭，不思饮食，苔垢浊或厚腻，脉滑。

［证候分析］宿食内停，阻滞肠胃，大肠传导失常，故见腹痛肠鸣，泻下粪便臭如败卵或伴有不消化食物；饮食停滞，故嗳腐吞酸，不思饮食；苔垢浊或厚腻，脉滑为饮食停滞之象。

［治法］消食导滞，和中止泻。

［例方］保和丸。

［药物］神曲，山楂，莱菔子，半夏，陈皮，茯苓，连翘。

若食滞较重，脘腹胀满，泻而不畅者，可因势利导，据通因通用的原则，加大黄、枳实、槟榔，或用枳实导滞丸，推荡积滞，使邪有出路，达到祛邪安正的目的。

（2）久泻

①肝气乘脾

［症状］平时心情抑郁，或急躁易怒，每因抑郁恼怒，或情绪紧张而发泄泻，伴有胸胁胀闷，嗳气食少，腹痛攻窜，肠鸣矢气；舌淡红，脉弦。

[证候分析] 肝气郁结，横逆犯脾，脾失运化，水谷不分，故见腹痛泄泻，肝郁气滞，故见矢气频作，胸胁胀闷，嗳气食少，舌淡，脉弦为肝气郁结之象。

[治法] 抑肝扶脾。

[例方] 痛泻药方。

[药物] 白术，白芍，防风，陈皮。

若肝气郁滞，胸胁脘腹胀痛者，可加枳壳、香附、元胡、川楝子；若脾虚明显，神疲少食者，加黄芪、党参、扁豆；若久泻不止，可加酸收之品，如乌梅、诃子、石榴皮等。

②脾胃虚弱

[症状] 稍进油腻食物或饮食稍多，大便次数即明显增多而发生泄泻，伴有不消化食物，大便时泻时溏，迁延反复，饮食减少，食后脘闷不舒，面色萎黄，神疲倦怠，舌淡苔白，脉细弱。

[证候分析] 脾胃虚弱，清阳不升，纳运失常，湿滞内生，清浊不分，故见大便时泻时溏，稍进油腻食物或饮食稍多，大便次数即明显增多而发生泄泻，脾胃虚弱，故纳食减少，面色萎黄，神疲倦怠；舌淡苔白，脉细弱为脾胃虚弱之象。

[治法] 健脾益气，化湿止泻。

[例方] 参苓白术散。

[药物] 人参，白术，茯苓，甘草，砂仁，陈皮，桔梗，扁豆，山药，莲子肉，薏苡仁。

若脾阳虚衰，阴寒内盛，症见腹中冷痛，喜温喜按，手足不温，大便腥秽者，可用附子理中汤以温中散寒；若久泻不愈，中气下陷，症见短气肛坠，时时欲便，解时快利，甚则脱肛者，可用补中益气汤，减当归，并重用黄芪、党参以益气升清，健脾止泻。

③肾阳虚衰

[症状] 黎明之前脐腹作痛，肠鸣即泻，泻下完谷，泻后即安，小腹冷痛，形寒肢冷，腰膝酸软，舌淡苔白，脉细弱。

[证候分析] 肾阳虚衰，脾失温煦，运化失常，故见五更泄泻，腰膝酸软，肾阳不足，故小腹冷痛，形寒肢冷，舌淡苔白，脉细弱为肾阳不足之象。

[治法] 温补脾肾，固涩止泻。

[例方] 附子理中丸合四神丸。

[药物] 补骨脂，吴茱萸，肉豆蔻，五味子，炮附子，人参，白术，炮姜，炙甘草。

若年老体弱，久泻不止，中气下陷，加黄芪、党参益气升阳健脾，亦可合桃花汤固涩止泻。

【结语】　泄泻是以排便次数增多、粪质稀溏，甚至泻出如水样为主要表现的病证。临床上应注意与痢疾、霍乱相鉴别。病因有感受外邪，饮食所伤，情志失调，禀赋不足，病后体虚等等。这些病因导致脾虚湿盛，脾失健运，大小肠传化失常，升降失调，清浊不分，而成泄泻。病位在脾胃肠。辨证要点以辨寒热虚实、泻下物和缓急为主。治疗应以运脾祛湿为原则。急性泄泻重用祛湿，辅以健脾，再依寒湿、湿热的不同，分别采用温化寒湿与清化湿热之法。慢性泄泻以脾虚为主，当予健脾补虚，辅以祛湿，并根据不同证候，分别施以益气健脾升提、温肾健脾、抑肝扶脾之法，久泻不止者，尚宜固涩。同时还应注意急性泄泻不可骤用补涩，以免闭留邪气；慢性泄泻不可分利太过，以防耗其津气；清热不可过用苦寒，以免损伤脾阳；补虚不可纯用甘温，以免助湿。

第六节　便秘

便秘，是以大便排出困难，排便周期延长，或周期不长，但粪质干结，排出艰难，或粪质不硬，虽频有便意，但排便不畅为主要表现的病证。

便秘既是一种独立的病证，也是一个在多种急慢性疾病过程中经常出现的症状，本节仅讨论前者。中医药对本病证有着丰富的治疗经验和良好的疗效。

《内经》中已经认识到便秘与脾胃受寒、肠中有热和肾病有关，如《素问·厥论》曰："太阴之厥，则腹满䐜胀，后不利。"《素问·举痛论》曰："热气留于小肠，肠中痛，瘅热焦渴，则坚干不得出，故痛而闭不通矣。"《灵枢·邪气脏腑病形》曰："肾脉微急，为不得前后。"仲景对便秘已有了较全面的认识，提出了寒、热、虚、实不同的发病机制，设立了承气汤的苦寒泻下、麻子仁丸的养阴润下、厚朴三物汤的理气通下，以及蜜煎导诸法，为后世医家认识和治疗本病确立了基本原则，有的方药至今仍为临床治疗便秘所常用。李东垣强调饮食劳逸与便秘的关系，并指出治疗便秘不可妄用泻药，如《兰室秘藏·大便结燥门》谓："若饥饱失节，劳役过度，损伤胃气，及食辛热厚味之物，而助火邪，伏于血中，耗散真阴，津液亏少，故大便燥结。""大抵治病，不可一概用巴豆、牵牛之类下之，损其津液，燥结愈甚，复下复结，极则以至引导于下而不通，遂成不救。"程钟龄的《医学心悟·大便不通》将便秘分为"实秘、虚秘、热秘、冷秘"四种类型，并分别列出各类的症状、治法及方药，对临床有一定的参考价值。

【中医病因病机】　便秘的病因是多方面的，其中主要有外感寒热之邪、内伤饮食情志、病后体虚、阴阳气血不足等。本病病位在大肠，并与脾胃肺肝肾密切相关。脾虚传送无力，糟粕内停，致大肠传导功能失常，而成便秘；胃与肠相连，胃热炽盛，下传大肠，燔灼津液，大肠热盛，燥屎内结，可成便秘；肺与大肠相表里，肺之燥热下移大肠，则大肠传导功能失常，而成便秘；肝主疏泄气机，若肝气郁滞，则气滞不行，腑气不能畅通；肾主五液而司二便，若肾阴不足，则肠道失润，若肾阳不足则大肠失于温煦而传送无力，大便不通，均可导致便秘。其病因病机归纳起来，大致可分如下几个方面。

1. 素体阳盛　素体阳盛，或热病之后，余热留恋，或肺热肺燥，下移大肠，或过食醇酒厚味，或过食辛辣，或过服热药，均可致肠胃积热，耗伤津液，肠道干涩失润，粪质干燥，难于排出，形成所谓"热秘"。如《景岳全书·秘结》曰："阳结证，必因邪火有余，以致津液干燥。"

2. 情志失调　忧愁思虑，脾伤气结；或抑郁恼怒，肝郁气滞；或久坐少动，气机不利，均可导致腑气郁滞，通降失常，传导失职，糟粕内停，不得下行，或欲便不出，或出而不畅，或大便干结而成气秘。如《金匮翼·便秘》曰："气秘者，气内滞而物不行也。"

3. 感受外邪　恣食生冷，凝滞胃肠；或外感寒邪，直中肠胃；或过服寒凉，阴寒内结，均可导致阴寒内盛，凝滞胃肠，传导失常，糟粕不行，而成冷秘。如《金匮翼·便秘》曰："冷秘者，寒冷之气，横于肠胃，凝阴固结，阳气不行，津液不通。"

4. 年老体虚　素体虚弱，或病后产后，体虚之人，阴阳气血亏虚，阳气虚则温煦传送无力，阴血虚则润泽荣养不足，皆可导致大便不畅。如《景岳全书·秘结》曰："凡下焦阳虚，则阳气不行，阳气不行则不能传送，而阴凝于下，此阳虚而阴结也。"《医宗必读·大便不通》说："更有老年津液干枯，妇人产后亡血，及发汗利小便，病后血气未复，皆能秘结。"

上述各种病因病机之间常常相兼为病，或互相转化，如肠胃积热与气机郁滞可以并见，阴寒积滞与阳气虚衰可以相兼；气机郁滞日久化热，可导致热结；热结日久，耗伤阴津，又可转化成阴虚等。然而，便秘总以虚实为纲，冷秘、热秘、气秘属实，阴阳气血不足所致的虚秘则属虚。虚实之间可以转化，可由虚转实，可因虚致实，而虚实并见。归纳起来，形成便秘的基本病机是邪滞大肠，腑气闭塞不通或肠失温润，推动无力，导致大肠传导功能失常。

【诊察要点】　本病主要临床特征为大便排出困难，排便时间和（或）排便间隔时间延长，粪质多干硬。其表现或粪质干硬，排出困难，排便时间、排便间隔时间延长，大便次数减少，常三五日或七八日，甚至更长时间解一次大便，每次解大便常需半小时或更长时间，常伴腹胀腹痛、头晕头胀、嗳气食少、心烦失眠等症；或粪质干燥坚硬，排出困难，排便时间延长，常由于排便努挣导致肛裂、出血，日久还可引起痔疮，而排便间隔时间可能正常；或粪质并不干硬，也有便意，但排便无力，排出不畅，常需努挣，排便时间延长，多伴有汗出、气短乏力、心悸头晕等症状。由于燥屎内结，可在左下腹扪及质地较硬的条索状包块，排便后消失。本病起病缓慢，多属慢性病变过程，多发于中老年和女性。

1. 大便排出困难，排便时间或/及排便间隔时间延长，粪质多干硬。起病缓慢，多属慢性病变过程。

2. 常伴有腹胀腹痛，头晕头胀，嗳气食少，心烦失眠，肛裂、出血、痔疮，以及汗出、气短乏力、心悸头晕等症状。

3. 发病常与外感寒热，内伤饮食情志，脏腑失调，坐卧少动，年老体弱等因素有关。

4. 纤维结肠镜等有关检查，常有助于便秘的诊断和鉴别诊断。

【辨证施治】　辨寒热虚实。粪质干结，排出艰难，舌淡苔白滑，多属寒；粪质干燥坚硬，便下困难，肛门灼热，舌苔黄燥或垢腻，则属热；年高体弱，久病新产，粪质不干，欲便不出，便下无力，心悸气短，腰膝酸软，四肢不温，舌淡苔白，或大便干结，潮热盗汗，舌红无苔，脉细数，多属虚；年轻气盛，腹胀腹痛，嗳气频作，面赤口臭，舌苔厚，多属实。

根据便秘实证邪滞大肠，腑气闭塞不通；虚证肠失温润，推动无力，导致大肠传导功能失常的基本病机，其治疗当分虚实而治。原则是实证以祛邪为主，据热、冷、气秘之不同，分别施以泄热、温散、理气之法，辅以导滞之品，标本兼治，邪去便通；虚证以养正为先，依阴阳气血亏虚的不同，主用滋阴养血、益气温阳之法，酌用甘温润肠之药，标本兼治，正盛便通。六腑以通为用，大便干结，解便困难，可用下法，但应在辨证论治基础上以润下为基础，个别证型虽可暂用攻下之药，也以缓下为宜，以大便软为度，不得一见便秘，便用大黄、芒硝、巴豆、牵牛之属。

1. 实秘

（1）热秘

［症状］大便干结，腹胀腹痛，面红身热，口干口臭，心烦不安，小便短赤，舌红苔黄燥，脉滑数。

［证候分析］胃肠积热，腑气不通，耗伤津液，大便失于濡润，故大便干燥，腑气不通，故腹胀腹痛，肠胃积热，故面红身热，口干口臭，心烦不安，小便短赤；舌红苔黄燥，脉滑数为体内积热之象。

［治法］泄热导滞，润肠通便。

［例方］麻子仁丸。

［药物］大黄，枳实，厚朴，火麻仁，苦杏仁，白蜜，芍药。

若津液已伤，可加生地黄、玄参、麦冬以养阴生津；若兼郁怒伤肝，易怒目赤者，加服更衣丸以清肝通便；若燥热不甚，或药后通而不爽者，可用青麟丸以通腑缓下，以免再秘。本型可用番泻叶 3~9g 开水泡服，代茶随意饮用。

（2）气秘

［症状］大便干结，或不甚干结，欲便不得出，或便而不畅，肠鸣矢气，腹中胀痛，胸胁满闷，嗳气频作，饮食减少，舌苔薄腻，脉弦。

［证候分析］气机郁滞，通降失常，大肠传导失常，故见大便秘结，气机郁滞故肠鸣矢气，腹中胀痛，胸胁满闷，嗳气频作；舌苔薄腻，脉弦为气机郁滞之象。

［治法］顺气导滞，降逆通便。

［例方］六磨汤。

［药物］木香，乌药，沉香，大黄，槟榔，枳实。

可加厚朴、香附、柴胡、莱菔子、炙枇杷叶以助理气之功。若气郁日久，郁而化火，可加黄芩、栀子、龙胆草清肝泻火；若气逆呕吐者，可加半夏、旋覆花、赭石；若七情郁结，忧郁寡言者，加白芍、柴胡、合欢皮疏肝解郁；若跌仆损伤，腹部术后，便秘不通，属气滞血瘀者，可加桃仁、红花、赤芍之类活血化瘀。

（3）冷秘

［症状］大便艰涩，腹痛拘急，胀满拒按，胁下偏痛，手足不温，呃逆呕吐，舌苔

白腻，脉弦紧。

[证候分析] 阴寒内生气机阻滞，故大便艰涩，寒凝气滞，故腹痛拘急，胀满拒按，胁下偏痛，手足不温，呃逆呕吐；舌苔白腻，脉弦紧为阴寒内滞之象。

[治法] 温里散寒，通便止痛。

[例方] 温脾汤合半硫丸。

[药物] 附子，大黄，人参，甘草，干姜，半夏，硫黄。

可加枳实、厚朴、木香助泻下之力，加干姜、小茴香以增散寒之功。

2. 虚秘

（1）气虚秘

[症状] 粪质并不干硬，也有便意，但临厕排便困难，需努挣方出，挣得汗出短气，便后乏力，体质虚弱，面白神疲，肢倦懒言，舌淡苔白，脉弱。

[证候分析] 肺脾气虚，通降传导失常，糟粕不行，故有便意，但临厕排便困难，需努挣方出，挣得汗出短气，便后乏力，肺脾气虚，故体质虚弱，面白神疲，肢倦懒言；舌淡苔白，脉弱为肺脾气虚之象。

[治法] 补脾益肺，润肠通便。

[例方] 黄芪汤。

[药物] 黄芪，火麻仁，白蜜，陈皮。

若气虚者，可加人参、白术，"中气足则便尿如常"；气虚甚者，可选用红参；若气虚下陷脱肛者，则用补中益气汤；若肺气不足者，可加用生脉散；若日久肾气不足，可用大补元煎。

（2）血虚秘

[症状] 大便干结，排出困难，面色无华，心悸气短，健忘，口唇色淡，脉细。

[证候分析] 血虚则大肠失于濡养，糟粕涩滞不行故大便干结，排出困难，血虚则面色无华，心悸气短，健忘；口唇色淡，脉细为血虚之象。

[治法] 养血滋阴，润燥通便。

[例方] 润肠丸。

[药物] 当归，大黄，火麻仁，桃仁，羌活。

可加玄参、何首乌、枸杞子养血润肠。若兼气虚，可加白术、党参、黄芪益气生血；若血虚已复，大便仍干燥者，可用五仁丸润滑肠道。

（3）阴虚秘

[症状] 大便干结，如羊屎状，形体消瘦，头晕耳鸣，心烦失眠，潮热盗汗，腰酸膝软，舌红少苔，脉细数。

[证候分析] 阴虚津亏，肠道干涩，糟粕不行，故大便干结，阴虚火旺，故形体消瘦，头晕耳鸣，心烦失眠，潮热盗汗，腰膝酸软；舌红少苔，脉细数为阴虚之象。

[治法] 滋阴增液，润肠通便。

[例方] 增液汤。

[药物] 玄参，麦冬，生地黄。

可加芍药、玉竹、石斛以助养阴之力，加火麻仁、柏子仁、瓜蒌仁以增润肠之效。若胃阴不足，口干口渴者，可用益胃汤；若肾阴不足，腰膝酸软者，可用六味地黄丸。

（4）阳虚秘

［症状］ 大便或干或不干，皆排出困难，小便清长，面色㿠白，四肢不温，腹中冷痛，得热痛减，腰膝冷痛，舌淡苔白，脉沉迟。

［证候分析］ 肾阳不足，肠道失于温煦，阴寒内结，糟粕不行，故大便秘结，肾阳虚故小便清长，面色㿠白，四肢不温，腹中冷痛，得热痛减，腰膝冷痛；舌淡苔白，脉沉迟为阳虚之象。

［治法］ 补肾温阳，润肠通便。

［例方］ 济川煎。

［药物］ 肉苁蓉，牛膝，当归，升麻，泽泻，枳壳。

可加肉桂以增温阳之力。若老人虚冷便秘，可用半硫丸；若脾阳不足，中焦虚寒，可用理中汤加当归、芍药；若肾阳不足，尚可选用金匮肾气丸或右归丸。

便秘尚有外导法，如《伤寒论》中的蜜煎导法，对于大便干结坚硬者，皆可配合使用。

【结语】 便秘是临床上的常见病症，以大便排出困难，排便时间或/及排便间隔时间延长，大多粪质干硬为临床特征。诊断时应与积聚相鉴别。便秘的病因主要有外感寒热之邪，内伤饮食情志，病后体虚，阴阳气血不足等。本病病位在大肠，并与脾胃肺肝肾密切相关。形成便秘的基本病机是邪滞大肠，腑气闭塞不通或肠失温润，推动无力，导致大肠传导功能失常。辨证以寒热虚实为要点。其治疗当分虚实而治，原则是实证以祛邪为主，据热、冷、气秘之不同，分别施以泄热、温散、理气之法，辅以导滞之品；虚证以养正为先，依阴阳气血亏虚的不同，主用滋阴养血，益气温阳之法，酌用甘温润肠之药。大便干结，解便困难，可用下法，但注意应在辨证论治基础上辅以下法，并以润下为基础，个别证型虽可暂用攻下之药，也以缓下为宜，以大便软为度，不得一见便秘，便用大黄、芒硝、巴豆、牵牛之属，以防愈下愈结。

第七节　积聚

积聚，中医病名，是腹内结块，或痛或胀的病证。积属有形，结块固定不移，痛有定处，病在血分，是为脏病；聚属无形，包块聚散无常，痛无定处，病在气分，是为腑病。因积与聚关系密切，故两者往往一并论述。西医学中，凡多种原因引起的肝脾肿大、增生型肠结核、腹腔肿瘤等，多属"积"之范畴；胃肠功能紊乱、不完全性肠梗阻等原因所致的包块，则与"聚"关系密切。积聚的病位主要在肝脾。基本病机为气机阻滞，瘀血内结。聚证以气滞为主，积证以血瘀为主。积证治疗宜分初、中、末三个阶段：积证初期属邪实，应予消散；中期邪实正虚，予消补兼施；后期以正虚为主，应予养正除积。聚证多实，治疗以行气散结为主。

【中医病因病机】 积聚的病位主要在肝脾。基本病机为气机阻滞，瘀血内结。聚证以气滞为主，积证以血瘀为主。本病初起，气滞血瘀，邪气壅实，正气未虚，病理性质多属实；积聚日久，病势较深，正气耗伤，可转为虚实夹杂之证。病至后期，气血衰少，体质羸弱，则以正虚为主。以上所谓虚实，仅是相对而言，因积聚的形成，总与正气不强有关。

1. 情志失调 情志抑郁，肝气不舒，脏腑失和，脉络受阻，血行不畅，气滞血瘀，日积月累，可形成积聚。

2. 饮食内伤 酒食不节，饥饱失宜，或恣食生冷肥甘，脾胃受损，运化失健，水谷精微不布，食滞湿浊凝聚成痰，或食滞、虫积与痰气交阻，气机壅结，则成聚证。

3. 感受外邪 寒邪侵袭，脾阳不运，湿痰内聚，阻滞气机，气血瘀滞，积聚乃成。亦有外感寒邪，复因情志内伤，气因寒遏，脉络不畅，阴血凝聚而成积。

4. 他病续发 黄疸、胁痛病后，湿浊留恋，气血蕴结；或久疟不愈，湿痰凝滞；或感染虫毒，肝脾不和，气血凝滞；或久泻、久痢之后，脾气虚弱，营血运行涩滞，均可导致积聚的形成。

5. 正气亏虚 先天禀赋不足或久病体虚致脾胃功能虚弱，气机运化不利，气、血、津液失于疏布，导致痰湿内生，气血运行涩滞，以致气滞、血瘀、痰凝而成积证。

【诊察要点】

1. 积证以腹部可扪及或大或小、质地或软或硬的包块，部位固定不移，并有胀痛或刺痛为临床特征。随着积块的出现及增大，相应部位常有疼痛，或兼恶心、呕吐、腹胀，以及倦怠乏力、胃纳减退等症状。而积证的后期，除上述症状加剧外，虚损症状也较为突出。

2. 聚证以腹中气聚、攻窜胀痛、时作时止为临床特征。其发作时可见病变部位有气聚胀满的现象，但一般扪不到包块；缓解时则气聚胀满的现象消失。聚证发作之时，以实证的表现为主，反复发作，常出现倦怠乏力、纳差、便溏等脾胃虚弱的证候。

结合病史，做 B 超、CT、胃肠钡餐、X 线检查及纤维内窥镜检查等有助于诊断。

【辨证施治】 积聚的辨证必须辨其虚实之主次。聚证多实证。积证初起，正气未虚，以邪实为主；中期，积块较硬，正气渐伤，邪实正虚；后期日久，瘀结不去，则以正虚为主。聚证重调气，积证重活血。聚证病在气分，以疏肝理气、行气消聚为基本治则，重在调气；积证病在血分，以活血化瘀、软坚散结为基本治则，重在活血。要注意区分不同阶段，掌握攻补分寸。积证初期，积块不大，软而不坚，正气尚可，治疗以攻邪为主，予以行气活血、软坚消积；中期积块渐大，质渐坚硬，而正气渐伤，邪盛正虚，治宜攻补兼施；后期积块坚硬，形瘦神疲，正气伤残，治宜扶正培本为主，酌加理气、化瘀、消积之品，切忌攻伐太过。在积证的治疗中，应注意处理好攻法与补法的关系，在治疗中应注意"治实当顾虚""补虚勿忘实"，可根据具体情况，或先攻后补，或先补后攻，或寓补于攻，或寓攻于补。

1. 聚证

（1）肝郁气滞

[症状] 腹中气聚，攻窜胀痛，时聚时散，脘腹之间时或不适，病情常随情绪而起

伏，苔薄，脉弦。

[证候分析] 肝失疏泄，气结成形作梗或气机逆乱，故腹中气聚，攻窜胀痛，气散则胀痛即止；脘腹之间时或不适，脉弦均为肝气不舒，气机不利之象。

[治法] 疏肝解郁，行气散结。

[例方] 逍遥散。

[药物] 柴胡，白术，白芍，当归，茯苓，炙甘草，薄荷，煨姜。

若寒甚，腹痛较剧，得温症减，肢冷者，可加高良姜、肉桂温中理气止痛；若兼有热象，口苦，舌质红者，加吴茱萸、黄连（即左金丸）泄肝清热；老年体虚，或兼见神疲、乏力、便溏者，可加党参益气健脾。

（2）食滞痰阻

[症状] 腹胀或痛，腹部时有条索状物聚起，按之胀痛更甚，便秘，纳呆，舌苔腻，脉弦滑等。

[证候分析] 食滞肠道，脾运失司，湿痰内生，痰食互阻，气机不畅，故见胀痛，便秘，纳呆；痰食阻滞，气聚不散，故腹部有条状物出现；苔腻、脉弦滑均为湿痰和气滞之征象。

[治法] 导滞通便，理气化痰。

[例方] 六磨汤加减。

[药物] 大黄，槟榔，枳实，沉香，木香，乌药。

可加山楂、莱菔子以增强健胃消食的作用。痰浊中阻，呕恶苔腻者，可加半夏、陈皮、生姜化痰降逆；若因蛔虫结聚，阻于肠道而引起者，可加服驱蛔方药及酌情配用乌梅丸。

2. 积证

（1）气滞血阻

[症状] 腹部积块质软不坚，固定不移，胀痛不适，舌苔薄，脉弦等。

[证候分析] 气滞血阻，脉络不和，积而成块，故胀痛并见，固着不移；病属初起，积犹未久，故软而不坚；脉弦为气滞之象。

[治法] 理气活血，通络消积。

[例方] 大七气汤。

[药物] 青皮，陈皮，桔梗，藿香，桂枝，甘草，三棱，莪术，香附，益智仁，生姜，大枣。

可加金铃子散（川楝子、延胡索），以增强活血化瘀、散结止痛的作用。

（2）瘀血内结

[症状] 腹部积块明显，质地较硬，固定不移，隐痛或刺痛，形体消瘦，纳谷减少，面色晦暗黧黑，面颈胸臂或有血痣赤缕。女子可见月事不下，舌质紫或有瘀斑瘀点，脉细涩等。

[证候分析] 积块日久，明显增大，硬痛不移，面暗，气血凝结，脉络阻塞，血瘀日甚；纳减乏力，消瘦，时有寒热，系营卫不和，脾胃失调所致；女子月事不下，舌暗

紫，脉细涩，均示病在血分，瘀血内结之象。

[治法] 祛瘀软坚。

[例方] 膈下逐瘀汤。

[药物] 当归，川芎，桃仁，香附，乌药，陈皮，甘草，红花，赤芍，枳壳，五灵脂，牡丹皮，延胡索。

如积块大而坚硬作痛，可合用鳖甲煎丸以化瘀软坚，并有补益之功。以上两方，可与六君子汤以补益脾胃，为攻补兼施之法。

（3）正虚瘀结

[症状] 久病体弱，积块坚硬，隐痛或剧痛，饮食大减，肌肉瘦削，神倦乏力，面色萎黄或黧黑，甚则面肢浮肿，舌质淡紫，或光剥无苔，脉细数或弦细。

[证候分析] 积块日久，血络瘀结，故日益坚硬，疼痛加剧；中气大伤，运化无权，故饮食大减，消瘦脱形；血瘀日久，新血不生，营气大虚，故面色萎黄，甚则黧黑；舌质淡紫无苔，脉细数或弦细，均为气血耗伤，津液枯竭，血瘀气机不利之象。

[治法] 补益气血，活血化瘀。

[例方] 八珍汤合化积丸加减。

[药物] 人参，白术，茯苓，甘草，当归，白芍，地黄，川芎，三棱，莪术，阿魏，瓦楞子，五灵脂，香附，槟榔。

气虚甚者，可加黄芪、怀山药、薏苡仁益气健脾。舌质光红无苔、脉象细数者，为阴液大伤，可加生地黄、玄参、麦冬、玉竹等养阴生津。

【结语】　积聚是以腹内结块，或胀或痛为主要临床特征的一类病证。情志抑郁，酒食内伤，邪毒内侵及他病转归是引起积聚的主要原因，病机主要为气滞、血瘀、痰结及正气亏虚。聚证以气滞为主要病变，以腹中气聚、攻窜胀痛为主要临床表现。积证以血瘀为主要病变，以腹内结块、固定不移为主要临床表现。治疗聚证，以疏肝理气、行气消聚为基本原则；治疗积证，则以活血化瘀、软坚散结为基本原则，并应注意攻补兼施，治实当顾虚，补虚勿忘实。

对病属积证而西医诊断为肿瘤的患者，可在辨证论治的基础上酌情选用抗肿瘤的中药。

第八节　胁痛

胁痛是指以一侧或两侧胁肋部疼痛为主要表现的病证，是临床上比较多见的一种自觉症状。胁，指侧胸部，为腋以下至第12肋骨部的总称。

有关胁痛的记载，最早见于《内经》，明确指出了本病的发生主要与肝胆病变相关。如《素问·脏气法时论》中说："肝病者，两胁下痛引少腹，令人善怒。"《诸病源候论》指出胁痛的发病主要与肝、胆、肾相关，"胸胁痛者，由胆与肝及肾之支脉虚，为寒所乘敌也"。《景岳全书》中进一步指出，胁痛的病因主要与情志、饮食、房劳等关系最为紧密，并将胁痛分为外感和内伤两大类。《证治汇补·胁痛》对胁痛的治疗原则进行了较为全面系统的描述。胁痛可见于西医的多种疾病之中，如急慢性肝炎、胆囊炎、胆结石、胆管蛔虫、肋间神经痛等，凡上述疾病中以胁痛为主要表现者，均可参照本节辨证论治。

【中医病因病机】　胁痛的病因主要有情志不遂、饮食不节、跌仆损伤、久病体虚等多种因素。胁痛的病位在肝胆，又与脾胃及肾相关。基本病机为肝络失和，其病理变化可归结为"不通则痛"与"不荣则痛"两类。病性有虚实之分，其病机不外乎气滞、血瘀、湿热三者，因肝郁气滞、瘀血停着、湿热蕴结所导致的胁痛多属实证，是为"不通则痛"。因阴血不足、肝络失养所导致的胁痛则为虚证，属"不荣则通"。一般说来，胁痛初病在气，日久气滞转为血瘀，或气滞血瘀并见。实证日久，病邪伤阴，故临床可见虚实夹杂之证。

1. 情志不遂　肝乃将军之官，性喜条达，主调畅气机。若因情志内伤，或暴怒伤肝，或抑郁忧思，皆可使肝失条达，疏泄不利，气阻络痹，可发为肝郁胁痛。若气郁日久，血行不畅，瘀血渐生，阻于胁络，不通则痛，亦致瘀血胁痛。

2. 跌仆损伤　气为血之帅，气行则血行。或因跌仆外伤，或因强力负重，致使胁络受伤，瘀血停留，阻塞胁络，亦发为胁痛。

3. 饮食失宜　饮食不节，过食肥甘，损伤脾胃，湿热内生，郁于肝胆，肝胆失于疏泄，可发为胁痛。

4. 外邪内侵　湿热之邪外袭，郁结少阳，枢机不利，肝胆经气失于疏泄，可以导致胁痛。

5. 劳欲久病　久病耗伤，劳欲过度，使精血亏虚，肝阴不足，血不养肝，肝络失养，拘急而痛。

【诊察要点】　以一侧或两侧胁肋部疼痛为主要表现者，可以诊断为胁痛。胁痛的性质可以表现为刺痛、胀痛、灼痛、隐痛、钝痛等不同特点。部分患者可伴见胸闷、腹胀、嗳气呃逆、急躁易怒、口苦纳呆、厌食恶心等症。常有饮食不节、情志内伤、感受外湿、跌仆闪挫或劳欲久病等病史。检测肝功能指标及甲乙丙丁戊等各型肝炎病毒指标，有助于病毒性肝炎的诊断。B超及CT、MRI可以作为肝硬化、肝胆结石、急慢性胆囊炎、脂肪肝等疾病的诊断依据。血生化中的血脂、血浆蛋白等指标亦可作为诊断脂肪肝、肝硬化的辅助诊断指标。检测血中甲胎球蛋白、碱性磷酸酶等指标，可作为初步筛查肝内肿瘤的参考依据。

【辨证论治】　胁痛可分虚实两大类，实证之中以气滞、血瘀、湿热为主，多病程短、来势急，症见疼痛剧烈而拒按，脉实有力；虚证多为阴血不足，脉络失养，症见其痛隐隐，绵绵不休，病程长，来势缓，并伴见全身阴血亏耗之症。治疗当以疏肝和络止痛为基本治则。实证之胁痛，宜用理气、活血、清利湿热之法；虚证之胁痛，宜补中寓通，采用滋阴、养血、柔肝之法。

1. 肝郁气滞

［症状］胁肋胀痛，走窜不定，甚则引及胸背肩臂，疼痛每因情志变化而增减，胸

闷腹胀，嗳气频作，得嗳气而胀痛稍舒，纳少口苦。舌苔薄白，脉弦。

[证候分析] 肝气失于条达，阻于脉络，故胁肋胀痛；气属无形，时聚时散，聚散无常，故疼痛走窜不定；情志变化直接影响肝的疏泄功能，与气之郁结关系密切，故疼痛随情志的变化而加重或减轻；肝经气机不畅，故胸闷气短；肝气横逆，易犯脾胃，故食少嗳气；脉弦为肝郁之象。

[治法] 疏肝理气。

[例方] 逍遥散或柴胡疏肝散。

[药物] 柴胡，枳壳，香附，白芍，炙甘草，川芎，郁金，陈皮，白术，当归，茯苓，薄荷，煨生姜。

若胁痛甚加青皮、延胡索；若气郁化火见胁肋掣痛，口干口苦，烦躁易怒，便秘，苔黄，去川芎，加金铃子散、左金丸、牡丹皮、栀子；若肝气横逆犯脾，见肠鸣、腹泻、腹胀，加茯苓、白术；若兼有胃失和降，见胁痛而恶心呕吐者，加旋覆花、生姜、半夏以和胃止呕。

2. 肝胆湿热

[症状] 胁肋胀痛或刺痛，口苦口黏，胸闷纳呆，恶心呕吐，小便黄赤，大便不爽，或兼有身热恶寒，身目发黄，舌红苔黄腻，脉弦滑数。

[证候分析] 湿热蕴结于肝胆，肝络失和，肝失所养，肝不疏泄，故胁痛口苦；湿热中阻，升降失和，故胸闷纳呆，恶心呕吐；肝开窍于目，肝火上炎于目，则目赤；湿热交蒸，胆汁不循常道而外溢，故身黄、目黄、小便黄；舌苔黄腻，脉弦数均为肝胆湿热之象。

[治法] 清热利湿。

[例方] 龙胆泻肝汤加减。

[药物] 龙胆草，山栀，黄芩，川楝子，枳壳，延胡索，泽泻，车前子。

若发热、黄疸者，加茵陈、黄柏，以清热利湿除黄；若疼痛剧烈，呕吐蛔虫者，先以乌梅丸安蛔，继即驱蛔；若湿热煎熬，结成砂石，阻滞胆管，症见胁痛连及肩背者，可加金钱草、海金沙、郁金及硝石矾石散等以利胆排石；若兼肠胃燥热，大便不通，腹胀满者，加大黄、芒硝以泄热通便。

3. 瘀血阻络

[症状] 胁肋刺痛，痛有定处，痛处拒按，入夜痛甚，胁肋下或见有癥块，舌质紫暗，脉象沉涩。

[证候分析] 肝郁日久，气滞血瘀，或久病入络，胁络痹阻，故胁痛如刺，痛处不移，入夜尤甚；瘀血停滞，日久则形成癥块；舌质紫暗或有瘀斑，脉沉涩均为瘀血内停之象。

[治法] 祛瘀通络。

[例方] 膈下逐瘀汤。

[药物] 当归，川芎，桃仁，红花，枳壳，五灵脂，牡丹皮，乌药，赤芍，甘草，延胡索，香附。

若因跌打损伤而致胁痛，局部积瘀肿痛者，可酌加穿山甲、熟大黄、瓜蒌根破瘀散结，通络止痛；若胁下有癥块，而正气未衰者，酌加三棱、莪术、土鳖虫或配合鳖甲煎丸。

4. 肝络失养

[症状] 胁肋隐痛，悠悠不休，遇劳加重，口干咽燥，心中烦热，头晕目眩，舌红少苔，脉细弦而数。

[证候分析] 肝郁日久化热，或湿热日久，耗伤肝阴，或久病体虚，精血亏损，肝络失养，故胁肋隐痛不已，遇劳加重；精血亏虚，不能上荣，故头晕目眩，口干，烦热；舌红，少苔，脉弦细而数为阴虚内热之象。

[治法] 养阴柔肝。

[例方] 一贯煎加减。

[药物] 生地黄，枸杞子，黄精，沙参，麦冬，当归，白芍，炙甘草，川楝子，延胡索。

若阴亏过甚，舌红而干者，可酌加石斛、玄参、天冬；若心神不宁，而见心烦不寐者，可酌加酸枣仁、炒栀子、合欢皮；若肝肾阴虚，头目失养，而见头晕目眩者，可加菊花、女贞子、熟地黄等；若阴虚火旺，可酌配黄柏、知母、地骨皮等。

5. 邪郁少阳

[症状] 胸胁苦满疼痛，兼寒热往来，口苦咽干，头痛目眩，心烦喜呕，舌苔薄白或微黄，脉弦。

[治法] 和解少阳。

[例方] 小柴胡汤加减。

[药物] 柴胡，黄芩，半夏，人参，炙甘草，生姜，大枣。

若见肝郁气滞表现者，可去人参，加郁金、枳壳、香附；若心烦明显，可加栀子、豆豉；若呕吐甚，可加陈皮、竹茹。若见右胁肋部绞痛难忍，伴寒热往来，身目发黄，恶心呕吐，口苦纳呆，便秘溲赤，苔黄腻，脉弦数者，治以和解少阳；内泻热结，可选用大柴胡汤，酌加通腑泄下之芒硝等。

【结语】　　胁痛是以一侧或两侧胁肋部疼痛为主症的一类疾病。胁痛的病因主要与情志、饮食、外感、体虚及跌仆损伤等方面因素有关。其病机属肝络失和，实证为肝气郁结，瘀血停滞、肝胆湿热、邪阻肝络，不通则痛；虚证为肝阴不足，肝脉失养，不容则痛。其病变部位主要在肝胆，又与脾、胃、肾相关。辨证当着重辨气血虚实，临床上以实证最为多见。胁痛的各个证候在一定条件下可以相互转化。治疗上，以疏肝活络止痛为基本治则，实证多采用疏肝理气、活血通络、清利湿热之法；虚证则以滋阴养血柔肝为治，同时佐以理气活络之品。

第九节　眩晕

眩晕是以目眩与头晕为主要表现的病证。目眩是指眼花或眼前发黑，头晕是指头晕甚或感觉自身或外界景物旋转。二者常同时并见，故统称为"眩晕"。轻者闭目即止；重者如坐车船，旋转不定，不能站立，或伴有恶心、呕吐、汗出，甚则昏倒等症状。

眩晕是临床常见症状，眩晕的发生一般与脑有关。如《灵枢·海论》曰："髓海不足，则脑转耳鸣，胫酸眩冒。"《灵枢·卫气》说："上虚则眩。"《灵枢·大惑论》中说："故邪中于项，因逢其身之虚……入于脑则脑转，脑转则引目系急，目系急则目眩以转矣。"现代脑血管病如高血压病、低血压、脑动脉硬化、椎-基底动脉供血不足等，临床表现以眩晕为主症者，均可参考本节有关内容辨证论治。

【中医病因病机】 眩晕的病因主要有情志、饮食、体虚年高、跌仆外伤等方面。其病性有虚实两端，属虚者居多，如阴虚易肝风内动，血虚则脑失所养，精亏则髓海不足，均可导致眩晕；属实者多由于痰浊壅遏，或化火上蒙，而形成眩晕。

1. 情志不遂 忧郁恼怒太过，肝失条达，肝气郁结，气郁化火，肝阴耗伤，风阳易动，上扰头目，发为眩晕。正如《类证治裁·眩晕》所言："良由肝胆乃风木之脏，相火内寄，其性主动主升；或由身心过动，或由情志郁勃，或由地气上腾，或由冬藏不密，或由高年肾液已衰，水不涵木，以致目昏耳鸣，震眩不定。"

2. 年老体虚 肾为先天之本，主藏精生髓，脑为髓之海。若年高肾精亏虚，髓海不足，无以充盈于脑；或体虚多病，损伤肾精肾气；或房劳过度，阴精亏虚，均可导致髓海空虚，发为眩晕。正如《灵枢·海论》所言："髓海不足，则脑转耳鸣，胫酸眩冒，懈怠安卧。"肾阴素亏，水不涵木，肝阳上亢，肝风内动，亦可发为眩晕。

3. 久病劳倦 脾胃为后天之本，气血生化之源。若久病体虚，脾胃虚弱，或失血之后，耗伤气血，或饮食不节，忧思劳倦，均可导致气血两虚。气虚则清阳不升，血虚则清窍失养，故而发为眩晕。正如《景岳全书·眩晕》所言："原病之由有气虚者，乃清气不能上升，或亡阳而致，当升阳补气；有血虚者，乃因亡血过多，阳无所附而然，当益阴补血，此皆不足之证也。"

4. 饮食不节 若饮食不节，嗜酒肥甘，损伤脾胃，以致健运失司，水湿内停，积聚生痰，痰阻中焦清阳不升，头窍失养，故发为眩晕。

5. 跌仆坠损 跌仆坠损，头脑外伤，瘀血停留，阻滞经脉，而致气血不能上荣于头目，故眩晕时作。

【诊察要点】 头晕目眩，视物旋转，轻者闭目即止，重者如坐车船，甚则仆倒。严重者可伴有头痛、项强、恶心呕吐、眼球震颤、耳鸣耳聋、汗出、面色苍白等症状，多有情志不遂、年高体虚、饮食不节、跌仆损伤等病史。

【辨证施治】

1. 肝阳上亢

［症状］眩晕，耳鸣，头目胀痛，口苦，失眠多梦，遇烦劳郁怒而加重，甚则仆倒，颜面潮红，急躁易怒，肢麻震颤，舌红苔黄，脉弦数。

［证候分析］水不涵木，肝阳偏亢，风阳升动所表现的本虚标实证候。肝阳化风，肝风内动，上扰头目，则眩晕欲仆。肝阳亢逆无制，气血上冲，则见头痛且胀、面红目赤、耳鸣；肝主疏泄，肝性失柔，情志失疏，故急躁易怒；恼怒劳累，可致气火内郁，

暗耗阴液，而阴不制阳，故能加重诸症；腰为肾府，膝为筋府，肝肾阴虚，筋脉失养，故腰膝酸软；肢麻、震颤为肝风内动之征；心悸健忘，失眠多梦乃阴虚心神失养表现；舌质红，苔薄黄，脉弦数均为阴虚阳亢之象。

[治法] 平肝潜阳，清火息风。

[例方] 天麻钩藤饮加减。

[药物] 天麻，石决明，钩藤，牛膝，杜仲，桑寄生，黄芩，栀子，菊花，白芍。

若肝火上炎，口苦目赤，烦躁易怒者，酌加龙胆草、牡丹皮、夏枯草；若肝肾阴虚较甚，目涩耳鸣，腰酸膝软，舌红少苔，脉弦细数者，可酌加枸杞子、何首乌、生地黄、麦冬、玄参；若见目赤便秘，可选加大黄、芒硝或当归龙荟丸以通腑泄热；若眩晕剧烈，兼见手足麻木或震颤者，加羚羊角、石决明，生龙骨、生牡蛎、全蝎、蜈蚣等镇肝息风、清热止痉。

2. 气血亏虚

[症状] 眩晕动则加剧，劳累即发，面色㿠白，神疲乏力，倦怠懒言，唇甲不华，发色不泽，心悸少寐，纳少腹胀，舌淡苔薄白，脉细弱。

[证候分析] 气虚则清阳不展，血虚则脑失所养，皆能发生眩晕；劳则耗气，故动则加剧。神疲懒言，乏力自汗为气虚之象；血不养心则心悸失眠。血虚不能充盈脉络，故唇甲淡白，脉细弱；气血两虚不能上荣面舌，故面色无华、舌质淡嫩。

[治法] 补益气血，调养心脾。

[例方] 归脾汤加减。

[药物] 党参，白术，黄芪，当归，熟地黄，龙眼肉，大枣，茯苓，炒扁豆，远志，酸枣仁。

若中气不足，清阳不升，兼见气短乏力，纳少神疲，便溏下坠，脉象无力者，可合用补中益气汤；若自汗时出，易于感冒，当重用黄芪，加防风、浮小麦益气固表敛汗；若脾虚湿盛，腹泻或便溏，腹胀纳呆，舌淡舌胖，边有齿痕，可酌加薏苡仁、炒扁豆、泽泻等，当归宜炒用；若兼见形寒肢冷，腹中隐痛，脉沉者，可酌加桂枝、干姜以温中助阳；若血虚较甚，面色㿠白，唇舌色淡者，可加阿胶、紫河车粉（冲服）；兼见心悸怔忡，少寐健忘者，可加柏子仁、合欢皮、夜交藤养心安神。

3. 肾精不足

[症状] 眩晕日久不愈，精神萎靡，腰膝酸软，遗精滑泄，耳鸣齿摇；或颧红咽干，五心烦热，舌红少苔，脉弱尺甚。少寐多梦，健忘，两目干涩，视力减退；或遗精舌红少苔，脉细数。

[证候分析] 肝肾阴虚，脑髓失充，头目失养，故头晕目眩，耳鸣健忘，虚证耳鸣多声细如蝉，久发不已；肝开窍于目，肝阴不足，目失滋养，故两目干涩，视力减退；胁部隐痛乃肝脉失养表现；腰为肾府，肾主骨生髓，肾阴不足，髓减骨弱，故腰膝酸软；阴虚生内热，虚热内蒸，故五心烦热；虚热内扰，心神不安，故少寐多梦；阴津亏虚，口舌失润，故咽干口燥；舌质红，少苔，脉细数为阴虚之象。

[治法] 滋养肝肾，益精填髓。

［例方］左归丸加减。

［药物］熟地黄，山萸肉，山药，龟甲，鹿角胶，紫河车，杜仲，枸杞子，菟丝子，牛膝。

若阴虚火旺，症见五心烦热、潮热颧红、舌红少苔、脉细数者，可加鳖甲、知母、黄柏、牡丹皮、地骨皮等；若肾失封藏固摄，遗精滑泄者，可酌加芡实、莲须、桑螵蛸等；若兼失眠，多梦，健忘诸症，加阿胶、鸡子黄、酸枣仁、柏子仁等交通心肾、养心安神；若阴损及阳，肾阳虚明显，表现为四肢不温、形寒怕冷、精神萎靡、舌淡脉沉者，或予右归丸温补肾阳，填精补髓，或酌配巴戟天、淫羊藿、肉桂；若兼见下肢浮肿，尿少等症，可加桂枝、茯苓、泽泻等温肾利水；若兼见便溏，腹胀少食，可加白术、茯苓以健脾止泻。

4. 痰湿中阻

［症状］眩晕，头重昏蒙，或伴视物旋转，胸闷恶心，舌胖大、边有齿痕，苔白腻，脉弦滑。

［证候分析］痰浊中阻，清阳不升，可致眩晕，浊阴不降，则头重如裹；痰浊中阻，阻碍气机，气机不利，故脘腹痞满、胸闷作恶；呕吐痰涎为痰浊壅盛之象。纳少神疲为脾气虚弱表现。舌胖大、边有齿痕，苔白腻，脉弦滑均为脾虚、痰湿壅盛之征。

［治法］化痰祛湿，健脾和胃。

［例方］半夏白术天麻汤加减。

［药物］半夏，陈皮，白术，薏苡仁，茯苓，天麻。

若眩晕较甚，呕吐频作，视物旋转，可酌加赭石、竹茹、生姜、旋覆花以镇逆止呕；若脘闷纳呆，加砂仁、白蔻仁等芳香和胃；若兼见耳鸣重听，可酌加郁金、石菖蒲、葱白以通阳开窍；若痰郁化火，头痛头胀，心烦口苦，渴不欲饮，舌红苔黄腻，脉弦滑者，宜用黄连温胆汤清化痰热。

5. 瘀血阻窍

［症状］眩晕，头痛如刺，面色黧黑，肌肤甲错，兼见健忘。失眠，心悸，精神不振，耳鸣耳聋，面唇紫暗，舌质紫暗，有瘀点或瘀斑，脉弦涩或细涩。

［证候分析］瘀血阻窍，脑络不通，脑失所养，故眩晕时作，健忘耳鸣；脑络不通，气机受阻，不通则痛，瘀血为有形之邪，故头痛如刺；瘀血内阻，气血不利，肌肤失养，故面色黧黑，肌肤甲错，口唇紫暗；心血瘀阻，心神失养，故心悸失眠；舌质紫暗，有瘀点或瘀斑，脉弦涩或细涩为瘀血之征。

［治法］祛瘀生新，活血通窍。

［例方］通窍活血汤加减。

［药物］川芎，赤芍，桃仁，红花，白芷，石菖蒲，老葱，当归，地龙，全蝎。

若兼见神疲乏力、少气自汗等症，加入黄芪、党参益气行血；若兼畏寒肢冷，感寒加重，可加附子、桂枝温经活血。

【结语】　眩晕是以目眩头晕为主要特征的一类疾病。本病的病因有饮食不节、情志不遂、体虚年高、跌仆损伤等多种因素。本病的病变部位主要在清窍，病变脏腑与肝、脾、肾三脏有关。多属本虚证或本虚标实之证，常见病证有肝阳上亢、肾精不足、气血亏虚、痰浊内蕴、瘀血阻络五种，各证候之间又常可出现转化，或不同证候相兼出现。如肝阳上亢可兼肝肾阴虚，气血亏虚可夹痰浊中阻，血虚可兼肝阳上亢等。针对本病各证候的不同，治疗可根据标本缓急分别采取平肝、息风、潜阳、清火，化痰、化瘀等法以治其标，补益气血、滋补肝肾等法以治其本。

第十节　头痛

头痛，亦称头风，是以自觉头部疼痛为特征的一种常见病证。头痛是临床常见的自觉症状，可单独出现，亦见于多种疾病的过程中。本节所讨论的头痛，是指外感六淫、内伤杂病而引起的，以头痛为主要表现的一类病症。

头痛一证首见于《内经》，在《素问·风论》中称之为"首风""脑风"，描述了其临床特点，并指出外感与内伤是导致头痛发生的主要病因。汉代张仲景在《伤寒论》中论及太阳、阳明、少阳、厥阴病头痛的见症，并列举了头痛的不同治疗方药。李东垣将头痛分为外感与内伤，根据症状及病机不同而有伤寒头痛、湿热头痛、偏头痛、真头痛、气虚头痛、血虚头痛、气血俱虚头痛、厥逆头痛等。头痛可见于西医内、外、神经、精神、五官等各科疾病中，如血管性头痛、紧张性头痛、三叉神经痛、外伤后头痛、部分颅内疾病、神经官能症及某些感染性疾病、五官科疾病的头痛等。

【中医病因病机】　头为神明之府，"诸阳之会"，"脑为髓海"，五脏精华之血，六腑清阳之气皆能上注于头，即头与五脏六腑之阴精、阳气密切相关，凡能影响脏腑之精血、阳气的因素皆可成为头痛的病因，归纳起来不外外感与内伤两类。病位虽在头，但与肝脾肾密切相关。风、火、痰、瘀、虚为致病之主要因素。邪阻脉络，清窍不利；精血不足，脑失所养，为头痛之基本病机。外感多因六淫邪气侵袭，上扰清窍，壅滞经络，络脉不通则痛；内伤多与情志不遂、饮食劳倦、体虚久病、禀赋不足、房劳过度等因素有关，多与肝、脾、肾三脏的功能失调有关，先天禀赋不足，或劳欲伤肾，阴精耗损，或年老气血衰败，或久病不愈，产后、失血之后，营血亏损，气血不能上营于脑，髓海不充则可致头痛。此外，外伤跌仆，或久患于络则络行不畅，血瘀气滞，脉络失养而易致头痛。

【诊察要点】　本病以头痛为主症，表现为前额、额颞、颠顶、顶枕部甚至全头部疼痛，头痛性质或为跳痛、刺痛、胀痛、昏痛、隐痛、空痛。可以突然发作，可以反复发作。疼痛持续时间可以数分钟、数小时、数天或数周不等。有外感、内伤引起头痛的因素，或有反复发作的病史。检查血常规、测血压、必要时做脑脊液、脑血流图、脑电图检查，有条件时做经颅多普勒、颅脑 CT 和 MRI 检查，有助于排除器质性疾病，明确诊断。

【辨证施治】　头痛多分为外感与内伤两类。外感头痛，一般发病较急，病势较剧，多表现掣痛、跳痛、胀痛、重痛、痛无休止、每因外邪所致，治疗当以祛邪活络为主，视其邪气性质不同，分别采用祛风、散寒、化湿、清热等法，外感以风为主，故强调风药的使用；内伤头痛，一般起病缓慢，痛势较缓，多表现隐痛、空痛、昏痛、痛势悠悠，遇劳则剧，时作时止。治疗以补虚为要，视其所虚，分别采用益气升清、滋阴养血、益肾填精。若因风阳上亢则治以息风潜阳；若因痰瘀阻络又当化痰活血为法；若伴有虚实夹杂，扶正祛邪并举。

1. 外感头痛

（1）风寒头痛

[症状] 头痛起病较急，其痛如破，痛连项背，恶风畏寒，遇风尤剧，口不渴，苔薄白，脉浮紧。

[证候分析] 头为诸阳之会，风寒外袭，循太阳经上犯颠顶，清阳之气被遏，故头痛；外感风寒，故恶风畏寒，遇风尤剧；苔薄白，脉浮紧为外感风寒之象。

[治法] 疏风散寒止痛。

[例方] 川芎茶调散。

[药物] 川芎，羌活，白芷，细辛，薄荷，荆芥，防风。

若鼻塞流清涕，加苍耳、辛夷散寒通窍；项背强痛，加葛根疏风解肌；呕恶苔腻，加藿香、半夏和胃降逆；颠顶痛加藁本祛风止痛；若颠顶痛甚，干呕，吐涎，甚则四肢厥冷、苔白、脉弦，为寒犯厥阴，治当温散厥阴寒邪，方用吴茱萸汤加半夏、藁本、川芎之类，以吴茱萸暖肝温胃，人参、干姜、大枣助阳补土，使阴寒不得上干，全方协同以收温散降逆之功。

（2）风热头痛

[症状] 起病急，头呈胀痛，甚则头痛如裂，发热或恶风，口渴欲饮，面红目赤，便秘溲黄，舌红苔黄，脉浮数。

[证候分析] 热为阳邪，其性炎上，风热之邪中于阳络，上扰清窍，故头痛、头胀；风热外袭，故发热或恶风，口渴欲饮，面红目赤，便秘溲黄；舌红苔黄，脉浮数为外感风热之象。

[治法] 疏风清热和络。

[例方] 芎芷石膏汤。

[药物] 川芎，白芷，菊花，石膏，羌活，藁本。

应用时若风热较甚者，可去羌活、藁本，改用黄芩、栀子、薄荷辛凉清解；发热甚，加金银花、连翘清热解毒；若热盛津伤，症见舌红少津，可加知母、石斛、天花粉清热生津；若大便秘结，口鼻生疮，腑气不通者，可合用黄连上清丸，苦寒降火，通腑泄热。

（3）风湿头痛

[症状] 头痛如裹，肢体困重，胸闷纳呆，小便不利，大便或溏，苔白腻，脉濡。

[证候分析] 湿为阴邪，风湿外感，上犯颠顶，清窍为湿邪所困故头痛如裹；湿阻中焦故肢体困重，胸闷纳呆，小便不利，大便或溏；苔白腻，脉濡为湿邪内蕴之象。

[治法] 祛风胜湿通窍。

[例方] 羌活胜湿汤。

　［药物］羌活，独活，防风，川芎，藁本，蔓荆子，甘草。

　　若湿浊中阻，症见胸闷纳呆、便溏，可加苍术、厚朴、陈皮等燥湿宽中；若恶心呕吐者，可加生姜、半夏、藿香等芳香化浊，降逆止呕；若见身热汗出不畅，胸闷口渴者，为暑湿所致，宜清暑化湿，用黄连香薷饮加藿香、佩兰等。

2. 内伤头痛

（1）肝阳头痛

　［症状］头胀痛而眩，心烦易怒，面赤口苦，或兼耳鸣胁痛，夜眠不宁，舌红苔薄黄，脉弦有力。

　［证候分析］肝阳上亢，上犯清窍，故头胀痛而眩，心烦易怒，面赤口苦，或兼耳鸣胁痛，夜眠不宁；舌红苔薄黄，脉弦有力为肝阳上亢之象。

　［治法］平肝潜阳。

　［例方］天麻钩藤饮。

　［药物］天麻，钩藤，石决明，黄芩，栀子，牛膝，杜仲，桑寄生，夜交藤，茯神。

　　若见肝肾阴虚，症见朝轻暮重，或遇劳加重，脉弦细，舌红苔薄少津者，酌加生地黄、何首乌、女贞子、枸杞子、旱莲草等滋养肝肾；若头痛甚，口苦，胁痛，肝火偏旺者，加郁金、龙胆草、夏枯草以清肝泻火，火热较甚，亦可用龙胆泻肝汤清降肝火。

（2）血虚头痛

　［症状］头痛隐隐，时时昏晕，面色少华，心悸不宁，遇劳加重，神疲乏力，舌淡苔薄白，脉沉细而弱。

　［证候分析］血分不足，虚火上炎，故头痛隐隐，时时昏晕；阴血亏虚故面色少华，心悸不宁，遇劳加重，神疲乏力；舌淡苔薄白，脉沉细而弱为血虚之象。

　［治法］滋阴养血。

　［例方］加味四物汤。

　［药物］当归，生地黄，白芍，川芎，菊花，蔓荆子，甘草，黄芩。

　　若因血虚气弱者，兼见乏力气短，神疲懒言，汗出恶风等，可选加党参、黄芪、白术；若阴血亏虚，阴不敛阳，肝阳上扰者，可加入天麻、钩藤、石决明等。

（3）气虚头痛

　［症状］头痛隐隐，时发时止，遇劳则加重，纳食减少，倦怠乏力，气短自汗；舌质淡，苔薄白，脉细弱。

　［证候分析］脾虚运化无力，故纳食减少；肺脾气虚，故体质虚弱，遇劳则加重，倦怠乏力，气短自汗。舌质淡，苔薄白，脉细弱为气血亏虚之象。

　［治法］益气升清。

　［例方］益气聪明汤。

　［药物］人参，升麻，葛根，蔓荆子，白芍，黄柏，甘草。

　　若头痛绵绵不休，心悸，失眠者，加当归、熟地黄、何首乌；若畏寒怕冷，手足欠温，加附子、肉桂、葱白等。

(4) 痰浊头痛

[症状] 头痛昏蒙，胸脘满闷，呕恶痰涎，苔白腻，或舌胖大有齿痕，脉滑或弦滑。

[证候分析] 脾失健运，痰浊中阻，上蒙清窍，故头痛昏蒙；痰浊中阻，胸阳不振，故胸脘满闷；脾失健运，故呕恶痰涎；苔白腻，或舌胖大有齿痕，脉滑或弦滑为痰浊中阻之象。

[治法] 化痰降逆。

[例方] 半夏白术天麻汤。

[药物] 半夏，生白术，茯苓，陈皮，生姜，天麻，甘草，大枣。

若痰郁化热显著者，可加竹茹、枳实、黄芩清热燥湿。

(5) 肾虚头痛

[症状] 头痛而空，每兼眩晕耳鸣，腰膝酸软，遗精，带下，少寐健忘，舌红少苔，脉沉细无力。

[证候分析] 脑为髓海，肾虚，髓海空虚，不荣则痛，故头痛而空，肾气亏虚，故眩晕耳鸣，腰膝酸软，遗精，带下，少寐健忘；舌红少苔，脉沉细无力为肾气亏虚之象。

[治法] 补肾填精。

[例方] 大补元煎。

[药物] 熟地黄，山茱萸，山药，枸杞子，人参，当归，杜仲，甘草。

若头痛畏寒，面白，四肢不温，舌淡，脉沉细而缓，证属肾阳不足，可用右归丸温补肾阳，填精补髓；若兼见外感寒邪者，可投麻黄附子细辛汤散寒温里，表里兼治。

(6) 瘀血头痛

[症状] 头痛经久不愈，其痛如刺，入夜尤甚，固定不移，或头部有外伤史，舌紫或有瘀斑、瘀点，苔薄白，脉沉细或细涩。

[证候分析] 久病入络，脉络瘀阻，故头痛经久不愈，其痛如刺，入夜尤甚，固定不移；舌紫或有瘀斑、瘀点，苔薄白，脉沉细或细涩为瘀血阻络之象。

[治法] 活血化瘀。

[例方] 通窍活血汤。

[药物] 麝香，生姜，老葱，桃仁，红花，川芎，赤芍，大枣，黄酒。

头痛甚者，可加全蝎、蜈蚣、地鳖虫等虫类药以攻逐风邪，活络止痛。久病气血不足，可加黄芪、当归以助活络化瘀之力。

治疗上述各证，均可根据经络循行在相应的方药中加入引经药，能显著提高疗效。一般太阳头痛选加羌活、防风；阳明头痛选加白芷、葛根；少阳头痛选用川芎、柴胡；太阴头痛选用苍术；少阴头痛选用细辛；厥阴头痛选用吴茱萸、藁本等。

【结语】 头痛的病因虽多，总不外外感与内伤两类。外感以风邪为主，夹寒、夹热、夹湿，其证属实。内伤头痛有虚有实，肾虚、气虚、血虚头痛属虚，肝阳、痰浊、瘀血头痛属实，或虚实兼夹。故头痛应辨内外虚实，治疗亦相应采用补虚泻实。外感头痛以祛邪活络为主，分辨兼夹之邪而分别以祛风、散寒、化湿、清热治之。内伤头痛补虚为要，视其虚实性质，分别以补肾、益气、养血、化痰、祛瘀为治。在辨证基础上，根据病变的脏腑经络，选加引经药效果较好，除服药外还可配合针灸及外治法等，常可提高疗效。

第十一节　胸痹

胸痹是指以胸部闷痛，甚则胸痛彻背，喘息不得卧为主要表现的一种疾病，轻者感觉胸闷、呼吸欠畅，重者则有胸痛，严重者心痛彻背、背痛彻心。

胸痹的临床表现最早见于《内经》。《灵枢·五邪》指出："邪在心，则病心痛。"《素问·脏气法时论》亦说："心病者，胸中痛，胁支满，胁下痛，膺背肩胛间痛，两臂内痛。"汉代张仲景《金匮要略》中正式提出"胸痹"的名称，归纳病机为"阳微阴弦"，即上焦阳气不足，下焦阴寒气盛，认为乃本虚标实之证。治疗上温通散寒方药有瓜蒌薤白白酒汤及瓜蒌薤白半夏汤等。根据本证的临床特点，主要与西医学所指的冠状动脉粥样硬化性心脏病（心绞痛、心肌梗死）关系密切。

【中医病因病机】　本病症发生多与寒邪内侵、饮食失调、情志失节、劳倦内伤、年迈体虚等因素有关。胸痹的主要病机为心脉痹阻，病位在于心，涉及肝、脾、肾、肺等脏。心、肝、脾、肾、肺气血阴阳不足，心脉失养，不荣则痛，气滞、血瘀、寒凝、痰湿等痹阻心脉，不通则痛。病机有虚实两方面，实为寒凝、血瘀、气滞、痰浊，痹阻胸阳，阻滞心脉；虚为气虚、阴伤、阳衰，肺、脾、肝、肾亏虚，心脉失养。在本病证的形成和发展过程中，大多因实致虚，亦有因虚致实者。

1. 寒邪内侵　寒主收引，遏制阳气，使得血行不畅，发为本病。

2. 饮食失调　饮食失节，过食肥甘厚味，或者嗜烟嗜酒，导致脾胃损伤，运化失调，聚湿生痰，上犯心胸，阻遏心阳，气机不畅，心脉痹阻而发为此病。

3. 情志失节　忧思伤脾，脾失健运，聚湿成痰；郁怒伤肝，肝气瘀滞，甚则气郁化火，灼津成痰。气滞和痰阻均可使血行不畅，心脉痹阻，而发为胸痹。

4. 劳倦内伤　劳倦伤脾，脾虚失运，气血化生无源，心脉失养而胸痹；或者积劳伤阳，心肾阳微，鼓动无力，心阳不振，阴寒内侵，血行不畅而发为胸痹。

5. 年迈体虚　年过半百，肾气自半，精血渐衰，肾阳虚衰，则不能鼓舞五脏之阳，肾阴亏虚，则不能润养五脏，心脉失于温养而发为胸痹。

【诊察要点】胸痹以胸部闷痛为主症，患者多见膻中或心前区憋闷疼痛，甚则痛彻左肩背、咽喉、胃脘部、左上臂内侧等部位，呈反复发作性，一般持续几秒到几十分钟，休息或用药后可缓解。常伴有心悸、气短、自汗，甚则喘息不得卧，严重者可见胸痛剧烈、持续不解、汗出肢冷、面色苍白、唇甲青紫、脉散乱或微细欲绝等危候，可发生猝死。多见于中年以上，常因操劳过度、抑郁恼怒、多饮暴食或气候变化而诱发，亦有无明显诱因或安静时发病者。

【辨证施治】首先当掌握标本虚实，标实应区别阴寒、痰浊、气滞、血瘀的不同，本虚又应区别阴阳气血之虚。治疗原则应先治其标，后顾其本，或标本同治，虚实兼顾。治标常以散寒、化痰、行气、活血为主，扶正固本包括温阳、补气、益气养阴等法。活血通脉是其基本治法。

1. 心血瘀阻

[症状] 心胸疼痛，如刺如绞，痛有定处，入夜为甚，甚则心痛彻背，背痛彻心，或痛引肩背，伴有胸闷，日久不愈，可因暴怒、劳累加剧。舌质紫暗，有瘀斑，苔薄，脉弦涩。

[证候分析] 血行瘀滞，胸阳痹阻，心脉不畅致心胸疼痛，如刺如绞，痛有定处，入夜为甚，甚则心痛彻背，背痛彻心，或痛引肩背，血瘀日久，气机不畅，故有胸闷；舌质紫暗，有瘀斑，苔薄，脉弦涩为心血瘀阻之象。

[治则] 活血化瘀，通脉止痛。

[例方] 血府逐瘀汤加减。

[药物] 川芎，桃仁，红花，赤芍，柴胡，枳壳，牛膝，当归，生地黄。

瘀血痹阻重症，胸痛剧烈，可加乳香、没药、郁金、降香、丹参等，加强活血理气之功；若血瘀气滞并重，胸闷痛甚者，可加沉香、檀香等辛香理气止痛之药；若寒凝血瘀或阳虚血瘀，伴畏寒肢冷，脉沉细或沉迟者，可加桂枝或肉桂、细辛、高良姜等温通散寒之品，或人参、附子等益气温阳之品。若猝然心痛发作，可含化复方丹参滴丸、速效救心丸等活血化瘀、芳香止痛之品。

2. 气滞心胸

[症状] 心胸满闷，隐痛阵发，痛有定处，时欲太息，遇情志不遂时容易诱发或加重，或兼有脘腹胀闷，苔薄或薄腻，脉细弦。

[证候分析] 肝失疏泄，气机瘀滞，心脉不合致心胸满闷，隐痛阵发，痛有定处，时欲太息，遇情志不遂时容易诱发或加重，或兼有脘腹胀闷；苔薄或薄腻，脉细弦均为气滞心胸之象。

[治则] 疏肝理气，活血通络。

[例方] 柴胡疏肝散加减。

[药物] 柴胡，枳壳，香附，陈皮，川芎，赤芍。

胸闷心痛明显，为气滞血瘀之象，可合用失笑散，以增强活血行瘀、散结止痛之作用；气郁日久化热，心烦易怒，口干便秘，舌红苔黄，脉弦数者，用丹栀逍遥散，以疏肝清热；便秘严重者加当归芦荟丸以泻郁火。

3. 痰浊闭阻

[症状] 胸闷重而心痛微，痰多气短，肢体沉重，形体肥胖，遇阴雨天易发作或加重，伴有倦怠乏力，纳呆便溏，咳吐痰涎，舌体胖大且边有齿痕，苔浊腻或白滑，脉滑。

[证候分析] 痰浊盘踞，胸阳失展，气机痹阻，脉络阻滞致胸闷重而心痛微，痰多气短，肢体沉重，形体肥胖，遇阴雨天易发作或加重；湿阻中焦，故倦怠乏力，纳呆便溏，咳吐痰涎；舌体胖大且边有齿痕，苔浊腻或白滑，脉滑为痰浊闭阻之象。

［治则］通阳泄浊，豁痰宣痹。

［例方］瓜蒌薤白半夏汤合涤痰汤加减。

［药物］瓜蒌，薤白，半夏，胆南星，竹茹，人参，茯苓，石菖蒲，陈皮，枳实。

痰浊郁而化热，用黄连温胆汤加郁金，以清化痰热、理气活血；如痰热兼有郁火者，加海浮石、黑山栀、天竺黄、竹沥以化痰火之胶结；大便干结加桃仁、大黄。

4. 寒凝心脉

［症状］猝然心痛如绞，心痛彻背，喘息不得平卧，多因气候骤冷或突感风寒而发病或加重，伴形冷，甚至手足不温，冷汗不出，胸闷气短、心悸、脸色苍白，苔薄白，脉沉紧或沉细。

［证候分析］素体阳虚，阴寒凝滞，气血痹阻，心阳不振见猝然心痛如绞，心痛彻背，喘息不得平卧，多因气候骤冷或突感风寒而发病或加重；寒凝故形冷，甚至手足不温，冷汗不出；气机郁滞故胸闷气短、心悸、脸色苍白；苔薄白，脉沉紧或沉细为寒凝心脉之象。

［治则］辛温散寒，宣通心阳。

［例方］枳实薤白桂枝汤合当归四逆汤加减。

［药物］桂枝，细辛，薤白，瓜蒌，当归，甘草，枳实，厚朴。

若阴寒极盛之胸痹重症，表现为胸痛剧烈，痛无休止，伴身寒肢冷，气短喘息，脉沉紧或沉微者，当用温通散寒之法，予乌头赤石脂丸加荜茇、高良姜、细辛等；若痛剧而四肢不温，冷汗自出，即刻舌下含化苏合香丸或麝香保心丸，芳香化浊，理气温通开窍。

5. 气阴两虚

［症状］心胸隐痛，时作时休，心悸气短，动则益甚，伴倦怠无力，声息低微，面色㿠白，易汗出，舌质绛红，舌体胖而边有齿痕，苔薄白，脉虚细缓或结代。

［证候分析］心气不足，阴血亏耗，血行瘀滞致心胸隐痛，时作时休，心悸气短，动则益甚，伴倦怠无力，声息低微，面色㿠白，易汗出；舌质绛红，舌体胖而边有齿痕，苔薄白，脉虚细缓或结代为气阴两虚之象。

［治则］益气养阴，活血通脉。

［例方］生脉散合人参养荣汤加减。

［药物］人参，黄芪，麦冬，五味子，丹参，当归，玉竹。

兼有气滞血瘀者，可加川芎、郁金以行气活血；兼见痰浊之象者可合用茯苓、白术、白蔻仁以健脾化痰；兼见纳呆、失眠等心脾两虚者，可并用茯苓、茯神、远志、半夏曲健脾和胃，柏子仁、酸枣仁收敛心气、养心安神。

6. 心肾阴虚

［症状］心疼憋闷，心悸盗汗，虚烦不寐，腰膝酸软，头晕耳鸣，口干便秘，舌红少津，苔薄或剥，脉细数或促代。

［证候分析］水不济火，虚热内灼，心失所养，血脉不畅致心疼憋闷，心悸盗汗；阴血亏虚故虚烦不寐，腰膝酸软，头晕耳鸣，口干便秘；舌红少津，苔薄或剥，脉细数

或促代为心肾阴虚之象。

[治则] 滋阴清火，养心和络。

[例方] 天王补心丹合炙甘草汤加减。

[药物] 生地黄，玄参，麦冬，人参，茯苓，炙甘草，柏子仁，五味子，远志，酸枣仁，丹参，当归，白芍，阿胶。

阴不敛阳，虚火内扰心神，虚烦不寐，舌尖红少津者，可用酸枣仁汤，清热除烦以养血安神；若兼见风阳上扰，加用珍珠母、灵磁石、石决明、琥珀等重镇潜阳之品；若心肾阴虚，兼见头晕目眩、腰膝酸软、遗精盗汗、心悸不宁、口燥咽干，用左归饮以滋阴补肾。

7. 心肾阳虚证

[症状] 心悸而痛，胸闷气短，动则尤甚，自汗，面色㿠白，神倦怯冷，四肢欠温或肿胀，舌质淡胖，边有齿痕，苔白或腻，脉沉细迟。

[证候分析] 阳气虚衰，胸阳不振，气机痹阻，血行瘀滞致心悸而痛，胸闷气短，动则尤甚，自汗，面色㿠白，神倦怯冷，四肢欠温或肿胀；舌质淡胖，边有齿痕，苔白或腻，脉沉细迟为阳虚之象。

[治则] 温补阳气，振奋心阳。

[例方] 参附汤和右归饮加减。

[药物] 人参，附子，肉桂，炙甘草，山茱萸，熟地黄，淫羊藿，补骨脂。

伴有寒凝血瘀标实症状者适当兼顾。若肾阳虚衰，不能制水，水饮上凌心肺，症见水肿、喘促、心悸，用真武汤加黄芪、汉防己、猪苓、车前子温肾阳而化水饮；若阳虚欲脱厥逆者，用四逆加人参汤温阳益气、回阳救逆。

【结语】 胸痹的临床特征为胸闷痛，甚则胸痛彻背，短气，喘息，不得安卧。其病因与寒邪内侵、饮食失调、情志失节、劳倦内伤、年迈体虚等有关。其病位在心，但与肺、肝、脾、肾有关。其病机总属本虚标实，发作期以标实为主，缓解期以本虚为主，本虚为阴阳气血的亏虚，标实为瘀血、寒凝、痰浊、气滞交互为患。辨证当分清标本虚实。本着补其不足、泻其有余的原则，实证宜用活血化瘀、辛温散寒、泄浊豁痰、宣通心阳等法；虚证宜以补养扶正为主，用益气通脉、滋阴益肾、益气温阳等法。但临证所见，多虚实夹杂，故必须严密观察病情，灵活掌握，辨证论治，按虚实主次缓急而兼顾同治，并配合运用有效的中成药，可取得较好的效果。

第十二节　痹证

痹证是由于风、寒、湿、热、痰、瘀等邪气闭阻经络，影响气血运行，导致肢体、筋骨、关节、肌肉等处发生疼痛、重着、酸楚麻木，或关节屈伸不利、僵硬、肿大、变形等症状的一种疾病。

《内经》提出了痹之病名，对其病因病机、证候分类及转归、预后做了详细论述。《素问·痹论》曰："所谓痹者，各以其时重感于风寒湿之气也。"又说："风寒湿三气杂至，合而为痹。其风气胜者为行痹，寒气胜者为痛痹，湿气胜者为着痹也。"《内经》又有五痹之分，即骨、筋、脉、肌、皮痹。宋代《圣济总录》补充了热痹的病因病机内容，认为脏腑内热、复感外邪可致热痹。历代医家还根据其不同症状特点，赋予不同的病名。张仲景《金匮要略》有湿痹、血痹、历节之名，其中历节病的特点是遍历关节疼痛，所创桂枝芍药知母汤、乌头汤等方，至今仍为临床常用。巢元方《诸病源候论》又称为"历节风"。王焘《外台秘要》述其症状痛如虎咬，昼轻夜重而称"白虎病"。严用和《严氏济生方》则称"白虎历节"。朱丹溪《格致余论》又称"痛风"。王肯堂《证治准绳》对膝关节肿大者称为"鹤膝风"，手指关节肿大者称为"鼓槌风"。

【中医病因病机】　痹证的发生主要是由于正气不足，感受风、寒、湿、热之邪所致。内因是痹证发生的基础。素体虚弱，正所不足，腠理不密，卫外不固，是引起痹证的内在因素。因其易受外邪侵袭，且在感受风、寒、湿、热之邪后，易使肌肉、关节、经络痹阻而形成痹证。正如《灵枢·五变》所说："粗理而肉不坚者，善病痹。"《济生方·痹》亦说："皆因体虚，腠理空疏，受风寒湿气而成痹也。"

1. 风寒湿邪，侵袭人体（风寒湿痹）　由于居处潮湿、涉水冒雨、气候剧变、冷热交错等原因，以致风寒湿邪乘虚侵袭人体，注于经络，留于关节，使气血痹阻而为痹证。由于感邪偏盛的不同，临床表现也有所差别。以风性善行而数变，故痹痛游走不定而成行痹；寒气凝涩，使气血凝滞不通，故疼痛剧烈而成痛痹；湿性黏滞重着，故使肌肤及关节麻木、重着，痛有定处而成着痹。

2. 感受热邪，或郁久化热（热痹）　感受风热之邪，与湿相并，而致风湿热合邪为患。素体阳盛或阴虚有热，感受外邪之后易从热化，或因风寒湿痹日久不愈，邪留经络关节，郁而化热，以致出现关节红肿疼痛、发热等症，而形成热痹。

3. 病理变化　痹证日久，容易出现下述三种病理变化：一是风寒湿痹或热痹日久不愈，气血运行不畅日甚，瘀血痰浊阻痹经络，可出现皮肤瘀斑、关节周围结节、关节肿大、屈伸不利等症；二是病久使气血伤耗，因而呈现不同程度的气血亏虚的证候；三是痹证日久不愈，复感于邪。病邪由经络而病及脏腑，而出现脏腑痹的证候。其中以心痹较为常见。

【诊察要点】　临床表现为肢体关节肌肉疼痛，屈伸不利，或疼痛游走不定，甚则关节剧痛、肿大、强硬、变形。

发病及病情的轻重常与劳累及季节、气候的寒冷、潮湿等天气变化有关，某些痹证的发生和加重可与饮食不当有关。

本病可发生于各年龄，但不同年龄的发病与疾病的类型有一定的关系。

【辨证施治】　一是辨邪气的偏盛，二是辨虚实。痹痛游走不定者为行痹，属风邪盛；痛势较甚，痛有定处，遇寒加重者为痛痹，属寒邪盛；关节酸痛、重着、漫肿者为着痹，属湿邪盛；关节肿胀，肌肤焮红，灼热疼痛为热痹，属热邪盛。关节疼痛日久，肿胀局限，或见皮下结节者为痰；关节肿胀，僵硬，疼痛不移，肌肤紫暗或瘀斑等为瘀。一般说来，痹证新发，风、寒、湿、热、痰、瘀之邪明显者为实；痹证日久，耗伤气血，损及脏腑，肝肾不足为虚。治疗应以祛邪通络为基本原则，分别予以祛风、散寒、胜湿、清热、祛痰、化瘀之法。久痹正虚者，补肝肾、益气血。

1. 风寒湿痹

（1）行痹

［症状］肢体关节、肌肉疼痛酸楚，屈伸不利，可涉及肢体多个关节，疼痛呈游走性，初起可见恶风、发热等表证。舌苔薄白，脉浮或浮缓。

［证候分析］关节疼痛，屈伸不利为风寒湿痹的共同症状，系由风寒湿邪留滞经络阻痹气血所引起。行痹以风邪偏盛，风性善行而数变，故行痹以关节游走疼痛，时而走窜上肢，时而流注下肢为其特征；外邪束表，营卫失和故见恶寒发热；苔白，脉浮为邪气外侵之象。

［治法］祛风通络，散寒除湿。

［例方］防风汤加减。

［药物］防风，麻黄，桂枝，葛根，当归，茯苓，生姜，大枣，甘草。

酸痛以肩肘等上肢关节为主者，可选加羌活、白芷、威灵仙、姜黄、川芎祛风通络止痛；酸痛以膝踝等下肢关节为主者，选加独活、牛膝、防己、萆薢通经活络，祛湿止痛；酸痛以腰背关节为主者，多与肾气不足有关，酌加杜仲、桑寄生、淫羊藿、巴戟天、续断等温补肾气；若见关节肿大，苔薄黄，邪有化热之象者，宜寒热并用，投桂枝芍药知母汤加减。

（2）痛痹

［症状］肢体关节疼痛，痛势较剧，部位固定，遇寒则痛甚，得热则痛缓，关节屈伸不利。局部皮肤或有寒冷感。舌质淡，舌苔薄白，脉弦紧。

［证候分析］风寒湿邪闭阻经络，而以寒邪偏盛，寒为阴邪，其性凝滞，故痛有定处，疼痛较剧；得热则气血较为流畅，故其痛减，遇寒则血益凝涩，故痛更剧；寒属阴邪，故局部不红，触之不热；苔薄白亦属寒。舌质淡，舌苔薄白，脉弦紧为属痛属寒之征。

［治法］散寒通络，祛风除湿。

［例方］乌头汤加减。

［药物］制川乌，麻黄，芍药，甘草，蜂蜜，黄芪。

关节发凉，疼痛剧烈，遇冷更甚，加细辛、桂枝、干姜温经散寒、通脉止痛。

（3）着痹

［症状］肢体关节肌肉酸楚、重着、疼痛，肿胀散漫，关节活动不利，肌肤麻木不仁。舌质淡，舌苔白腻，脉濡缓。

［证候分析］感受风寒湿邪而以湿邪偏盛，因湿性重浊黏滞，故见痛有定处、麻木重着、肿胀等症；湿留肌肉，阻滞关节，故致手足沉重、活动不便。舌质淡，苔白腻，脉濡缓为湿邪偏盛之象。

［治法］除湿通络，祛风散寒。

［例方］薏苡仁汤加减。

［药物］薏苡仁，苍术，甘草，羌活，独活，防风，麻黄，桂枝，制川乌，当归，

川芎。

关节肿胀者，可加萆薢、木通、姜黄利水通络；肌肤不仁加海桐皮、豨莶草祛风通络；对于风寒湿偏盛不明显者，可用蠲痹汤。

2. 风湿热痹

[症状] 游走性关节疼痛，可涉及一个或多个关节，活动不便，局部灼热红肿，痛不可触，得冷则舒，可有皮下结节或红斑，常伴有发热、恶风、汗出、口渴、烦躁不安等全身症状。舌质红，舌苔黄或黄腻，脉滑数或浮数。

[证候分析] 邪热壅于经络、关节，气血郁滞不通，以致局部红肿灼热，关节疼痛不能屈伸；热盛津伤，故致发热、恶风、口渴、烦闷不安。舌质红，舌苔黄或黄腻，脉滑数或浮数为热盛之象。

[治法] 清热通络，祛风除湿。

[例方] 白虎加桂枝汤加减。

[药物] 石膏，知母，桂枝，粳米，甘草。

若皮肤有红斑者，加牡丹皮、赤芍、生地黄、紫草以清热凉血，活血化瘀；若发热、恶风、咽痛者，加荆芥、薄荷、牛蒡子、桔梗疏风清热，解毒利咽；若热盛伤阴，症见口渴心烦者，加玄参、麦冬、生地黄以清热滋阴生津；热毒炽盛，化火伤津，深入骨节，宜清热解毒、凉血止痛，可选用五味消毒饮合犀黄丸。

3. 痰瘀痹阻

[症状] 痹证日久，肌肉关节刺痛，固定不移，或关节肌肤紫暗、肿胀，按之较硬，肢体顽麻或重着，或关节僵硬变形，屈伸不利，有硬结、瘀斑，面色黧黯，眼睑浮肿，或胸闷痰多。舌质紫暗或有瘀斑，舌苔白腻，脉弦涩。

[证候分析] 痰瘀互结，留滞肌肤，闭阻经脉，故关节肿胀刺痛，固定不移，夜间痛甚，按之较硬，或关节僵硬变形，屈伸不利；痰瘀流注皮肤，则见肤色晦暗，皮下硬结、瘀斑，眼睑浮肿；痰饮留滞胸胁，可见胸闷痰多；痰瘀阻滞，皮肤失养，则肌肤干燥，或肌肤甲错。舌质紫暗或有瘀斑，舌苔白腻，脉弦涩为痰瘀痹阻之象。

[治法] 化痰行瘀，蠲痹通络。

[例方] 双合汤加减。

[药物] 桃仁，红花，当归，川芎，白芍，茯苓，半夏，陈皮，白芥子，竹沥，姜汁。

痰浊滞留，皮下有结节者，加胆南星、天竺黄；痰瘀不散，疼痛不已者，加穿山甲、白花蛇、全蝎、蜈蚣、地龙搜剔络道；痰瘀化热者，加黄柏、牡丹皮；瘀血痹阻，关节疼痛，甚至肿大、强直、畸形，活动不利，舌质紫暗，脉涩，可加莪术、三七、土鳖虫。

4. 肝肾两虚证

[症状] 痹证日久不愈，关节屈伸不利，肌肉瘦削，腰膝酸软，或畏寒肢冷，阳痿遗精，或骨蒸劳热，心烦口干。舌质淡红，舌苔薄白或少津，脉沉细弱或细数。

[证候分析] 痹久伤阴，肝肾不足，筋脉失于濡养，则见关节肿胀畸形，屈伸不

利；虚火内旺，故关节灼热疼痛；肝肾阴虚，可见腰膝酸软，头晕目眩；肝肾不足，筋脉失于濡养、温煦，则可见畏寒肢冷、阳痿、遗精；虚火扰心，可见心烦、失眠。舌质淡红，舌苔薄白或少津，脉沉细弱或细数为肝肾阴虚之象。

［治法］培补肝肾，舒筋止痛。

［例方］独活寄生汤加减。

［药物］独活，细辛，防风，秦艽，肉桂，桑寄生，杜仲，牛膝，当归，川芎，地黄，芍药，人参，茯苓，甘草。

肾气虚，腰膝酸软乏力较著，加鹿角霜、续断、狗脊；阳虚畏寒肢冷，关节疼痛拘急，加附子、干姜、巴戟天，或合用阳和汤加减；肝肾阴亏，腰膝疼痛，低热心烦，或午后潮热，加龟甲、女贞子或合用河车大造丸加减；若见脉肾亏虚气血不足可用独活桑寄生汤加减。

【结语】　痹证是由于风、寒、湿、热、痰、瘀等邪气闭阻经络，影响气血运行，导致肢体、筋骨、关节、肌肉等处发生疼痛、重着、酸楚麻木，或关节屈伸不利、僵硬、肿大、变形等症状的一种疾病。其发病因素以正气不足为内因，风、寒、湿、热为外因，其中尤以风、寒、湿三者杂至而致病者为多。病初以邪实为主，病位在肌表经络；病久则以虚实夹杂证居多，并可内及脏腑，表现为肝肾、气血不足。不论邪实或正虚，病久均可导致津聚成痰、血滞为瘀、痰瘀互结的病理变化。治疗实证以祛邪为主，分别采用祛风散寒、除湿通络，或疏风清热、祛湿通络，或化痰行瘀、活血通络之法；虚证以培本为主，补养气血或培补肝肾；虚实夹杂者应根据病邪的偏胜酌情选用相应治法。

第四章 代谢综合征常用中药药理 ▷▷▷▷

人参

本品为五加科植物人参 *Panax ginseng* C. A. Meyer. 的干燥根，多年生草本植物，味甘、微苦，性平，微温。归脾、肺经。功效：大补元气，复脉固脱，补脾益肺，生津止渴，安神益智。含有多种化学成分，包括人参皂苷、多糖、蛋白质、氨基酸、黄酮类、无机元素、维生素、有机酸、生物碱、脂肪类、甾醇、核苷类、木质素及挥发油等物质。其中主要有效成分为人参皂苷和人参多糖。

【代谢综合征相关药理】

1. 对内分泌、免疫系统的作用 相关研究表明，GTS、RU2、Rg1 和 Rd 腹腔给药均可降低固定应激引起的血浆 IL–6 含量升高的水平，RU2、Rd 均能显著降低去甲肾上腺素及肾上腺素引起的巨噬细胞株 IL–6 含量的升高，而 Rg1 显著降低肾上腺素引起的巨噬细胞株 IL–6 含量的升高。即人参皂苷对调节免疫及内分泌有一定活性。

2. 降血糖作用 人参多糖能调节糖脂代谢、预防代谢综合征，并对胰岛细胞有保护作用。研究发现，人参果胶降血糖作用显著，推测可能是人参果胶刺激血液中胰岛素和肝脏中肝糖原含量升高，明显增加血液中超氧化物歧化酶的活性，降低丙二醛含量。Murthy 通过体内外实验验证了人参水提物能显著降低糖尿病大鼠的血糖、总胆固醇和甘油三酯含量的结论。也有研究显，人参皂苷可增加波动性高血糖模型大鼠 HO–1、γ–GCS mRNA 及蛋白表达水平，减轻血管内皮损伤，可能降低波动性高血糖大鼠机体的氧化应激水平，提高抗氧化能力，对波动性高血糖所导致的动脉病变有一定保护作用。

3. 对循环系统的作用 人参具有双向调节血压、强心、保护心肌的作用。人参皂苷 RU1 能有效抑制急性心肌梗死大鼠的心室重构，保护心功能。人参皂苷 Rg1 治疗 AM 大鼠，能显著提高外周血的干细胞数量，并促进梗死心肌分化为心肌细胞样细胞，缩小梗死面积，明显减轻心室重构，保护缺血心肌的基本结构。周芹等研究发现：人参皂苷 Rh2 可增加高脂膳食大鼠心肌缺血再灌注后外周血内皮细胞数量，从而减轻心肌缺血再灌注损伤，可能与提高血清 VEGF 水平相关。

山楂

山楂为蔷薇科植物山里红 *Crataegus pinnatifida* Bge. var. *major* N. E. Br. 或山楂 *Crataegus pinnatifida* Bgs. 的干燥成熟果实。味酸、甘，性微温。归脾、胃、肝经。功效：

消食健胃，行气散瘀，化浊降脂。含黄酮类及有机酸类化合物。黄酮类化合物主要有牡荆素、槲皮素、槲皮苷、金丝桃苷、7-四羟基黄酮-7-葡萄糖苷和芦丁；有机酸主要有山楂酸、柠檬酸、熊果酸等。另外，尚含有磷脂、维生素C、维生素 B_2 等。

【代谢综合征相关药理】

1. 调血脂作用　山楂总黄酮表现出显著的调血脂作用，对高脂血症所致大鼠血管功能损伤具有明显保护作用。现代研究证明，山楂提取物能明显降低实验性高脂血症的家兔和乳幼大鼠的血脂，并对实验性动脉粥样硬化有治疗作用。山楂籽油中的油酸、亚油酸及其酯类等可显著增加 HDL-C 的含量。研究表明，山楂籽油可通过增加高脂饮食大鼠血清中 HDL-C 的含量，增加 HDL-C 逆向转运外周组织中胆固醇的能力，进一步防止管腔狭窄，管壁增厚，从而有效防止 AS 发生、发展的作用。

2. 保护肝脏作用　生山楂可降低高脂饲料所致 SD 大鼠肝组织丙二醛（MDA）、总胆固醇（TC）等的含量，清除肝内堆积的甘油三酯，减少脂肪酸（FFA）对肝细胞毒性作用，使丙氨酸氨基转移酶（ALT）、天门冬氨酸氨基转移酶（AST）指标降低，达到调节血脂、保肝作用。黄酮类化合物对多种原因引起的肝损伤具有显著的保护作用，金丝桃苷也具有一定的改善肝功能的疗效。

3. 降压作用　以较小剂量山楂的流浸膏、黄酮提取物或其水解产物注射于麻醉猫、麻醉兔或麻醉小鼠，均有缓慢且持久的降压作用，其降压机制以扩张外周血管为主。山楂中的黄酮苷及复杂的二聚黄烷和多聚黄烷类，有显著的扩张血管、降低血压作用。

4. 胃肠道作用　山楂对胃肠道运动功能具有一定的调节作用，能加强大鼠松弛状态胃平滑肌的收缩，而对乙酰胆碱及钡离子引起兔鼠离体胃肠道平滑肌收缩具有明显的抑制作用。山楂含多种有机酸，口服能增加胃中消化酶的分泌，增强脂肪酶、蛋白酶的活性。山楂还能促进肠道蠕动，对肠道功能紊乱有明显的双向调节作用，有助于机械性和化学性消化。有报道称，口服山楂糖浆，治疗婴幼儿单纯性腹泻 212 例，每次 5～10mL，均获痊愈，有效率达 100%。

5. 糖代谢及抗氧化作用　国内外对山楂在临床防治糖尿病及其并发症方面进行了大量研究，发现山楂具有降血糖、调血脂、抗氧化应激、改善胰岛素抵抗、抗感染以及改善糖尿病并发的血管病变等作用。在链脲佐菌素（streptozotosin，STZ）诱导的 T2DM 大鼠模型中，山楂叶水提物可在不影响血浆基础胰岛素水平的情况下，呈剂量依赖性地降低血糖水平，对正常大鼠血糖无影响。山楂果提取物能有效改善高糖、高脂诱导的 T2DM 小鼠高血糖，显著促进肝脏腺苷酸活化蛋白激酶（AMPK）磷酸化，减少磷酸烯醇式丙酮酸羧激酶（PEPCK）表达和葡萄糖生成。在自发性 T2DMKK-A（y）小鼠中，含山楂叶的糖尿病治疗处方可通过激活肌肉组织中胰岛素受体底物-1（IRS-1）依赖性的 PI3K/AKT 信号通路，上调胰岛内 IRS-1，诱导葡萄糖转运体4（GLUT-4）mRNA 的表达，以及抑制肠道二糖酶活性，从而显著降低血糖。糖尿病是一种慢性炎症性疾病，胰腺组织炎症反复发作，坏死修复过程中以胶原纤维为主的细胞外基质过度沉积导致胰岛纤维化及胰岛素分泌不足。山楂黄酮类化合物可通过调节脂代谢来减少 FFA 对胰岛 B 细胞的损害，也可通过减少氧化应激来改善 IR。研究发现，山楂叶总黄酮

（HLF）可使胰岛 B 细胞凋亡指数下降，抑制凋亡蛋白 Bcl－2 的表达上升，促进凋亡蛋白 Bax 的表达减弱，同时 HLF 对维持胰岛 B 细胞的胰岛素分泌能力也有保护作用。

大黄

大黄为蓼科植物掌叶大黄 *Rheum palmatum* L. 唐古特大黄 *Rheum tanguticum* Maxim. ex Balf. 或药用大黄 *Rheum officinale* Baill. 的干燥根及根茎。味苦，性寒。归胃、大肠、肝、脾经。功效：泻下攻积，泻火解毒，活血祛瘀，清泄湿热。其主要有效成分为大黄素、大黄酸、大黄酚、大黄素甲醚、芦荟大黄素、没食子酸及大黄多糖。

【代谢综合征相关药理】

1. 对心、脑血管的作用　大黄可通过渗透效应促使组织间液体向血管内转移而达到稀释血液作用，增加血容，降低血小板活性，使血细胞比容（HCT）下降，从而降低总胆固醇、甘油三酯、低密度脂蛋白、极低密度脂蛋白及过氧化脂质水平。大黄还具有降低血压的作用，降低血压的作用机制主要是蒽醌衍生物对肾髓质 $Na^+ － K^+ － ATP$ 酶的抑制作用。大黄酸及大黄素均有明显的排 Na^+ 利尿作用，且利尿作用与 Na^+ 排出呈良好的线性关。另一方面，大黄能较强地抑制血管紧张素转化酶（ACEI），而 ACEI 是使血管紧张素 Ⅰ 转换为血管紧张素 Ⅱ 的关键酶，从而通过利尿和抑制 ACEI 达到降压作用。

2. 调节葡萄糖代谢　实验证实，大黄酸能改善糖尿小鼠的糖代谢紊乱，并且其降糖效果强于罗格列酮和苯那普利。研究发现对于处于糖尿病病程早期的 db/db 化小鼠，腹腔葡萄糖耐量试验结果表明，大黄酸能够非常显著地改善葡萄糖耐量，尤其是空腹和 OGTT 2 小时血糖几乎恢复到正常水平，同时第一相胰岛素分泌也出现显著的改善，免疫组化分析显示 B 细胞数量增加，胰岛素染色增强，初步证实了大黄酸对胰岛 B 细胞的保护。

3. 对肾脏的保护作用　研究表明，在体实验中，大黄酸可通过抑制线粒体依赖的凋亡途径促进血管平滑肌的分裂。也有研究表明，大黄酸能够通过抑制转化生长因子－β 的形成，减轻肾小管上皮细胞的增殖，减少毛细血管球细胞外基质（ECM）的沉积。同时，大黄酸还能够显著减少糖尿病大鼠尿中蛋白的产生，抑制肾小球系膜细胞的增殖，防治肾小球的肥大，延缓糖尿病肾病的发生。研究发现，大黄酸可下调糖尿病肾病大鼠肾小管上皮细胞及高糖环境下 HK－2 细胞的整合素连接激酶（integrin－linked kinase，ILK）表达，改善基质金属蛋白酶－9/金属蛋白酶组织抑制剂－1（MMP－9/TIMP－1）比值的失衡，肾小管上皮细胞－肌纤维细胞转分化（tubular epithelial myofibroblast transdiffer-entiation，TEMT）的进展，这可能是大黄酸肾脏保护作用的机制之一。

山药

山药为薯蓣科薯蓣属植物薯蓣 *Dioscorea opposita* Thunb. 的干燥根茎。味甘，性平。归脾、肺、肾经。功效：补脾养胃，生津益肺，补肾涩精。主要含皂苷、黏液质、糖蛋白、甘露聚糖、尿囊素、山药素、胆碱、多巴胺、粗纤维、果胶、淀粉酶及微量元素等多种成分。

【代谢综合征相关药理】

1. 降血糖作用　临床研究表明，单味山药具有降血糖作用。现代药理研究已证明山药水煎液 3~60g/kg 灌胃给药，可降低四氧嘧啶致糖尿病模型小鼠血糖、血脂、心肌糖原和肝糖原；降低心、肝、肾和胰脏丙二醛（MDA）；降低正常小鼠及四氧嘧啶、外源性葡萄糖、肾上腺素致糖尿病模型小鼠血糖。山药多糖 0.01~0.07g/kg 灌胃给药，可降低四氧嘧啶致糖尿病模型大鼠血糖，升高 C 肽；降低四氧嘧啶致高血糖模型小鼠血糖，促进体重恢复。用四氧嘧啶对小鼠造模，灌胃山药饮料，以血糖值为指标，结果表明山药饮料能使小鼠空腹血糖降低。

2. 调节胃肠功能　怀山药水煎剂 19.5g/kg，39g/kg 灌胃给药，增加利血平致脾气虚模型小鼠脑去甲肾上腺素（NE）、5-羟色胺（5-HT）。山药醇提物 5g/kg、10g/kg 灌胃给药，抑制大黄致脾虚模型小鼠胃排空及肠管推进运动；体外抑制氯化乙酰胆碱及氯化钡引起的离体回肠强直性收缩；山药粥（含山药 4g/kg）灌胃给药，增加食醋致脾虚模型大鼠体重、摄食量、活动次数、尿 D-木糖，升高体温、改善便溏。山药生、制品粗多糖 10g/kg 灌胃给药，抑制大黄致脾虚模型小鼠胃排空及小肠推进。

3. 保肝作用　山药水提物 0.4g/kg 灌胃给药，降低四氯化碳（CCl_4）致肝损伤模型小鼠血清谷丙氨酸转氨酶（ALT）、天冬氨酸转氨酶（AST）水平，升高肝 SOD 活性，降低 MDA。山药多糖 0.05g/kg、0.1g/kg、0.2g/kg 灌胃给药，减轻 CCl_4 致肝损伤小鼠炎性反应，降低肝体指数、血清 ASL、ALT 活性，提高肝 GSH 活性，降低血清和肝 MDA。

女贞子

女贞子为木犀科植物女贞 *Ligustrum lucidum* Ait. 的干燥成熟果实。味甘、苦，性凉。归肝、肾经。功效：补益肝肾，明目，清虚热。含齐墩果酸、甘露醇、葡萄糖、棕榈酸、硬脂酸、油酸及亚麻酸，果皮含熊果酸、齐墩果酸、乙酰齐墩果酸。种子含脂肪油 14.9%，油中棕榈酸与硬脂酸为 19.5%，油酸及亚麻酸等为 80.5%。女贞子中尚含铜、锌、铁、锰等微量元素。

【代谢综合征相关药理】

1. 降血糖降血脂作用　研究表明，齐墩果酸可使肝肾中 MDA 的含量显著下降，使 SOD 及 GSH-Px 的活性显著提高，其具有抗自由基损伤的作用，并且能增强机体的抗氧化防御功能，还能抑制肝糖原的流失和分解。多糖对 α-葡萄糖苷酶有抑制作用，通过抑制 α-葡萄糖苷酶的活性来减少糖类的水解，延缓糖类的吸收，降低血糖浓度峰值。女贞子提取物总三萜能有效降低甘油三酯，对血脂有一定的调节作用。

2. 对损伤细胞的保护作用　细胞凋亡是基因控制的细胞的自杀过程，Bcl-2 和 Bax 是细胞凋亡的重要调节因子，Bcl-2 可抑制多种途径的凋亡，而 Bax 可促使细胞发生凋亡。国内学者研究发现，女贞子可清除自由基，增加 Bcl-2 的表达，降低 Bax 的表达，抑制神经细胞的凋亡，达到神经保护的作用。也有研究发现，苯乙醇苷类化合物红景天苷可降低长时间运动所导致的 LDH、CK 和 CK – MB 的活性升高，减轻肌细胞的损伤，降低细胞内的 Ca^{2+} 浓度，减少 LDH 释放，对缺氧/缺糖的神经细胞具有保护作用。

3. 保肝作用　女贞子中多种活性成分都具有保肝的作用，如齐墩果酸可抑制肝细胞脂质过氧化并且使血清 GPT 明显的下降。苯乙醇苷类成分红景天苷有显著的抗肝纤维化的作用，能明显降低肝损伤模型中血清中的 ALT、NO 和肝中的 MDA、TG 的含量。研究表明多糖可对抗细胞膜通透性的病变，对抗肝细胞变性或者坏死，从而达到保护肝脏的作用。

丹参

丹参为唇形科鼠尾草属多年生草本植物丹参 *Salvia miltiorrhiza* Bge. 的干燥根及根茎。味苦，性微寒。归心、脾、肝、肾经。功效：活血祛瘀，通经止痛，清心除烦，凉血消痈。含脂溶性的二萜类成分和水溶性的酚酸成分，还含黄酮类、三萜类、甾醇等其他成分。脂溶性成分中，属醌、酮型结构的有：丹参酮 I、II_A、II_B、V、VI，隐丹参酮，异丹参酮 I、II、II_B，异隐丹参酮，羟基丹参酮 II_A，丹参酸甲酸等。

【代谢综合征相关药理】

1. 护肝作用　丹参能保护肝细胞，改善肝功能指标，对阻断病毒性肝炎向肝硬化发展具有十分积极的意义。据报道，丹参可以刺激大鼠血浆纤维联结蛋白含量的升高，从而提高其网状内皮系统的吞噬功能及调理素活性，预防肝脏的免疫损伤，发挥保护肝细胞和促进细胞再生的作用。在大鼠注射硫代乙酰胺致急性肝损伤模型中，丹参水煎醇提液皮下注射治疗组血浆中 TNF – α 和 ALT 下降、肝损伤面积减少，丹参可能是通过减少 TNF – α 的合成而发挥防治肝损伤的作用。研究还发现，丹参保护肝细胞的作用与其抗脂质过氧化、钙拮抗和免疫调节有关。丹参多糖是丹参的主要有效成分，研究发现丹参多糖具有抗免疫性肝损伤的作用，这种作用的实现不仅表现在直接的保肝降酶方面，还对肝损伤后小鼠的免疫功能起到调节作用，通过免疫功能的调控进一步发挥保肝降酶作用。研究发现，丹参多糖能降低 LPS 诱导的急性肝损伤模型小鼠肝组织中 MDA 含量，升高 GSH 含量，降低血清 ALT 含量。表明丹参多糖对小鼠急性肝损伤有显著的保护作用。

2. 抗氧化作用　机体在代谢过程中会因氧化作用而产生大量的自由基，很多疾病的发生与这些自由基引发的氧化反应有关。有研究报道，丹参叶中含有大量具有清除自由基作用的丹酚酸类化合物，能有效抑制脂质过氧化反应。白花丹参多糖对亚油酸过氧化作用有良好的抑制作用，其抑制率和还原力均随其质量浓度的增加而提高，表现出明显的量效关系。丹参提取剩余物也有抗氧化的功能。国内学者在肉鸡日粮中添加 1% 丹参提取剩余物可以显著提高肉仔鸡血清总抗氧化能力、超氧化物歧化酶（SOD）活性、谷胱甘肽过氧化物酶（GSH – Px）活性（$P < 0.05$），同时可以显著降低血清丙二醛（MDA）含量（$P < 0.05$）。

3. 对心血管的改善作用　丹参能提高纤溶酶活性，促进纤维蛋白溶解，抗血栓的形成与其抗凝血及抑制血小板聚集等作用有关。丹参能够促进血液循环和防止血液凝固。临床实验证明，对心、脑供血不足患者，经静脉点滴丹参注射液后，各种胸闷、胸痛、心绞痛和头晕、头痛等病症有明显的改变。研究发现，丹参酮在扩张血管、保护血管内皮细胞、抗氧化、抗纤维化以及抗心律失常等方面作用显著，其中丹参酮Ⅱ_A对心血管系统具有突出的保护作用。随着药理作用的进一步清晰，研究发现丹参素可以在抗缺血–再灌注引起的心肌损伤、抗心肌梗死、抗动脉粥样硬化、抗高血脂、抗高血压、保护内皮细胞等方面保护心血管系统。

4. 降糖作用 过去的丹参主要用于心脑血管疾病的治疗。近年来，一些学者研究发现，糖尿病患者，尤其是老年糖尿病患者，全身弥漫性血管损伤的主要病理变化，显示微循环、微血管瘤的形成和微血管基底膜增厚。考虑到丹参能拮抗血管紧张素，有效降低血液黏度、抑制血小板聚集，改善纤维蛋白酶溶解，能消除氧自由基，并能抑制内源性胆固醇的合成，降低血液中甘油三酯和胆固醇的含量，并开始研究探索丹参治疗糖尿病及预防其并发症。药理学研究和临床观察表明，丹参具有降低血糖，预防和治疗糖尿病并发症、调节血脂的作用，改善微循环，预防和治疗糖尿病和糖尿病酮症酸中毒、低血糖、大血管和毛细血管，以及周围神经病变严重的并发症，如减少并发症和死亡结果的发病率，减少医疗费用，取得了良好的临床效果。

车前子

车前子为多年生草本车前科植物车前 *Plantago asiatica* L. 或平车前 *P. depressa* Willd. 的干燥成熟种子。味甘、淡，性微寒。归肺、肝、肾、膀胱经。功效：清热利尿，渗湿止泻，明目，祛痰。含桃叶珊瑚苷，车前黏多糖，消旋–车前子苷，都桷子苷酸，车前子酸，琥珀酸，腺嘌呤，胆碱及10.43%的脂肪油，β–谷甾醇、β–谷甾醇–$3-O-\beta-D$–吡喃葡萄糖苷。

【代谢综合征相关药理】

1. 降血脂作用 国内有学者通过大车前子多糖与正常小鼠和优降糖相比较，研究不同药物对以四氧嘧啶制作的糖尿病动物模型的血糖、血脂的影响。结果表明，大车前子多糖高剂量组同其低剂量组及优降糖组相比较，对四氧嘧啶性大鼠血糖、血脂代谢障碍有明显的改善作用。研究车前子胶对大鼠高脂血症的预防作用和车前子胶降血糖的作用结果表明，车前子胶能降低喂饲高脂饲料大鼠的血清总 TC、LDL–C 水平，并能提高正常大鼠的糖耐量，拮抗由肾上腺素所致的大鼠高血糖。通过大鼠肝微粒体的提取制备 Fe^{2+}–VitC 系统诱导的脂质过氧化损伤模型，检测车前子多糖对丙二醛（MDA）含量以及超氧化物歧化酶（SOD）活性的影响，结果车前子多糖可显著降低 MDA 含量，激活 SOD 活性，抑制肝微粒体脂质过氧化，表明车前子多糖具有抑制 Fe^{2+}–VitC 增强肝微粒体脂质过氧化的效应，其作用机制可能是通过与 Fe^{2+} 络合，降低反应体系中 Fe^{2+} 游离浓度，而抑制微粒体脂质过氧化。有学者观察车前子对实验性高脂血症大鼠降脂作用及其干预机制。发现车前子能降低血清胆固醇、血清甘油三酯的含量。提高一氧化氮、高密度脂蛋白的含量。车前子具有调节血脂和保护高脂血症大鼠血管内皮细胞损伤的功能。

2. 抗动脉粥样硬化作用 观察车前子对高脂血症大鼠心、肝组织自由基防御机能的影响。实验结果表明，车前子对机体自由基的防御机能可产生一定的影响，对动脉粥样硬化和冠心病具有一定的防治作用。张宁等采用组织贴壁培养法建立氧化型低密度脂蛋白（ox－LDL）诱导血管平滑肌细胞（VSMC）的增殖模型，结果表明，ox－LDL 诱导的 VSMC 增殖明显（$P < 0.05$），认为该增殖模型成功建立。以四甲基偶氮唑蓝（MTT）法观察车前子多糖（PSP）对 VSMC 增殖的影响，结果显示，加入不同剂量 PSP 进行干预后，VSMC 的增殖率下降，表明 PSP 可以抑制 ox－LDL 诱导的平滑肌细胞增殖，从而有可能阻止血管中膜平滑肌增厚，这对防止 AS 的进展有重要意义。利用比色法测定丙二醛（MDA）含量、超氧化物歧化酶（SOD）活性、一氧化氮（NO）含量及一氧化氮合酶（NOS）的活性，结果显示给予 PSP 后，MDA 含量显著下降，SOD、NO 和 NOS 水平明显升高（$P < 0.05$），表明 PSP 具有一定的抗氧化作用，其对平滑肌细胞增殖的抑制作用有可能是通过减轻脂质过氧化反应，促进 NO 的产生而实现的。RT－PCR 检测原癌基因（c－myc）和单核细胞趋化蛋白－1（MCP－1）水平，观察 PSP 对 c－myc 和 MCP－1mRNA 表达的影响，结果表明，PSP 下调 c－myc mRNA 和 MCP－1mRNA 的表达，可能是抗动脉粥样硬化的机制之一。

水红花子

水红花子为蓼科植物红蓼 *Polygonum orientale* Linn. 、酸模叶蓼 *P. lapathifolium* L. 或柳叶蓼 *P. lapathifolium* L. var *salicifolium* Sibth. 的干燥成熟果实。味咸，性微寒。归肝、胃、脾经。功效：散血消癥，消积止痛，利水消肿。水红花子中的黄酮类化合物包括槲皮素、花旗松素、花旗松素－3－O－β－D－葡萄吡喃糖苷、山奈素－3－O－α－L－鼠李吡喃糖苷和柯伊利素－7－O－β－D－葡萄吡喃糖苷、山奈酚、5,7,4'－三羟基二氢黄酮醇、二氢槲皮素、3,5,7－三羟基。其他还包含鞣质、挥发油、脂肪油以及三萜皂苷类成分。

【代谢综合征相关药理】

抗氧化作用 水红花子水提物和醇提物能使 D－半乳糖致衰老模型小鼠血清、肝、肾组织中 MDA 及脑组织中 LF 显著下降；能使血清、肝、肾组织中 SOD 及 GSH－PX 活力显著提高；说明水红花子水提物和醇提物均有显著清除氧自由基、活性氧及抗脂质过氧化作用。水红花子醇提物能不同程度抑制 Fe^{2+} 抗坏血酸诱导的大鼠心、肝、肾脂质过氧化产物 MDA 生成，能不同程度抑制酵母多糖 A 刺激中性粒细胞生成 O^{2-}，能不同程度抑制 H_2O_2 诱发的红细胞氧化溶血，进一步说明水红花子醇提物通过清除—OH、O^{2-} 及 H_2O_2 而发挥抗氧化活性。

甘草

甘草为豆科植物甘草 *Glycyrrhiza uralensis* Fisch. 、胀果甘草 *G. inflata* Bata. 或光果甘草 *G. glabra* L. 的干燥根及根茎。味甘，性平，无毒。归脾、胃、肺经。功效：益气补中，缓急止痛，润肺止咳，泻火解毒，调和诸药。含甘草甜素、甘草酸、甘草次酸、甘

草黄苷、甘草素、甘草苦苷、异甘草黄苷、二羟基甘草次酸、甘草西定、甘草醇、5 –
O – 甲基甘草醇、异甘草醇等。

【代谢综合征相关药理】

1. 降血糖作用 Mae T 等报道，给青年或老年遗传性糖尿病的 KK – Ay 小鼠喂饲含
0.1% ~0.3% 甘草乙醇提取物饲料（相当于人每天口服甘草乙醇提取物 100 ~300mg/kg），
喂饲 28 天，均能降低青、老年的 KK – Ay 小鼠高血糖。也能降低喂高脂饲料大鼠的血
糖值并改善葡萄糖耐量。给链脲霉素性糖尿病大鼠灌服甘草乙醇提取物 1g（生药/kg），
喂饲 60 天，也能降低高血糖和糖化血红蛋白水平；也能改善部分胰岛素切除性糖尿病
小鼠的葡萄糖耐量，其中炙甘草的降血糖值作用之所以较生甘草更强是因为炙甘草中甘
草次酸（glycyrrhetinic acid）含量高于生甘草。国内有学者给喂高脂高糖饲料加腹腔注
射链脲霉素引起的 1 型糖尿病模型大鼠，灌服甘草总黄酮 100mg/kg 和 300mg/kg，35 天
或 40 天，可降低模型大鼠升高的血糖、糖化血红蛋白和尿糖水平，还能轻度降低大鼠
空腹血清胰岛素水平，明显提高其胰岛素敏感指数，对抗模型大鼠体质量下降。在降糖
的同时也降低升高的血清甘油三酯、胆固醇、游离脂肪酸和低密度脂蛋白值，升高低下
的高密度脂蛋白值。研究发现，甘草酸二胺在不明显降血糖剂量时就有明显的胰腺 B 细
胞保护作用，即明显改善四氧嘧啶性糖尿病大鼠胰岛 B 细胞形态结构，增加 B 细胞胰
岛素染色颗粒和胰岛素表达，促进胰岛 B 细胞修复和再生，并能增强格列苯脲改善 B
细胞形态结构和促进胰岛素表达的作用。甘草酸也能改善链脲霉素性糖尿病大鼠的胰腺
组织异常，增加胰岛细胞数目和胰岛素分泌，提高胰岛损伤大鼠的血清胰岛素水平。甘
草酸的水解产物甘草次酸和甘草水提物能诱导胰岛中胰岛素受体底物 – 2，胰腺十二指
肠内源异形盒 – 1（bomeobox – 1）和葡萄糖激酶的 mRNA 表达，从而提高 B 细胞的生
存能力并促进葡萄糖刺激胰岛分泌胰岛素。光甘草定通过其抗氧化作用，提高胰腺中的
超氧化物歧化酶活性减少丙二醛生成，对抗链脲霉素对小鼠胰腺的伤害。氧化应激是引
起胰腺受损的重要原因之一。甘草及其有效成分的抗氧化作用，降低了糖尿病模型动物
血清过氧化脂质水平，恢复抗氧化酶超氧化物歧化酶、谷胱甘肽过氧化物酶、过氧化氢
酶水平，产生保护 B – 细胞的效应。深入研究发现，甘草及其有效成分是通过激活过氧
化物酶体增殖子激活型受体（PPARs）增强胰岛素对靶组织的效应，改善胰岛素抵抗，
促进组织细胞摄取和利用糖和脂质，纠正糖代谢和脂代谢。甘草乙醇提取物通过激活脂
肪细胞中的 PPAR – γ，增强胰岛素促进脂肪细胞摄取葡萄糖，改善葡萄糖耐量。甘草的
乙醇、乙酸乙酯或丙酮提取物都具有 PPAR – γ 配体结合活性，从甘草中分离得到的 16
种黄酮类化合物，如甘草香豆素、格里西轮、dehydroglyasperin C 和 D、5′ – 甲酰光甘草
定、(2R,3R) – 3,4′,7 – 三羟基 –3′异戊烯基黄烷、(3R) – 2′,3′,7 – 三羟基 –4′甲氧基
异黄烷、kanzonol W、echinatin、shinpterocapin、shinflavanone、gancaonin L、甘草二氢黄
酮 A、光甘草醇和光甘草酮（gla – brone）具有 PPAR – γ 配体结合活性，这些化合物浓
度在 10mg/L 时配体结合活性是 0.5μmol/L 曲格列酮的 3 倍。

2. 抗肥胖作用 Armanini 等给 15 例体质量正常的年轻人每天服用甘草药材 3.5g，
2 个月后尽管体质量指数无明显改变，但脂肪体质量比显著下降，7 例男性由 12.0% ±

2.1%，8 例女性由 24.9%±5.1% 分别降为 10.8%±2.9% 和 22.1%±5.4%；细胞外水分（占总水分的百分比），男女受试者分别由 41.8%±2.0% 和 48.2%±1.4% 升高到 47.0%±2.3% 和 49.4%±2.1%。由于血浆肾素活性和醛固酮水平也下降，认为甘草是通过其甘草酸类成分抑制脂肪细胞的 I 型 11β-羟基甾体脱氢酶（11β-HSD1）减少体脂量的。Mae 等给 C57BL 肥胖小鼠喂饲甘草乙醇提取物 100~300mg/kg，4 周后能显著减少高脂饲料引起的腹内脂肪组织质量升高。

3. 抗脂肪肝作用 给小鼠喂含 0.1% 和 0.25% 甘草总黄酮（系富含光甘草定的甘草超临界 CO_2 提取物）的高脂饲料，在产生抗肥胖作用同时显著抑制高脂饲料引起的肝脂肪变性。给喂高脂高糖饲料加链脲霉素引起 2 型糖尿病的大鼠，甘草总黄酮 100mg/kg、300mg/kg，在降血糖调血脂同时可降低模型动物的肝质量指数。报道甘草素和异甘草素不仅对抗氧化应激性肝损伤，也能减轻喂高脂饲料小鼠的肝脏脂肪累积，对抗肝脏 X 受体-α（LXRα）激动剂 T0901317 引起的肝脂肪变性。

4. 抗氧化作用 甘草及其有效成分都具有抗氧化作用，能提高机体抗氧化防御系统和清除自由基能力，产生抗氧化应激效应，对脂肪肝中的氧化应激过程同样有对抗作用。甘草总黄酮能提高 2 型糖尿病模型大鼠血清总抗氧化能力，保护乙醇或四氯化碳的氧化应激性肝损伤形成，抑制肝过氧化脂质产物丙二醛水平升高和还原型谷胱甘肽耗竭。其中的光甘草定在降链脲霉素性糖尿病小鼠血糖时也降低肝、肾、胰的丙二醛水平并升高超氧化物歧化酶活性。甘草素和异甘草素也能抑制氧化应激性肝损伤，Kim 等认为它们是通过激活核因子（NF）E2 相关因子 2（Nrf2）和/或抑制 c-Jun 氨基末端激酶-1（JNK1），保护肝细胞免遭脂肪累积引起的氧化应激性肝损伤。

5. 抗胰岛素抵抗作用 Kuroda 等报道激活 PPAR-γ 可增强胰岛素对靶组织的效应，改善胰岛素抵抗，调控脂、糖代谢。甘草的乙醇、醋酸乙酯或丙酮提取物都具有 PPAR-γ 配体结合活性，从甘草中分离得到的 16 种黄酮类化合物浓度在 10mg/L 时配体结合活性是 0.5μmol/L 曲格列酮的 3 倍。因此，激活 PPAR-γ 可能是甘草及其有效成分对抗胰岛素抵抗，调控脂、糖代谢的共同机制之一。

天麻

天麻为兰科天麻属植物天麻 *Gastrodia elata* Bl. 的根。味甘、辛，性平，无毒。归肝经。功效：平肝息风，祛风止痛。天麻中含量较高的主要成分是天麻苷，另含天麻醚苷。天麻中还含有抗真菌蛋白及微量元素，其中以铁的含量最高，氟、锰、锌、碘次之。天麻含香荚兰醇、香荚兰醛、维生素 A 类物质、苷、结晶性中性物质、微量生物碱、黏液质等。天麻素是天麻的主要有效成分，其含量约为 0.025%。现已能人工合成天麻素（天麻苷）、天麻苷元及其类似物。近年实验证明天麻多糖也是天麻的有效成分。

【代谢综合征相关药理】

1. 降血脂作用 天麻细粉和天麻素在金黄地鼠体内具有降血脂作用。在高脂饲料喂养建立的金黄地鼠高血脂模型中，灌胃给予天麻细粉或天麻素均能显著降低血清总胆固醇（TC）、甘油三酯（TG）、低密度脂蛋白胆固醇（LDL－C）及动脉硬化指数（AI），而对高密度脂蛋白胆固醇（HDL－C）水平影响不大。研究发现，天麻细粉片、天麻粉或天麻素用于高脂饲料喂养或脂肪乳剂灌胃诱导的 SD 大鼠或 C57BL/6J 小鼠均可发挥良好的降血脂作用。也有报道将天麻素溶于饮水中给予高脂饲料诱导的 C57BL/6J 小鼠可显著降低血清中的 TC、TG、LDL－C 水平。

2. 改善非酒精性脂肪性肝病（NAFLD）的作用 灌胃给药天麻素分别用于预防或治疗高脂饲料诱导的 C57BL/6J 小鼠和 SD 大鼠的 NAFLD 也取得了良好的效果，可显著减轻模型动物肝脏的脂肪变性、TG 蓄积、炎症细胞浸润、纤维化等病理学改变并改善肝功能。研究发现，在体外培养的 HL－7702 肝细胞中，天麻素和天麻粉水浸出物能剂量依赖性地激活 AMP 活化蛋白激酶（AMPK）/乙酰辅酶 A 羧化酶（ACC）通路，减少油酸（OA）诱导的 TG 蓄积，并且该作用是 AMPK 依赖性的。在小鼠和大鼠的 NAFLD 模型中，天麻素也能激活肝脏的 AMPK，从而显著下调固醇调节元件结合蛋白 1c（SREBP1c）等脂肪合成基因的表达，并显著上调肉毒碱棕榈酰基转移酶 1A（CPT1A）等脂肪分解基因的表达，结果可抑制肝脏内脂肪的合成而促进脂肪分解，减轻肝脏脂肪变性。

3. 降血糖和胰岛素增敏作用 天麻素对机体胰岛素的分泌具有双相调控作用。一方面，在高脂饲料诱导的动物的高胰岛素血症和胰岛素抵抗状态下，天麻素可减少血清胰岛素浓度和胰岛素抵抗指数（IRI）而增加胰岛素敏感指数（ISI）。另一方面，在体外培养的大鼠胰岛素瘤细胞 INS－1 中，天麻素处理后可显著刺激胰岛素的释放，并拮抗 STZ 诱导的 INS－1 细胞损伤和胰岛素分泌减少。

太子参

太子参系石竹科植物孩儿参 *Pseudostellaria heterophylla*（Miq.）Pax ex Pax et Hoffm. 的干燥块根。味甘、微苦，性平。归脾、肺经。功效：补益脾肺，益气生津。含大量的氨基酸，其中以精氨酸、谷氨酸、天冬氨酸含量较高，太子参中的苷类成分主要包括太子参皂苷 A、尖叶丝石竹皂苷 D、胡萝卜苷、$\Delta7-3\beta$－豆甾烯醇 $3-O-\beta-D$ 葡萄糖吡喃糖、刺槐苷、乙醇－α－D－半乳糖苷、乌苏酸、嘌呤腺苷、尿嘧啶核苷等。脂肪酸类主要含有棕榈酸、亚油酸、山嵛酸、琥珀酸等。磷脂类成分主要包括磷脂酰胆碱、磷脂酸、磷脂酰肌醇。

【代谢综合征相关药理】

1. 降血糖作用 太子参多糖通过显著提高实验性糖尿病小鼠血清超氧化物歧化酶水平、降低丙二醛含量、减轻胰腺病理组织学变化，从而改善糖尿病小鼠抗氧化功能，保护胰腺，而起到降糖作用。太子参多糖亦能改善糖尿病大鼠的一般状况，延缓体质量下降、降低空腹血糖、降低甘油三酯和总胆固醇水平，但不影响胰岛素水平，从而对糖尿病大鼠有显著的治疗作用。实验研究表明，太子参水提物对链脲菌素（STZ）诱导的糖尿病小鼠模型有明显的降血糖作用，对胰岛素的敏感性有显著改善作用，对糖尿病患者的胰岛素抵抗效果显著，作用优于绞股蓝和泽泻水提物。夏伦祝等实验研究同样证明了这点，同时还表明太子参多糖能有效降低甘油三酯（TG）和总胆固醇（TC）的水平，从而有效降低血脂水平，改善脂质代谢紊乱，提示其对糖尿病、心血管病并发症有预防作用。

2. 抗氧化作用 通过清除自由基、抗脂质过氧化活力测定，对太子参提取物体外抗氧化活性进行比较，结果表明，太子参提取物具有明显的抗氧化活性，皂苷粗提物活性优于水提物和醇提物。太子参醇提物对大鼠组织和红细胞的抗氧化活性实验结果显示，太子参醇提物通过清除—OH、O_2^{2-} 及 H_2O_2 而发挥体内抗氧化作用。观察太子参水提物对 D - 半乳糖造成的衰老小鼠模型抗氧化系统的影响，结果显示，太子参水提物能使心、肝、肾组织中丙二醛含量不同程度降低、超氧化物歧化酶及谷胱甘肽过氧化物酶活力不同程度提高、脑组织中脂褐质不同程度下降，而发挥抗氧化活性在张振明的对太子参醇提物的抗氧化活性及其机制做的研究证实太子参醇提物能不同程度抑制 Fe^{2+} 抗坏血酸诱导的大鼠心、肝、肾 MDA 生成，不同程度抑制酵母多糖 A 刺激大鼠中性粒细胞生成 O_2^- 及红细胞氧化溶血，说明太子参醇提物是通过清除—OH、O_2^{2-} 及 H_2O_2 而发挥抗氧化活性。

白花蛇舌草

白花蛇舌草为茜草科植物白花蛇舌草 *Oldenlandia diffusa*（Willd.）Roxb. 的干燥全草。味苦、淡，性寒。归心、肝、脾经。功效：清热解毒，消痈散结，利尿除湿。白花蛇舌草全草中已提取得到的化合物主要为黄酮类、蒽醌类、萜类、甾醇类、多糖类和酚酸类等成分，白花蛇舌草中所含黄酮类主要为山柰酚、槲皮素及其糖苷；萜类成分为环烯醚萜类化合物和三萜类化合物；蒽醌类化合物主要以植物中常见蒽醌为主，化合物有 2 - 甲基 - 3 - 羟基蒽醌、2 - 甲基 - 3 - 甲氧基蒽醌、2 - 羟基 - 1 - 甲氧基蒽醌等。

【代谢综合征相关药理】

1. 抗氧化作用 Singaravelu P 等人研究发现白花蛇舌草的氯仿、乙酸乙酯和甲醇提取物可以通过对自由基 ABTS 和（或）过氧化氢的作用而发挥抗氧化功能。研究结果表明，白花蛇舌草的水、乙醇、丙酮、氯仿、乙醚、石油醚提取物均具有一定程度的抗氧化活性；抗氧化活性成分主要是多酚、黄酮、羟基蒽醌、有机酸类。高超等给荷瘤小鼠化疗的同时加用白花蛇舌草，可明显降低骨髓细胞、肝脏、脾脏的活性氧（ROS）、丙二醛（MDA）水平，提高谷胱甘肽过氧化酶（GSH - Px）、过氧化氢酶（CAT）的活性。也有研究表明，白花蛇舌草提取物可提高消炎痛所致胃溃疡大鼠血清和胃组织超氧化物歧化酶（SOD）活力，降低丙二醛（MDA）含量。

2. 保肝作用 Lin C 等发现白花蛇舌草具有保肝活性，在服用肝毒素 24 小时后，其提取物能够明显降低血清中谷草转氨酶和谷丙转氨酶活性，从而降低肝损害。国内学者等对近年来白花蛇舌草在临床应用中的 HIV 病毒、乙肝和肝硬化进行了总结，均收到良好疗效。研究表明，白花蛇舌草能增强吞噬细胞活力，有效地消除被乙肝病毒侵害的肝细胞，并使机体其他部位的乙肝病毒也被吞噬细胞包埋。徐建华使用白花蛇舌草组方治疗转氨酶升高，效果显著，这主要与其所含丰富的齐墩果酸有关。

白术

白术为菊科植物白术 *Atractylodes macrocephla* Koidz. 的根茎。味苦、甘，性温。归脾、胃经。功效：健脾益气，燥湿利水，止汗，安胎。根茎含挥发油，有 α - 及 β - 葎草烯，β - 榄香醇，α - 姜黄烯，苍术酮，3β - 乙酰氧基苍术酮，另含东莨菪素、果糖、菊糖，具免疫活性的甘露聚糖 AM - 3，以及多种氨基酸。

【代谢综合征相关药理】

动物实验研究白术糖复合物的理化性质和降血糖活性结果显示，AMP - B 50mg/kg、100mg/kg、200mg/kg 均有明显降血糖活性，其中 50mg/kg 和 100mg/kg 起效较 200mg/kg 更好，表明 AMP - B 能增加四氧嘧啶糖尿病大鼠的胸腺重量指数和胰腺重量指数，抑制糖尿病大鼠胰腺萎缩，因此白术糖复合物可能减弱四氧嘧啶对胰岛 B 细胞的损伤或改善受损的 B 细胞功能。白术多糖作为白术的重要组成成分，目前已经证实其糖复合物能增加四氧嘧啶糖尿病大鼠的胸腺质量指数和胰腺质量指数，抑制糖尿病大鼠胰腺萎缩，其降血糖作用可能与减弱四氧嘧啶对胰岛 B 细胞的损伤或改善受损 B 细胞的功能有关。采用自发性 2 型糖尿病 db/db 小鼠，拟进一步证实白术多糖的降血糖作用及初步探索其降血糖的作用机制，结果显示白术多糖（300mg/kg，90mg/kg）能显著降低 db/db 小鼠的空腹血糖，降低餐后血糖，改善糖耐量，降低血浆胰岛素水平，增加胰岛素敏感性指数，提示白术多糖可能是通过提高外周靶器官对胰岛素的敏感性，改善胰岛素抵抗而起到降糖作用。

白芍

白芍是毛茛科芍药属植物白芍药 *Paeonia lactifeora* Pall. 的根。味苦、酸，性微寒。归肝、脾经。功效：补血柔肝，平肝止痛，敛阴收汗。含芍药苷、牡丹酚、芍药花苷，尚含苯甲酸、挥发油、脂肪油、树脂、鞣质、糖、淀粉、黏液质、蛋白质、β - 谷甾醇和三萜类等。

【代谢综合征相关药理】

1. 对心血管系统的作用 白芍能够升高环磷酰胺所致的血虚证小鼠红细胞数、血红蛋白含量、红细胞压积，其水提物可显著对抗异丙肾上腺素对小鼠造成的心肌耗氧量增加，拮抗垂体后叶素所致的急性心肌缺血，增加心肌营养性血流量，延长小鼠在常压和低压缺氧环境中的存活时间，其主要成分芍药苷可呈内皮依赖性舒张血管平滑肌，作用机制可能与其促进 NO 合成释放有关，与钙激活的钾通道以及抑制血管平滑肌细胞外钙内流和内钙释放无关。芍药苷能促进人骨髓成纤维样基质细胞系（HFCL）由 G0/G1 期进入 S 期，提高增殖指数，上调 Ras 相关核蛋白、核纤层蛋白 A/C、异柠檬酸脱氢酶、磷酸丙糖异构酶、ATP 合成酶、核蛋白体蛋白质 P2 和 CCT，下调 cc 趋化因子和 Bax 等蛋白，促进 HFCL 的能量代谢，抑制 HFCL 凋亡，间接发挥补血作用。

2. 护肝作用 研究表明，TGP 或芍药苷对多种动物肝损伤模型具有保护作用。TGP 能改善果糖 - 高脂诱导的非酒精性脂肪性肝病大鼠糖脂代谢异常及拮抗胰岛素抵抗，增强胰岛素敏感性，降低血脂，抑制炎症反应，改善肝功能。白芍总苷还可对高脂引起的非酒精性脂肪肝（NAFLD）模型大鼠的肝组织起到保护作用，其作用机制可能与白芍总苷能提高抗氧化能力、降低异常细胞因子水平有关。白芍总苷还能减少脂质沉积、减轻主动脉病变，对预防动脉粥样硬化发病具有重要意义。TGP 或芍药苷对四氯化碳诱导的急慢性化学性肝损伤、肝纤维化均有保护作用，还可明显对抗 D - 半乳糖胺和雷公藤多苷片所致小鼠急性肝损伤。对卡介苗加脂多糖诱导的小鼠免疫性肝损伤、猪血清诱导建立的大鼠肝纤维化模型、人白蛋白所致的大鼠免疫性肝纤维化亦有不同程度的改善作用。罗琳等研究了芍药苷对 α - 萘异硫氰酸酯诱导小鼠胆汁淤积型肝损伤的保护作用，其能够降低 NOX4 在肝组织中的表达，提高 NTCP 蛋白水平，提示芍药苷通过抗氧化减轻肝细胞损伤和增强肝细胞对血液中胆盐的摄取来保护肝细胞。

3. 降脂作用 研究发现，预防给予白芍总苷（100mg/kg，56 天）可明显降低脂肪肝模型大鼠血浆中 TC、TG、LDL - C 和 MDA 含量，增加 HDL - C 含量，改善肝脏组织学改变。研究表明，白芍总苷（100mg/kg，28 天）能明显降低高脂模型大鼠的 MDA 含量。其作用机制是白芍总苷能提高脂联素含量，抑制炎症细胞因子白细胞介素 26（IL -26）和肿瘤坏死因子 α 的表达，从而改善脂代谢。郑琳颖等用高、低剂量（150mg/kg，50mg/kg，28 天）的白芍总苷对降低大鼠血脂作用进行了验证，结果表明白芍总苷能抗自由基，增强抗氧化物酶的活性，下调脂肪炎症因子和内脏脂肪素的表达，从而降低血脂水平。也有研究表明，用高糖高脂饮食诱导复制胰岛素抵抗模型，该模型具有高血糖、高血压等特点；再通过给予白芍总苷对胰岛素抵抗模型大鼠进行干预治疗，使胰岛素抵抗模型大鼠的胰岛素敏感性明显增强，脂代谢紊乱程度明显减轻。

4. 抗高血压作用 一项关于白芍总苷对代谢综合征——高血压模型大鼠的血压作用影响的研究表明，高、低剂量（150mg/kg，50mg/kg，28 天）的白芍总苷均能明显降低模型大鼠的血压以及血浆肾素、血管紧张素、游离脂肪酸、肿瘤坏死因子 α 含量。其中，血管紧张素是肾素 - 血管紧张素系统（RAS）中最具活性的成分，能维持血容量和调节血压；肿瘤坏死因子 α 能诱导血管紧张素和内皮素分泌，内皮素具有强烈的收缩血管作用，能减弱内皮依赖的血管舒张反应；白芍总苷的降血压机制可能与抑制肾素 - 血管紧张素系统、拮抗炎性介质和自由基的生成、增强血管扩张作用有关。研究表明，白芍总苷和卡托普利能降低不完全结扎腹主动脉造成压力超负荷型心肌重构模型大鼠的左心室指数、全心指数和颈总动脉插管收缩压、平均压，抑制心肌重构。胰岛素抵抗是高血压发病的重要机制之一。

玄参

玄参为双子叶植物玄参科玄参 *Scrophularia ningpoensis* Hemsl. 的干燥根。味甘、苦、咸，性微寒。归肺、胃、肾经。功效：清热凉血，泻火解毒，滋阴。玄参含有环烯醚萜和苯丙素苷两类主要化学成分，另外还含有黄酮、植物甾醇、三萜皂苷、有机酸、挥发油及糖类和生物碱等。

【代谢综合征相关药理】

1. 对心血管系统的作用　玄参能缓解肾上腺素和氯化钾所致兔主动脉血管痉挛，还能增加离体兔耳灌流量。玄参乙醇提取物能保护垂体后叶素所致家兔实验性心肌缺血，能明显增加离体兔心冠脉流量，对麻醉猫有一定降压作用，能增强小白鼠耐缺氧能力。玄参对阻断颈动脉血流所致的升压反射也无明显影响，不能对抗肾上腺素所致的升压作用。

2. 降血压作用　实验证明玄参流浸膏、醇提液和煎剂都有降低血压的作用。水浸出液、乙醇–水浸出液、乙醇浸出液及煎剂，对麻醉犬、猫、兔有显著降压作用。玄参煎剂对肾性高血压犬的降压作用更明显，健康犬及肾性高血压犬，口服煎剂，每日 1 次，均表现降压作用，对后者的降压作用较前者更显著，剂量减少时，降压作用的出现则延缓玄参醇提液静脉注射可使麻醉猫的血压随即下降，血压平均下降流浸膏给麻醉兔静脉注射，大量则仅使血压下降，小量能使血压先略有上升，继则下降。

3. 抗高尿酸血症作用　从玄参根中分离提取苯丙素苷成分，采用次黄嘌呤造成小鼠高尿酸血症，观察苯丙素苷成分对小鼠高尿酸血症的影响，并进一步从体外观察苯丙素苷成分对黄嘌呤氧化酶的抑制作用。结果表明，苯丙素苷成分能显著降低高尿酸血症小鼠体内的尿酸水平，体外实验显示其对黄嘌呤氧化酶有明显的抑制作用，表明玄参中苯丙素苷成分在小鼠高尿酸血症中的降尿酸作用可能与其抑制黄嘌呤氧化酶作用有关。

4. 护肝作用　研究观察玄参中苯丙素苷对大鼠肝损伤细胞凋亡的影响，表明玄参中苯丙素苷抗肝损伤细胞凋亡可能与其调控肝细胞凋亡相关基因有关。在设计的实验中观察玄参中苯丙素苷对此模型肝细胞凋亡及相关基因表达的影响，结果显示玄参中苯丙素苷可以下调 Fas/FasL 的表达，上调 bcl–2 蛋白表达，明显抑制模型肝细胞凋亡。也有研究显示，玄参环烯醚萜类成分能显著地清除自由基及超氧阴离子，可抑制诱导的小鼠血红细胞氧化溶血。证明玄参环烯醚萜类成分具有较强的体外抗氧化活性。

地黄

地黄为玄参科植物地黄 *Rehmannia glutinosa* Libosch. 的块根。味甘、苦，性寒。归心、肝、肾经。功效：清热生津，滋阴养血。地黄根茎中含有 β–谷甾醇、甘露醇及少量豆甾醇、微量的菜油甾醇，亦含地黄素、梓醇、二氢梓醇、乙酰梓醇、地黄苷，亦含有机酸类，尚含多种糖类以及维生素 A 类物质。干地黄中有 15 种氨基酸，其中丙氨酸含量最高。

【代谢综合征相关药理】

1. 抗氧化作用　地黄多糖对正常动物和病理动物都有较好的抗氧化能力。熟地黄多糖可降低正常动物血清丙二醛含量，增强血清谷胱甘肽过氧化物酶（GSH–Px）和超氧化物歧化酶（SOD）活性，还可以显著提高 D–半乳糖复制衰老模型小鼠的血清 SOD，GSH–Px 及过氧化氢酶活性，降低血浆、脑匀浆及肝匀浆过氧化脂水平。通过提高自由基清除酶活性、清除体内过多的自由基、降低体内过氧化脂水平，地黄多糖可以进一步发挥抗衰老的作用。

2. 调节血糖、血脂的作用 地黄多糖表现出了较好的调节血糖和血脂的作用。对以链脲霉素（STZ）联合高脂高糖喂养诱导肥胖糖尿病大鼠及四氧嘧啶诱导糖尿病小鼠，地黄多糖表现出明显的降血糖作用，可显著减缓模型动物体重下降、降低血糖值、增加肝糖原。胰高血糖素样肽 – 1（GLP – 1）和葡萄糖依赖性促胰岛素释放肽（GIP）由肠道细胞分泌，可促进胰岛素分泌。前者同时抑制胰高血糖素促进组织对葡萄糖的代谢，后者同时可以改善胰岛素敏感性起到降糖作用。地黄多糖可以提高肥胖大鼠血清中GLP – 1 和 GIP 的水平，进而发挥对肥胖型糖尿病的降血糖作用。地黄多糖还能够改善糖尿病模型动物的血脂水平，缓解动物体重下降，改善相关生化指标，发挥辅助治疗的作用。同时，地黄多糖还具有调节血脂的作用，表现为降低模型动物的甘油三酯和胆固醇水平。地黄多糖可通过多种途径发挥降血糖的作用。给模型动物静脉注射梓醇 $200\mu mol/L$ 可明显增高 3T3 – L1 脂肪细胞的葡萄糖消耗量（$P < 0.01$），抑制过氧化物酶体增长因子活化受体（PPAR – γ）蛋白表达，具有体外调节脂肪细胞糖脂代谢的作用。梓醇能降低链脲霉素（STZ）诱导的糖尿病大鼠血糖，并呈剂量相关，其作用机制是通过促进 β – 内啡肽的释放，提高葡萄糖转运率，抑制糖异生。高脂饲料诱导的慢性应激大鼠，地黄寡糖能增加胸腺和脾脏的器官质量，降低空腹血糖水平，改善葡萄糖耐量异常，增加肝脏和肌肉中糖原的储量，减少糖异生的能力和血浆游离脂肪酸水平，以及血浆中甘油三酯和总胆固醇水平；而血浆皮质酮水平下降，血浆瘦蛋白水平增加，机制可能是地黄寡糖通过多途径和多靶点重建神经内分泌免疫调节网络中的葡萄糖稳态所介导。

3. 保护肝脏作用 地黄寡糖能显著改善四氯化碳产生的肝损伤生理指标，使肝脏中升高的 MDA 降低，可以防止活性氧相关的肝损害。$0.1 \sim 0.4 g/L$ 地黄低聚糖体外培养人脂肪组织来源干细胞 12 小时，可促进分泌血管内皮生长因子（VEGF）、肝细胞生长因子（HGF）、胰岛素样生长因子 – 1（IGF – 1）、基质细胞衍生因子 – 1α（SDF – 1α）（$P < 0.05$），而对于碱性成纤维细胞生长因子（bFGF）的分泌无明显影响；熟地黄寡糖能促进脂肪来源的间充质干细胞（ADMSCs）增殖，减轻 H_2O_2 诱导的细胞凋亡，增加细胞活力和增殖能力，这种保护作用与上调血管内皮生长因子和肝细胞生长因子有关。

决明子

决明子为豆科植物决明 *Cassia obtusifolia* L. 或小决明 *Cassia tora* L. 的干燥成熟种子。味甘、咸、苦，性微寒。归肝、肾、大肠经。功效：清热明目，润肠通便。种子含蒽醌类化合物，主要为大黄素、大黄素甲醚、大黄酚、芦荟大黄素、决明素、黄决明素、橙黄决明素及它们的苷类和大黄酸等，尚含决明苷。此外，还含有黏液、蛋白质、谷甾醇、氨基酸及脂肪油等。

【代谢综合征相关药理】

1. 降血脂的作用 动物实验表明，决明子能抑制血清胆固醇升高和主动脉粥样硬化斑点形成，能明显增加血清 HDL – C 含量及提高 HDL – C/TCM 比值，改善体内胆固醇的分布状况。蒽醌糖苷是决明子降血脂的主要成分之一，其能减少肠道对胆固醇的吸收，增加排泄，通过反馈调节 LDL 代谢，降低血清胆固醇水平，延缓和抑制动脉粥样硬化斑块的形成。有研究探讨了决明子的降血脂机制，将体外实验大鼠肝细胞用培养液培养，以 Folin－酚试剂法测定体外大鼠肝细胞蛋白质含量，并测定肝细胞中合成 14C－胆固醇的量。实验结果提示决明子对 14C－胆固醇的合成具有一定的抑制作用，证实了决明子具有一定的降血脂作用。张加雄等利用决明子提取物对小鼠高脂血症进行研究分析，发现决明子能显著降低高脂血症小鼠血清总胆固醇和甘油三酯，证明了决明子具有明显的降血脂药理作用。李楚华等将实验大鼠制成高脂血症模型，同时以多烯康为阳性对照，利用不同决明子粉及其不同溶剂的提取物对高脂血症大鼠进行给药，结果显示高脂血症大鼠的血清总胆固醇下降、高密度脂蛋白胆固醇升高，表示决明子具有降脂作用。

2. 降血压作用　通过文献报道，连续饲喂正常对照组、冷激对照组、冷激决明子饲喂组 3 组实验小鼠 18 天，对照组则相应给予等量生理盐水。实验结束后检测各组小鼠血压值。结果发现，冷激对照组小鼠血压均高于正常对照组（$P < 0.01$），而决明子水提液饲喂组小鼠的收缩压、舒张压、平均动脉压与正常对照组对比，差异无统计学意义。冷激对照组与正常对照组相比甘油三酯含量均高，同时冷激决明子饲喂组甘油三酯的含量降低（$P < 0.05$）；冷激决明子饲喂组总胆固醇含量降低（$P < 0.05$）；冷激决明子饲喂组 LDL 与 HDL 含量均降低，提示决明子具有降血压作用。陈捷对单味中药治疗高血压进行研究，指出决明子能产生扩血管降压作用。

3. 护肝作用　决明子的抗肝毒主要成分为萘骈吡喃酮类成分，不同剂量决明子醇提取物对 CCl_4 所致小鼠急性肝损伤有一定的保护作用。能显著降低 CCl_4 所致小鼠血清 AST、ALT 含量的升高（$P < 0.01$），并能升高 SOD 的活性，降低 MDA 含量（$P < 0.05$）；减轻对肝细胞的病理性损害。说明决明子提取物能通过保护细胞膜，清除氧自由基，抑制脂质过氧化而对肝细胞起到保护作用。研究表明决明子 SCI 和 SCII 均能显著抑制 CCl_4 所引起的小鼠血清谷丙转氨酶、谷草转氨酶和碱性磷酸酶及肝匀浆丙二醛含量和肝脏指数的上升，显著增加超氧化物歧化酶和肝糖原的含量，并能显著减轻 CCl_4 引起的肝脏组织损伤。

当归

当归为伞形科植物当归 *Angelica sinensis* Diels. 的干燥根。味甘、辛、苦，性温。归肝、心、脾经。功效：补血，活血，调经止痛，润燥滑肠。当归根含挥发油和非挥发性成分。挥发油中的中性油成分有：亚丁基苯酞、β－蒎烯、α－蒎烯、莰烯、对聚伞花素、β－水芹烯、月桂烯、别罗勒烯、6－正丁基－环庚二烯－1,4,2－甲基－十二烷－5－酮、苯乙酮、β－甜没药烯、异菖蒲烯、菖蒲二烯、花侧柏烯、α－雪松烯、藁本内酯、正丁基四氢化酞内酯、正丁基酞内酯、正丁烯酞内酯、正十二烷醇等主要成分，此外，还含有蔗糖（sucrose）、果糖（fructose）、葡萄糖（glucose）；维生素 A、维生素 B_{12}、维生素 E；17 种氨基酸及钠、钾、钙、镁等 20 余种无机元素。

【代谢综合征相关药理】

1. 保护肝脏作用　当归提取物可减轻肝纤维化、高肝细胞 SOD 和降低 MDA，对多种肝损伤模型具有保护作用。当归可使四氯化碳诱导的大鼠肝纤维化模型的血清Ⅲ型前胶原及血清转氨酶水平显著降低，因此对实验性大鼠肝纤维化有防治作用。ZDG1 对 CCl_4 诱导的大鼠肝纤维化有明显的预防作用；可改善肝纤维化大鼠的精神状态、饮食、毛色泽，增加其体重；保护肝细胞，降酶，改善肝脏代谢功能，降低血清 ALT、AST，提高 ALB 及 A/G 比值；减轻肝细胞的变性坏死、炎症反应；减少胶原纤维的增生，降低肝组织纤维化指标 Hyp，有明显抗肝纤维化的作用。宁康健等对乙酰氨基酚诱导肝损伤的小鼠灌胃给药，能使升高的丙氨酸转氨酶和一氧化氮酶趋于正常，肝中谷胱苷肽的水平降低。当归对四氯化碳肝损伤的保护作用研究发现当归各组肝细胞内线粒体及内质网结构受损伤程度较模型组明显减轻。证明当归水提醇沉液对四氯化碳致小鼠急性肝损伤具有一定的保护作用。

2. 抗氧化作用　当归能显著延缓肌肉萎缩，增加肌肉组织 SOD 的含量，其机理可能与当归促进肌肉血液循环、改善代谢有关。研究发现，当归红芪超滤物抗衰老的作用机制可能与提高心肌组织中的 SOD、GSH - PX 活力和降低 MDA 含量从而发挥抗氧化作用相关，其抗氧化的有效成分可能在 10 万分子量上下。当归多糖能减轻化学性肝损伤小鼠炎性反应，降低 MDA 的含量、增加 SOD 的活性，抑制 NOS 的活性和 NO 的含量。当归多糖对 CCl_4 肝损伤有保护作用。研究表明，含 EAS 的饲料能显著抑制 CCl_4 致建鲤血清中 GOT、GPT 和 LDH 活性的升高，提高血清中总蛋白（TP）、白蛋白（Alb）含量及肝组织总抗氧化能力，抑制肝组织匀浆中超氧化物歧化酶（SOD）水平的下降；同时，还能显著恢复血清中 SOD 水平和肝组织中谷胱甘肽（GSH）水平，抑制 MDA 生成。当归多糖有很好的抗衰老作用，ASP 可拮抗脾脏的萎缩、增强血清和脑组织 SOD 活力、减少 MDA 含量、提高 CSH - PX 活性、降低脑细胞凋亡指数。

牡丹皮

牡丹皮为毛茛科多年生落叶小灌木植物牡丹 *Paeonia suffruticosa* Andr. 的干燥根皮。味苦，性凉、微寒。归心、肝、肾、肺经。功效：清热凉血，活血散瘀。含牡丹酚、牡丹酚苷、牡丹酚原苷、牡丹酚新苷，亦含芍药苷、氧化芍药苷、苯甲酰芍药苷、苯甲酰氧化芍药苷、没食子酸等。此外，尚含挥发油、植物甾醇、苯甲酸、蔗糖、葡萄糖等。

【代谢综合征相关药理】

1. 降血糖作用　对比牡丹皮多糖粗品与提纯品的降糖作用，结果表明，多糖粗品不仅可使正常小鼠血糖显著降低，而且对葡萄糖诱发的小鼠高血糖也有显著的降低作用。采用 3 种不同方法对牡丹皮进行提取获得牡丹皮多糖纯品（PSM），动物实验证明，蒸馏水浸提到的纯品（PSM2b）和温水提取的纯品（PSM3b）降糖作用较好。研究发现 PSM2b 能显著降低 T2DM 大鼠食和水摄入量、空腹血糖、总胆固醇及甘油三酯水平，改善葡萄糖耐量，提高肝细胞膜低亲和力胰岛素受体最大结合容量及胰岛素敏感性指数。

2. 抗动脉粥样硬化（AS）作用 AS患者脂质过氧化反应增强，血浆脂质过氧化物含量的增加与血浆胆固醇和甘油三酯含量的升高呈正反应，低密度脂蛋白（LDL）通过氧化修饰而损伤血管内皮致AS。石琳等复制实验性动脉粥样硬化模型并进行比较研究，结果表明，牡丹皮酚能明显抑制粥样硬化斑块的形成，其作用机理与抑制血小板聚集和释放反应有关。研究证明，牡丹皮酚可减轻高脂血症大鼠血清、主动脉及肝脏脂质过氧化反应，降低血浆氧化LDL的生成量，抑制LDL的体外氧化反应，从而保护血管内皮细胞，达到抗AS的作用。利用体外细胞培养技术，观察牡丹皮酚对人高脂血清刺激的大鼠主动脉平滑肌细胞（SMC）增殖的抑制作用，结果显示，牡丹皮酚抗AS的作用可能与抑制SMC的异常增殖作用有关。

3. 保肝作用 观察牡丹皮酚对抗结核药异烟肼和利福平肝毒性的保护作用，发现其可通过自由基的清除作用及其保护线粒体膜的Ca^{2+}-ATP酶，以及抑制Ca^{2+}内流作用而对抗异烟肼和利福平的肝损害。研究表明，牡丹皮活性成分TGM对四氯化碳（CCl_4）和D-半乳糖胺（D-Gal-N）所致小鼠化学性肝损伤具有保护作用。TGM不仅能抑制CCl_4和D-Gal-N所致血清谷丙氨酸氨基转移酶（ALT）和天门冬氨酸转移酶（AST）升高，促进血清蛋白含量增加和肝糖原合成增加，提高血清和肝脏谷胱甘肽过氧化物酶（GSP-Px）活力，清除体内有害自由基，而且可缩短CCl_4中毒小鼠腹腔注射戊巴比妥钠后的睡眠时间，增强解毒能力。因此，TGM具有肝脏保护作用。

苍术

苍术为菊科植物茅苍术 *Atractyrodes Lanced*（Thunb）DC. 或北苍术 *A. chinensis*（DC）Koidz. 的根茎。味辛、苦，性温。归脾、胃、肝经。功效：燥湿健脾，祛风散寒，明目。主要含有糖苷类、挥发油类、有机酸类、氨基酸类、黄酮类等多种化学成分。茅苍术根茎含挥发油5%~9%，北苍术根茎含挥发油1.5%，主含β-桉叶醇和苍术呋喃烃，还含β-芹子烯、左旋的α-甜没药萜醇、茅术醇、榄香醇、苍术酮、芹子二烯酮等。又含聚乙炔化合物：苍术呋喃烃醇，乙酰基苍术呋喃烃醇。

【代谢综合征相关药理】

1. 抗糖尿病作用 将苍术煎剂或醇浸剂8g/kg口服或必要时口服。使正常家兔血糖略有升高。用其煎剂10g/kg灌胃也得到同样效果，但同剂量煎剂灌胃，对四氧嘧啶性糖尿病家兔则血糖略升后即下降，到灌药的10天内，血糖不断下降，差别显著，停药7~14天，血糖未见上升到用药前水平。苍术苷对小鼠、大鼠、兔和犬有降血糖作用，同时降低肌糖原和肝糖原，抑制糖原生成使氧耗量降低，血乳酸含量增加，其降糖作用可能与其对体内巴斯德效应的抑制有关。它和腺嘌呤核苷酸在同一线粒体受点上起竞争性抑制作用，从而抑制细胞内氧化磷酸化作用，干扰能量的转移过程。段国锋等利用四氧嘧啶腹腔注射建立糖尿病小鼠模型，给予苍术多糖干预后发现，茅苍术粗多糖3个剂量组对四氧嘧啶糖尿病小鼠模型都有降低血糖和提高血清胰岛素的效果，说明苍术多糖类成分可能是苍术用于糖尿病治疗的有效成分，也为苍术多糖在糖尿病治疗方面的应用开发提供依据。

2. 保护肝脏作用 塔西斯等采用水提法提取得到生苍术和炮制苍术的提取液，并经过乙醇沉淀制得苍术多糖。将所制得的提取物和苍术多糖给予 CCl_4 引起的急性肝损伤小鼠模型，观察其对肝脏的保护作用。研究发现，麸炒苍术水提液和多糖部位都能显著降低小鼠血清 AST 和 ALT 水平，降低小鼠的肝脏系数，而且麸炒苍术水提液和多糖部位的保肝作用强于生苍术提取物，也证明苍术炮制后使用具有一定的科学性。北苍术水提液和挥发油成分均具有保肝作用，水提液作用较挥发油作用差，其中的多糖部位可能是苍术水提液发挥保肝作用的主要部位。生苍术和麸炒苍术挥发油部位均具有保肝活性，麸炒苍术挥发油部位的保肝作用强于生苍术。Hwang J M 等还发现苍术中的苍术酮有保肝作用。

3. 对心血管系统作用 陈洪源等测试出经过石油醚、乙酸乙酯、丙酮萃取后的苍术残渣对血管紧张素抑制酶有明显的抑制作用，进而起到降血压的作用。现代研究发现，关苍术的正丁醇提取物对大鼠心肌缺血及缺血再灌注所导致的心律失常有改善作用，且能降低大鼠心肌缺血及缺血再灌注后的血浆 SOD 活性，降低了心肌梗死的范围。苍术酮是一种安全有效的抗高血压病药物，在治疗过程中的特点体现为：用药后不仅使血压逐步下降到正常水平，并且在停药后出现的血压稳定期与治疗时间成正比。另外一项研究表明，复方中（与独活联合使用时）苍术对痰湿引起的高血压有一定的治疗作用。

佛手

佛手为芸香科柑橘属植物佛手 *Citrus medica* L. var. *Sarcodactylis Swingle* 的干燥果实。味辛、苦、甘，性温，无毒。归肝、脾、胃经。功效：理气化痰，止呕消胀，舒肝健脾，和胃。佛手内主要成分为佛手黄酮，同时还包含挥发油、多糖和微量元素，挥发油主要包括 β-石竹烯、α-石竹烯、γ-松油烯、桉树脑、冰片酮、D-柠檬烯。

【代谢综合征相关药理】

调血脂作用 佛手调节血脂的成分主要为黄酮类及苷类。药理学证实，佛手具有保护高脂血症所致血管内皮细胞损伤、镇痛、抗凝或促凝（与浓度有关）、促进血液循环、双向调控免疫力等作用。黄酮类物质可降低肠道吸收胆固醇的速率，增加饲喂高脂食物家兔粪便的胆固醇含量，降低实验性动脉粥样硬化家兔血清胆固醇水平。另有报道，佛手中的不饱和脂肪酸、槲皮素均可降低血脂，防治动脉粥样硬化；6-十一烷醇有降低甘油三酯的作用；β-谷甾醇葡苷可作用于动脉粥样硬化密切相关的多种病理环节。本研究证实，佛手中的主要化学成分黄酮可降低高脂血症兔血清 TC、LDL-C 水平，同时可降低 MDA 水平，发挥抗动脉粥样硬化效应。

麦冬

麦冬是百合科植物麦冬 *Ophiopogon japonicus* (Thunb.) Ker-Gawl 的干燥块根。味甘、微苦，性凉。归肺、心、胃经。功效：滋阴生津，润肺止咳，清心除烦。含木脂素类、环烯醚萜类、苯丙素类、黄酮类、糖类、甾萜类、杜仲胶、酚苷类、微量元素及氨基酸等。

【代谢综合征相关药理】

1. 降低血糖作用　研究发现，麦冬多糖（2g/d）明显改善胰岛素敏感性，使周围组织对胰岛素抵抗降低。麦冬多糖对正常小鼠血糖无明显影响，但能降低自发性高血糖小鼠血糖及升高血清胰岛素，能降低链脲霉素诱发高血糖大鼠的血糖及糖化血红蛋白，能推迟大鼠口服蔗糖后血糖升高时间并降低血糖。实验结果表明，麦冬多糖对糖尿病小鼠和大鼠都有降血糖作用。另外，从麦冬中提取的麦冬总皂苷可减弱四氧嘧啶对胰岛 B 细胞的损伤，麦冬总皂苷能拮抗肾上腺素的升血糖作用，可能与抑制糖原分解有关。

2. 抗自由基作用　实验研究发现，麦冬水提物（每天3g/kg）明显降低 D－半乳糖衰老模型大鼠脑中 MDA 含量，拮抗自由基对生物膜的脂质过氧化损伤，从而发挥抗衰延寿的作用。麦冬具有降低全血高切黏度、低切黏度、血浆黏度等作用，从而增加血液循环以抗衰老。

杜 仲

杜仲为杜仲科植物杜仲 *Eucommia ulmoides* Oliv. 的干燥树皮。味甘、微辛，性温。归肝、肾经。功效：补肝肾，强筋骨，安胎。含杜仲胶 6% ～ 10%，木脂素类、环烯醚萜类、黄酮类、苯丙素类、甾醇类及三萜类、多糖类、抗真菌蛋白和矿物元素等。另外，含有维生素 E、B 族维生素及 β－胡萝卜素等，还含有很多人体必须的微量元素、醛糖、绿原酸。

【代谢综合征相关药理】

1. 降血糖作用　杜仲在糖尿病治疗领域极具开发潜力，其主要降糖机制为：①抑制 α－葡萄糖苷酶和淀粉酶的活性，抑制碳水化合物的分解。②增强糖酵解酶活性，减弱糖异生酶葡萄糖－6－磷酸酶、磷酸烯醇丙酮酸羧激酶（PEPCK）的活性。③抑制糖基化，阻碍终末期糖基化产物的生成，减少糖尿病并发症的发生。④提高血浆中胰岛素水平，增强胰岛 B 细胞活性，改善胰岛素抵抗。槲皮素、黄芪苷、异槲皮素、槲皮素－3－O－α－L－吡喃阿拉伯糖－（1→2）－葡萄糖苷是已知的重要物质基础。

2. 降压作用　杜仲被认为是现在世界上高质量的无副作用的天然降压中药材。目前已确定的降压成分包括松脂醇二葡萄糖苷、丁香脂素二葡萄糖苷、京尼平苷酸、紫丁香苷、槲皮素等。其中，松脂醇二葡萄糖苷和丁香脂素二葡萄糖苷对血压具有双向调节作用。采用动脉血压直接测定法和间接测压法均发现杜仲提取物能起到降压的作用。

3. 降血脂作用　杜仲能够降低血浆甘油三酯、胆固醇、游离脂肪酸和低密度脂蛋白。其机制包括：①抑制 HMG－CoA 还原酶和胆固醇酰基转移酶的活性，阻碍肝中脂肪酸和胆固醇的合成。②提高载脂蛋白 Apo I 水平。③通过 PPAR 信号通路调节脂肪酸的氧化，尤其是 β－氧化。④促进载脂蛋白 B 分泌，增强溶酶体活性。目前认为，绿原酸、槲皮素、桃叶珊瑚苷和京尼平苷等与降脂作用有关。

何首乌

何首乌为蓼科植物何首乌 *Polygonum multiflorum* Thunb. 的干燥块根。味苦、甘、涩、性微温。归肝、肾经。功效：补肝肾，益精血，强筋骨，乌发，安神。成分主要有羟基蒽醌类化合物（主要为大黄素、大黄酚、大黄酸等葡萄糖苷，均为二苯代乙烯化合物），醌类化合物，二苯乙烯苷类化合物，酰胺类化合物，色原酮类化合物，卵磷脂，微量元素钙、铁、锌、锰、铜等。

【代谢综合征相关药理】

1. 调血脂作用　研究显示，制何首乌醇提取物可显著降低老年鹌鹑的血浆甘油三酯（TG）和游离胆固醇水平（TC），抑制血浆总胆固醇和胆固醇脂的升高。制何首乌的水提物可明显提高小鼠血清高密度脂蛋白胆固醇（HDL－C）水平，降低 TC 水平，结合 HDL－C/TC 比值显著升高，提示何首乌可提高机体运转和清除胆固醇的能力，降低血脂水平，延缓动脉粥样硬化的发展。实验表明，何首乌能显著提高 apoA1/apoB100 比值，降低实验动物血清中 TC 和 TG 水平，也能提高 HDL 含量，从而升高 HDL/TC 的比值。对家族性高甘油三酯血症也有显著治疗作用。张学思等认为何首乌降脂的作用机制可能有以下 3 个方面：①何首乌能与胆固醇结合形成不易吸收的大分子聚合物，使胆固醇的吸收有效减少。②何首乌中的蒽醌类物质可以促进肠蠕动，使胆汁酸加速从肠道中排出。③通过调节 3－羟基－3－甲基戊二酰辅酶 A（HMG－CoA）还原酶及 7α－羟化酶的活性，抑制内源性胆固醇的合成。

2. 保护肝脏的作用　何首乌中 2,3,5,4－四羟基－2－葡萄糖苷被认为是保肝的一种有效成分，这种成分中所含的二苯烯成分对过氧化脂质含量上升、血清谷丙转氨酶及谷草转氨酶升高等也有显著对抗作用，还能使血清游离脂肪酸及过氧化脂质显著下降。在体外实验中，也能抑制由 ADP 及还原型辅酶（NADPH）所致大鼠肝微粒体脂质的过氧化，减轻肝细胞损害而有良好保护作用。何首乌含有丰富的卵磷脂，有助于防治脂肪肝和胆固醇的沉积，而何首乌增加肝糖原的作用也有利于对肝脏的保护。

泽泻

泽泻为泽泻科植物泽泻 *Alisma orientalis*（Sam.）Juzep. 的干燥块茎。味甘、淡，性寒。归肾、膀胱经。功效：利水渗湿，泄热通淋。主要含泽泻萜醇 A、B、C，挥发油，生物碱，天门冬素，树脂等。还含胆碱，糖和钾、钙、镁等元素。

【代谢综合征相关药理】

1. 调血脂作用　泽泻的脂溶性部分对实验性高胆固醇血症家兔有明显的降胆固醇作用和抗动脉粥样硬化作用，由其中分离得的泽泻醇 A、B 及泽泻醇 A、B、C 的乙酸酯，除泽泻醇 B 外，都有显著的降胆固醇作用。以 0.1% 的含量加入实验性高脂血症大鼠的饲料中，可使血胆固醇下降 50% 以上，其中以泽泻醇 A－24－乙酸酯作用最强。泽泻的乙醇提取物、乙醇浸膏的乙酸乙酯提取物等，对实验性高胆固醇血症家兔和大鼠都有降血脂作用。乙酸乙酯提取物和其不溶于醋酸—水中的残留部分作用最强。醋酸乙酯提取物每日口服 1g/kg，对饲以普通饲料的正常大鼠亦有明显的降胆固醇作用。同位素标记法证明，泽泻醇 A 有抑制小鼠小肠酯化胆固醇的能力，并可使胆固醇在大鼠小肠内的吸收率降低 34%，但不影响亚油酸的吸收。

2. 对心血管的作用 泽泻乙醇提取物给兔静脉注射可使其血压迅速下降，泽泻经甲醇、苯和丙酮提取的组分可使猫和兔的血压下降。离体兔心灌注实验表明，泽泻醇提物的溶性部分能显著增加冠脉流量，对心率无明显影响，对心肌收缩力呈轻度的抑制作用。体外实验发现，泽泻对正常和肝硬变大鼠均具有明显的血管扩张作用，这可能是通过血管内皮细胞增加前列环素和一氧化氮的释放而发挥扩血管作用。

3. 调节血糖作用 泽泻醇提取物具有明显的降血糖作用，并能保护胰岛组织免受损伤，降低血糖作用与促进胰岛素的释放有关。陶雪涛等观察了泽泻提取物对自发性糖尿病（GK）大鼠 Bmall（Ariitl）、Acs15、Gpx1 基因表达的影响，结果表明泽泻降低血糖、血脂并用于糖尿病治疗的机制可能与其抑制 Bmall 的高表达有关，而对 Acs15、Gpx1 的表达无显著影响。

知母

知母为百合科知母 *Anemarrhema asphodeloides* Bge. 的干燥根茎。味苦、甘，性寒。归肺、胃、肾经。功效：止渴除烦，清热泻火，清肺化痰，滋阴补肾。含总皂苷约 6%，其中知母皂苷 A – I 是萨尔萨皂苷元 β – D – 吡喃半乳糖苷，知母皂苷 A – III 是萨尔萨皂苷元与知母双糖结合而成的双糖苷，知母根茎中的皂苷元有萨尔萨皂苷元、吗尔考皂苷元、新芰脱皂苷元。尚含有黄酮类的芒果苷，异芒果苷；生物碱类的胆碱，尼克酰胺；有机酸类的鞣酸，烟酸以及四种知母多糖。另外，尚含铁、锌、锰、铜、铬、镍等多种金属元素及黏液质、还原糖等。

【代谢综合征相关药理】

1. 降血脂及抗动脉粥样硬化作用 付宝才等对高脂饲料造模的 SD 大鼠的实验表明，知母皂苷灌胃 30 天后，高脂血症大鼠肝脏 LDLR 的活性能够显著增强，血中低密度脂蛋白（low density lipoprotein，LDL）也被快速清除。此研究同时证明了大鼠肝细胞膜上 LDLR 活性会随着高脂饮食而减弱，随着知母皂苷摄入而增强，其原理是通过知母总皂苷增强 LDLR 的活性，从而结合更多脂类用于细胞增殖和合成固醇类激素及胆汁酸盐，减少血浆中的脂类成分，最终起到减轻高脂血症所引起的心脑血管损害的作用。

2. 对血管内皮的保护作用 蛋白质在发生非酶糖基化反应时可生成可逆的 Schiff 碱，再经过重排和降解反应最终生成棕褐色具有荧光性的糖基化终末产物（advanced glycationend products，AGEs）。AGEs 在组织中形成和沉积后，引起组织的老化和功能衰退。LDL 的糖基化修饰与高脂血症、糖尿病心血管并发症密切相关。动物体内实验表明，知母多酚可显著降低血糖水平，保护血管内皮，改善心血管并发症。通过观察知母多酚对大鼠离体胸主动脉舒张功能的影响和对体外糖基化修饰蛋白生成的抑制作用时发现，知母多酚可以一定程度地预防棕榈酸对血管内皮的破坏作用，抑制体外糖基化蛋白的生成，从而起到对血管内皮的保护作用。

3. 抗氧化作用 利用金纳米棒荧光探针检测过氧化氢中芒果苷、白藜芦醇及瑞香素清除活性氧的能力，发现芒果苷的能力最强。提示知母中的芒果苷抗氧化能力较强。另外，在通过氯化钴建立大鼠骨髓间充质干细胞的缺氧模型，以芒果苷作为预保护药物，观察芒果苷对大鼠骨髓间充质干细胞缺氧损伤的保护作用，发现芒果苷具有较强的抗氧化能力，对骨髓间充质干细胞的氧化应激损伤有明显的保护作用。其机制可能与芒果苷可提高细胞内超氧化物歧化酶以及过氧化氢酶的活性，降低细胞内丙二醛及活性氧水平密切相关。

4. 降血糖作用 知母具有很好的降血糖作用，其中西陵的知母效果更佳，为道地药材。α-葡萄糖苷酶抑制剂能够抑制食物中淀粉等糖类的降解使小肠对葡萄糖的吸收量减少，从而使体内血糖含量升高，有研究称中药知母可以抑制 α-葡萄糖苷酶的活性。在一项采用 STZ 诱导 2 型糖尿病大鼠模型对中药知母此作用机制进行研究中，比较了生知母和盐制知母的抑制效果，发现生知母及盐制知母均能抑制 α-葡萄糖苷酶的活性，且盐知母的作用效果优于生知母。另外，也有研究发现知母治疗糖尿病的有效部位主要为皂苷类及双苯吡酮类成分。

郁金

郁金为姜科植物温郁金 *Curcuma wenyujin* Y. H. Chen et C. Ling、姜黄 *Curcuma longaL.*、广西莪术 *Curcumakwangsiensis* S. G. Lee et C. F. Liang 或蓬莪术 *Curcuma pha eocaulis* Val. 的干燥块根。味辛苦，性凉。归心、肺、肝经。功效：行气解郁，凉血破瘀。含挥发油，其中有茨烯、樟脑、姜黄烯；亦含姜黄素、脱甲氧基姜黄素、双脱甲氧基姜黄素、姜黄酮和芳基姜黄酮。尚含有淀粉、脂肪油、葛缕酮及水芹烯。此外尚有多达40% 的淀粉、脂肪油等。

【代谢综合征相关药理】

1. 对血脂的作用 郁金水煎剂给因胆固醇引起动脉粥样硬化的家兔口服 10g/d，100 天后血清胆固醇未降，反较对照组为高，磷脂升高较明显，β-脂蛋白、三酸甘油酯稍有上升，但与对照组无差异。郁金粉按 134mg/100g 给予实验性动脉硬化的大白鼠，血清胆固醇及 C/P 值均有轻度上升，但能减轻家兔或大鼠主动脉及冠状动脉内膜斑块的形成及脂质沉积，但也有报告指出，同属植物 Curcuma amada 的乙醚提取物给患有高胆固醇血症的兔口服，在 3 周内血胆固醇由 266mg% 降至 36mg%，C/P 值也相应下降，主动脉重量明显减轻，动物体重增加。

2. 保肝作用 在一项观察广西桂郁金 GGYJ 对各组小鼠血清谷丙转氨酶（ALT）、谷草转氨酶（AST）含量的影响的试验中，发现 GGYJ 能明显降低 CCl₄ 和 D-Gla N 所致急性肝损伤小鼠血清 ALT、AST 的水平，对 CCl₄、D-Gla N 引起的小鼠急性肝损伤具有明显的保护作用。另外一项研究发现，郁金可影响凋亡基因 p53 和 caspase-3 蛋白的表达，阻碍肝细胞凋亡，对 CCl₄ 致小鼠急性肝损伤有一定的保护作用。

半夏

半夏为天南星科半夏属植物半夏 *Pinellia ternata*（Thunb.）Breit. 的干燥块茎。味辛，性温，有毒。归脾、胃经。功效：燥湿化痰，降逆止呕，消痞散结。块茎含挥发油、少量脂肪、淀粉、烟碱、黏液质、天门冬氨酸、谷氨酸、精氨酸、β-氨基丁酸等氨基酸、β-谷甾醇、胆碱、β-谷甾醇-D-葡萄糖苷、3,4-二羟基苯甲醛，又含药理作用与毒芹碱及烟碱相似的生物碱、类似原白头翁素刺激皮肤的物质。

【代谢综合征相关药理】

降血脂作用 洪行球等通过灌胃法喂养高脂血模型大鼠，研究半夏降血脂作用，发现正常大鼠服用半夏后 LDL-c、TC/TG 比值和 LDL-c/HDL-c 比值均显著降低，表明半夏具有预防和延缓高脂血形成的作用。

佩兰

佩兰为菊科植物佩兰 *Eupatorium fortunei* Turcz. 的干燥地上部分，为多年生草本植物。气芳香，味微苦、辛，性平。归脾、胃、肺经。功效：芳香化湿，醒脾开胃，发表解暑。全草含挥发油 1.5%~2.0%，油中含有对 p-聚伞花烃（p-cymene）、橙花醇乙酯（neryl ace-tate）、5-甲基麝香草醚（5-methyl thymolether）、延胡索酸（fumari-cacid）、琥珀酸（succinic acid）、甘露醇（mannitol）等；佩兰叶中含邻香豆酸、香豆精及麝香草氢醌；佩兰花中含有蒲公英甾醇、蒲公英甾醇棕榈酸酯、蒲公英甾醇醋酸酯等；佩兰地上部分和根中含有双稠吡咯啶生物碱，包括仰卧天芥菜碱、宁德洛非碱和兰草素等。

【代谢综合征相关药理】

降脂作用 胡秀等通过长期实验筛选，采用实验室自制的不同剂量佩兰提取物探讨其降脂活性，结果显示，其降脂作用具有一定的剂量依赖性。与正常对照组比较，模型组大鼠 TC 升高，差异有统计学意义；与模型组比较，佩兰提取物组大鼠 TC 降低，差异有统计学意义。与正常对照组比较，模型组大鼠 TG 升高，差异有统计学意义；与模型组比较，佩兰提取物组大鼠 TG 呈现降低趋势，差异有统计学意义；与正常对照组比较，模型组大鼠 HDL-C 降低，LDL-C 水平升高；与模型组比较，佩兰提取物组大鼠 HDL-C 升高，LDL-C 水平降低，差异有统计学意义。

鬼箭羽

鬼箭羽 *Euonymus alatus*（Thunb.）sieb. 为卫矛科卫矛属植物卫矛带栓翅的枝条。味苦、辛，性寒。归肝经。功效：破血通经，解毒消肿，杀虫。叶含表无羁萜醇、无羁萜、槲皮素、卫矛醇。种子油中含饱和脂肪酸（20%）、油酸、亚油酸、亚麻酸、己酸、乙酸和苯甲酸等。尚含草乙酸。

【代谢综合征相关药理】

1. 降血糖作用 鬼箭羽降糖机制普遍认为与降低血清胰岛素、胰高血糖素和丙二醛，改善糖耐量、血液流变学和微循环，纠正脂质代谢的紊乱，提高超氧化物歧化酶的活力，降低空腹血清胰岛素、升高胰岛素敏感指数有关，其降血糖的作用优于降尿糖的作用，尤以刚患上消渴病的患者更佳。近年也有研究认为，鬼箭羽降血糖的药理机制为保护和刺激胰岛 B 细胞。国内有学者在研究鬼箭羽有效部位降糖的药效学时，发现鬼箭羽对健康小鼠血糖无明显影响，并猜测鬼箭羽可能有改善受损伤 B 细胞的功能或降低机体对胰岛素的拮抗性的作用。此外，也有研究发现鬼箭羽可以促进正常脂肪细胞低浓度胰岛素刺激脂肪细胞的葡萄糖摄取，由此认为，促进胰岛素抵抗脂肪细胞的葡萄糖摄取可能是鬼箭羽降糖作用机制之一。有研究观察鬼箭羽水煎液对高脂饮食大鼠血清瘦素浓度及体质量的影响，实验前各组大鼠体质量比较，差异无统计学意义；实验后，高脂模型组较空白对照组体质量显著增加，血清瘦素浓度也有所升高，但差异无统计学意义。而经鬼箭羽水煎液灌胃干预的中、高剂量治疗组体质量较高脂组显著降低，血清瘦素则显著升高（$P < 0.05$）。可见鬼箭羽可以控制体质量，改善高脂饮食造成的肥胖，提高高脂饮食大鼠血清瘦素浓度，促使瘦素发挥其正常生理效应可能为其调节糖脂代谢、治疗糖尿病及高脂血症等疾病的机制之一。

2. 对心脏和血脂的作用 对鬼箭羽提取物抗心肌缺血的药理作用及其作用机制进行了系统的研究，显示鬼箭羽提取物组能明显延长小鼠的存活时间，显著降低急性缺血模型大鼠心电图抬高的 S-T 段和血清肌酸激酶、肌酸激酶同工酶、谷草转氨酶、乳酸脱氢酶、丙二醛水平，还能显著提高急性心肌缺血模型大鼠血清超氧化物歧化酶、一氧化氮含量，在作用强度上，鬼箭羽水提物优于醇提物。王魏等研究发现，对于高脂血症鹌鹑模型，鬼箭羽能显著降低血浆高密脂蛋白 3-胆固醇，由此调节血脂代谢。

3. 抗氧化作用 鬼箭羽提取物总黄酮具有抑制邻苯三酚自氧化即清除超氧阴离子自由基的能力。人体内存在大量不饱和脂肪酸，极易受自由基氧化产生脂质过氧化物，其最终产物是丙二醇，从鬼箭羽中分离出的总黄酮、总甾体可显著抑制 H_2O_2 引起的丙二醇生成，并具有清除 O^{2-} 和 OH^- 的作用，可防止生物膜的脂质过氧化，总黄酮和总甾体均有良好的清除氧自由基作用，其中总黄酮效果最好，总甾体次之。

茯苓

茯苓为多孔菌科真菌茯苓 *Poria cocos*（Schw.）Wolf 的干燥菌核。味甘、淡，性平。归心、肺、脾、肾经。功效：利水渗湿，健脾宁心。含多聚糖类主要为茯苓聚糖、茯苓次聚糖、三萜羧酸茯苓酸、土莫酸、齿孔酸、松苓酸、松苓新酸，尚含 7,9（11）-去氢茯苓酸、7,9（11）-去氢土莫酸、多孔菌酸 C 及 3,4-裂环-羊毛甾烷型、三萜类化合物等。多孔菌酸外用于肝脏具细胞毒作用。此外，含组氨酸、腺嘌呤、胆碱、β-茯苓聚糖酶、蛋白酶、辛酸、月桂酸、棕榈酸、脂肪、卵磷脂、麦角甾醇、磷脂酰胆碱和磷脂酰乙醇胺等。

【代谢综合征相关药理】

抗糖尿病作用 观察茯苓多糖灌四氧嘧啶诱导糖尿病模型大鼠胃后 5d、15d 和 30d 的空腹血糖浓度（FBG）的改变以及肝脏中丙二醛（MDA）、超氧化物歧化酶（SOD）、谷胱甘肽过氧化物酶（GSH－Px）的含量结果显示，茯苓多糖可减缓糖尿病模型大鼠体质量的负增长，降低 MDA，升高 SOD，与模型组比较显著差异；降低糖尿病模型大鼠的血糖，且与处理浓度和时间呈正相关性，但茯苓多糖对 GSH－Px 无明显影响。结果表明，茯苓多糖具有降血糖和抗脂质过氧化作用。

茵陈

茵陈为菊科植物滨蒿 *Artemisia scoparia* Waldst. et Kit. 或茵陈蒿 *A. capillaris* Thunb. 的干燥地上部分。味苦、辛，性微寒。归脾、胃、肝胆经。功效：清热利湿，利胆退黄。主要化学成分包括豆素类、黄酮类、色原酮类、有机酸类、烯炔类、三萜类、甾体类和醛酮类及挥发油等。

【代谢综合征相关药理】

1. 护肝作用　茵陈及其方剂在临床上常被应用于治疗脂肪肝、酒精肝、病毒性肝炎等肝部疾病。研究表明，茵陈具有保护肝细胞膜完整性及良好的通透性、防止肝细胞坏死，促进肝细胞再生及改善肝脏微循环，抑制葡萄糖醛酸酶活性，增强肝脏解毒等功能。茵陈生药材中含有丰富的 Zn、Mn 等机体所必需的微量元素，这些元素直接参与酶的合成，调节酶的活性，因而有促进肝细胞再生，保护肝细胞完整性的作用；茵陈中 6,7 二甲氧基香豆素具有抗脂质过氧化和抗肝细胞坏死的作用，并可显著降低组织中胆固醇、甘油三酯的含量；茵陈色原酮、东莨菪内酯、茵陈黄酮等对四氯化碳诱发的肝细胞毒性也具有治疗作用。

2. 对心血管系统作用　茵陈蒿中的香豆素类化合物具有扩张血管，促使血管内皮细胞释放一氧化氮和前列环素，起到降血脂、抗凝血等作用。6,7 二甲氧基香豆素有明显的降压作用，并能治疗心绞痛而用于冠心病的预防和治疗；茵陈中的黄酮类物质具有减轻高胆固醇症家兔动脉粥样硬化、减少内脏脂肪沉着作用，因此临床多用于降血脂、抗血小板聚集及缓解急性心肌缺血症状。

3. 降脂作用　王琛等用高脂饲料饲养复制 SD 鼠高脂血症模型观察茵陈提取物对造模大鼠甘油三酯（TG）和血清总胆固醇（TC）水平的影响，以及其对造模大鼠肝脏脂肪变性、MDA 含量和 SOD 活性的影响。实验结果表明，茵陈提取物可有效降低高脂血症大鼠模型血清 TG、TC 含量，升高血清中 HDLC 的含量，提高 SOD 活性，降低肝脏组织中 MDA 含量，减轻过氧化反应造成的损伤，从而达到减轻肝脏发生脂肪变性的作用，具有减轻高脂血症大鼠肝脏脂肪变性的作用。

砂仁

砂仁来源于姜科植物阳春砂 *Amomum villosum* Lour、绿壳砂 *Amomum villosum* Lour. var. *xanthioides* T. L. Wu et Senjen、海南砂 *Amomum longiligulare* T. L. Wu 的干燥成熟果实。味辛，性温。归脾、胃、肾经。功效：化湿开胃，温脾止泻，理气安胎。挥发油成分主要包括乙酸龙脑酯、樟脑、龙脑、莰烯、α－蒎烯、β－蒎烯及 α－柯巴烯等。

【代谢综合征相关药理】

1. 降血糖作用　研究发现给链脲菌素性糖尿病的大鼠腹腔注射绿壳砂水提物，可降低糖尿病大鼠的血糖，再经胰岛 B 细胞电镜超微结构显示，水提物对实验性糖尿病大鼠胰岛 B 细胞具有明显的保护作用，B 细胞超微结构也得到改善。Kwon 等研究发现砂仁对胰岛素依赖型糖尿病具有一定的治疗价值，砂仁提取物可通过抑制核因子的活性来阻止四氧嘧啶诱导的糖尿病，有保护大鼠胰岛瘤细胞株的白细胞介素 – 1β 和干扰素 – γ 介导的细胞毒作用，并能显著减少 IL – 1β，IFN – γ 诱导的 NO 的产生。

2. 抗氧化作用　砂仁提取物具有较强的抗氧化作用，以乙酸乙酯层提取物的抗氧化效果最好。Zhang 等研究发现，砂仁多糖有很强的清除自由基的活性，能显著抑制体外丙二醛的形成和增强抗氧化酶活性在四氯化碳诱导的肝损伤小鼠。Guo 等对 16 种常用中药滋补汤的抗氧化能力进行研究，其采用 Folin-Ciocalteu 法对中药总酚提取物进行清除自由基活性的测定。结果发现，砂仁具有较高的抗氧化活性，因此，砂仁可作为安全的、廉价的、天然的抗氧化剂。

姜黄

姜黄为姜科植物姜黄 *Curcuma longa* L. 干燥根茎。味辛、苦，性温，无毒。归脾、肝经。功效：破血通经，行气止痛。包括酚类化合物姜黄素及其衍生物去甲氧基姜黄素、双去甲氧基姜黄素。

【代谢综合征相关药理】

1. 姜黄素对 DM 及其血管并发症的防治作用　在 DM 鼠模型的研究中发现，姜黄素除了具有降血糖、调节脂代谢的药理作用外，还可逆转肌酐清除率下降、血尿素氮升高及蛋白尿等肾功能损伤，抑制肾脏炎症反应细胞核内 NF – κB 的活性；抑制视网膜氧化应激，使穆勒神经胶质细胞 MDA、GSH、胶质纤维酸性蛋白（GFAP）和谷氨酰胺合成酶（GS）水平维持正常水平；抑制炎症反应减轻周围神经病变痛觉过敏；阻止血糖、血脂升高、抑制 AGEs 堆积、RAGEs 和组织生长因子 β（TGF – β）的表达，预防心肌的病理生理损害。

2. 改善血脂和血糖代谢作用　机体肥胖自由脂肪酸浓度增高可使脂肪代谢产物在肝脏和骨骼肌堆积，从而干扰胰岛素信号通路，抑制胰岛素刺激的葡萄糖摄入、糖原合成，导致血糖升高，最后发展为 DM。高血糖引发和加强的氧化应激，反过来又破坏胰岛 B 细胞功能、诱导胰岛素抵抗，最终引起 DM 病情加重及其血管并发症的发生发展。动物实验和临床研究均发现，姜黄素可改善脂肪代谢和胰岛素抵抗，下调血糖浓度，降低 DM 前期人群最终发展成 2 型糖尿病（type 2 diabetes，T2D）的发生率。姜黄素可通过以下途径改善血脂和血糖代谢：①通过增加肌肉和脂肪组织对脂肪酸的摄入，促进脂肪酸的 β 氧化作用，抑制脂肪酸的合成，降低血清脂肪酸浓度，并通过提高骨骼肌脂蛋白脂酶（lipoproteinlipase，LPL）浓度，促进甘油三酯水解，降低其血清浓度。②由于胰岛缺乏内生性抗氧化剂，B 细胞易遭受氧自由基破坏导致胰岛素分泌减少、血糖浓度升高，姜黄素通过直接和间接途径清理自由基而保护 B 细胞正常分泌胰岛素。③T2D 中，核因子 NF – κB 和肿瘤坏死因子 TNF 能够诱导产生胰岛素抵抗，姜黄素作为抗氧化剂和核因子 NF－κB 抑制剂，能够延缓或预防胰岛素抵抗。④抑制晚期糖基化终产物形成长期高血糖状态和氧化应激致晚期糖基化终产物（AGEs）生成增多，AGEs 与血管内皮细胞等细胞膜上的 AGE 受体（RAGE）结合可导致细胞内信号通路和基因表达改变，释放促炎因子与氧自由基，损伤血管内皮细胞功能。姜黄素可通过抑制细胞外信号调节激酶（ERK）活性，诱导过氧化物酶体增殖物激活受体 γ（PPARγ）基因表达并增强其活性，促进 AGE 受体 1（AGE receptor1，AGE－R1）基因表达，促进 AGEs 的清除；姜黄素还可抑制 AGE 受体（receptors for AGEs，RAGE）的基因表达，减少 AGEs－RAGE 复合物的生成。

绞股蓝

绞股蓝为葫芦科植物绞股蓝 *Gynostemma pentaphyllum*（Thunb.）Makino 的干燥根茎或全草。味微甘，性凉。归肺、脾、肾经。功效：化痰止咳，健脾理气，益气活血，生津止渴，解毒利湿。绞股蓝总苷主要化学成分为绞股蓝皂苷，其基本化学结构为四环三萜的达玛烷型。

【代谢综合征相关药理】

1. 降血脂作用 大量的临床研究资料证实，绞股蓝具有显著的调脂作用。动物实验表明，绞股蓝总皂苷能不同程度的降低高脂饲料喂养的大鼠血清总胆固醇（TC）、甘油三酯（TG）、低密度脂蛋白胆固醇（LDL－C）及过氧化脂质分解产物丙二醛（MDA），提高谷胱甘肽过氧化物酶（GSH－Px）、超氧化物歧化酶（SOD）、过氧化氢酶（CAT）活性及高密度脂蛋白胆固醇（HDL－C）水平，表明绞股蓝总皂苷可治疗高脂血症大鼠血脂异常并有较明显的抗脂质过氧化作用。绞股蓝皂苷可以降低脂肪乳剂灌胃制备的实验性高脂血症大鼠的血脂，纠正肝脏损伤，抑制脂质过氧化，纠正实验性高脂血症引起的脂质代谢紊乱。谭华炳研究发现，绞股蓝能明显降低高脂饲料喂养所致动脉粥样硬化的兔血清 TC、TG、LDL－C 及 C 反应蛋白。

2. 对心脑血管的保护作用 研究发现，绞股蓝总皂苷可改善阿霉素致急性心衰大鼠心脏的收缩和舒张功能，提高心肌组织 ATP 酶、琥珀酸脱氢酶和肌浆网 Ca^{2+}－ATP 酶活性。绞股蓝总黄酮能降低冠脉结扎犬的心肌缺血程度，缩小心肌缺血范围，血清磷酸肌酸激酶（CPK）、乳酸脱氢酶（LDH）活性及血清游离脂肪酸（FFA）、过氧化脂质（LP）含量均明显降低，SOD 活性明显增高。表明绞股蓝总黄酮能减轻犬心肌梗死时的心肌缺血程度，降低缺血范围和心肌酶学指标的活性，可保护缺血心肌。研究表明，绞股蓝总苷能明显缩小局灶性脑缺血再灌注模型大鼠大脑中动脉闭塞侧脑梗死面积明显缩小，明显改善模型大鼠脑功能受损程度。绞股蓝乙醇提取物可以减轻体外海马切片神经细胞在缺氧复氧刺激下由缺氧缺血损害引起的 Ca^{2+} 超载、线粒体膜通透性增加和脂质过氧化作用。说明绞股蓝对脂质过氧化脑损伤有一定的保护作用。

枳实

枳实为芸香科植物酸橙 *Citrus uuruuutium* L. 及其栽培变种或甜橙 *C. sinensis* Osbeck

的干燥幼果。味苦、辛、酸，性微寒。归脾、胃经。功效：破气消积，化痰散痞。枳实主要有效成分为黄酮类、挥发油和少量的生物碱类化合物。从枳实中分离出来的二氢黄酮类成分主要有橙皮苷、橙皮素、柚皮苷、柚皮素、新橙皮苷、柚皮芸香苷、红橘素、野漆树苷、忍冬苷枸橘苷、圣草枸橼苷、橙皮素 $7-O-\beta-D-$ 葡萄糖。挥发油类包括 $\alpha-$ 崖柏烯、$\alpha-$ 蒎烯、莰烯、$\beta-$ 蒎烯、$\beta-$ 月桂烯、$\alpha-$ 水芹烯、$\alpha-$ 松油烯、对异丙基甲苯、柠檬烯、罗勒烯、$\gamma-$ 松油烯、$\alpha-$ 异松油烯、$\beta-$ 松油醇、4 - 松油醇、$\alpha-$ 松油醇、$\delta-$ 榄香烯、$\beta-$ 榄香烯、$\beta-$ 石竹烯、金合欢烯。枳实还含有腺苷、柠檬苦素、去甲肾上腺素、脂肪、蛋白质、碳水化合物、胡萝卜素、核黄素、$\gamma-$ 氨基丁酸等。

【代谢综合征相关药理】

1. 减肥及促进脂质代谢作用　研究表明，枳实黄酮通过 3T3 - L1 细胞中的 Akt 信号传导途径抑制脂肪生成；枳实中的生物碱类化合物特别是辛弗林、$N-$ 甲基辛弗林等都是非常强的脂肪分解剂，并且副作用很小。研究发现，枳实对健康大鼠及血瘀模型大鼠均具有明显的抗血小板聚集及抑制红细胞聚集的作用，其作用优于阿司匹林，并呈明显的量效关系，所含的橙皮苷、柚皮苷等黄酮类成分具有广泛的药理作用，可降低血脂并抑制骨流失，可能具有预防与生活方式有关的疾病发生的作用。

2. 抗氧化作用　Davide Barreca 等采用 DPPH 法和 ABTS 法对酸橙中分离的化合物进行抗氧化研究，发现黄酮类化合物具有较好活性，并阐明黄酮 B 环在抗氧化活性中贡献较小，A 环中 5,7 - 二羟基结构为主要活性基团。Soudani N 等研究发现，枳实黄酮能够缓解铬的金属螯合作用引起的氧化应激导致的肺部功能障碍，改善肺部组织的病理学情况。另外，Wang Q H 等通过冷水、热水和 1.0mol/L 的 NaOH 提取得到 3 种枳实中的多糖类化合物，并对它们在体内和体外抗氧化活性也进行了评价。其中热水提取的 CALB 显示出最高的活性，进一步通过各种离子交换和凝胶过滤得到纯化的多糖，其中 CALB - 3 具有最高的抗氧化活性。

3. 护肝和降血糖作用　枳实提取物治疗组与糖尿病模型组比较，血糖水平显著降低，谷胱甘肽含量显著增加，谷胱甘肽过氧化物酶活性、丙二醛和 NO 含量显著降低，超过氧化物歧化酶活性有所增加。光镜下枳实提取物治疗组肝组织细胞损伤较糖尿病组降低，显示具有增强肝脏的抗氧化能力、降低肝细胞损伤作用，同时高剂量时能显著降低血糖。

香附

香附为莎草科多年生草本莎草 *Cyperus rotundus* L. 的干燥根茎。味辛、微苦、微甘，性平。归肝、脾、三焦经。功效：疏肝解郁，理气宽中，调经止痛。香附根茎主要成分是挥发油，其中倍半萜类化合物占 70%，如酮类倍半萜（$\alpha-$ 香附酮）、广霍香烷倍半萜（莎草烯）及去甲基倍半萜。此外，香附中还含有少量氧化的单萜类和单萜类化合物，如蒎烷型衍生物、莰烷型衍生物。

【代谢综合征相关药理】

1. 降低血脂作用　Nagulendran 等把老鼠分成年轻老鼠组以及对照组、年老老鼠组以及对照组等组，分别给香附乙醇提取物。结果发现，年老老鼠组血清中随着衰老而增长的葡萄糖、总胆固醇、甘油三酯、LDL、VLDL 明显地减少。表明了香附可以防止衰老而引起的心血管疾病。Christina 等在给乙醇引起的肝损伤老鼠服用香附乙醇提取物后，发现老鼠血液里的三酰基甘油明显降低，对高三酸甘油酯血症有治疗作用。不同浓度的香附水煎剂灌流大鼠离体脂肪组织，发现其可促进脂肪组织释放游离脂肪酸，药理作用存在剂量效应关系。心得安、元钙液和异搏定可不同程度地阻断香附的作用，说明香附促进脂肪组织释放游离脂肪酸的作用部分经肾上腺素能 β 受体、异搏定敏感的 L 型 Ca^{2+} 通道及外 Ca^{2+} 内流介导。

2. 降低血糖作用　Ardestani 等发现香附根茎的提取物能有效抑制 AGE 形成和蛋白质的糖化。香附根茎的酒精提取物抑制蛋白质氧化的活性用体外果糖介导蛋白质氧化的模型来评估。以糖终化产物（AGES）暴露 14 天的方式，果糖增强了糖化的牛血清蛋白荧光强度。而且，果糖引起了更多的蛋白质羟基（PCO）形成，被氧化的硫基也比正常的牛血清蛋白多。不同浓度香附的提取物在糖化的 BSF 荧光强度存在下，显著地减少了 AGES 的形成。Nishikant 等用四氧嘧啶诱导的高血糖症老鼠来试验香附根茎提取物的治疗糖尿病的作用。老鼠连续 7 天口服给药 500mg，血液中的血糖明显降低了。这是由于在体外试验中所表现强烈的对 1,1 - 二苯基 - 2 - 苦基脐（DPPH）的清除能力，抗氧化性导致了具有抗高血糖的活性。氧自由基与四氧嘧啶致糖尿病活动有关，抗氧化剂对糖尿病非常有效。Yazdanparast 等也在体外研究中发现，香附乙醇提取物在大鼠肝脏匀浆中对 DPPH 和超氧化物有抑制作用，对自由基有清除作用，有较强的抗氧化作用。

枸杞子

枸杞子为茄科植物枸杞 *Lycium chimese* Mill. 或宁夏枸杞 *Lycium barbarum* L. 的成熟果实。性平、味甘。功效：滋补肝肾，益精明目。含枸杞多糖Ⅰ和Ⅱ及包括人体所必需的 8 种氨基酸在内的 20 余种氨基酸，含有大量与生物活性有关的微量元素。如具有抗衰老作用的锌、铁、铜、锗等，除植物色素中含有几种维生素外，还含有维生素 A 和维生素 C。

【代谢综合征相关药理】

1. 降血脂作用　不同剂量枸杞子液均有明显降低血中血清总胆固醇（TC）、甘油三酯（TG）、低密度脂蛋白胆固醇（LDL - C）的作用以及降低肝内 TC、TG 的作用。研究还发现，枸杞子具有显著阻止灌饲胆固醇、猪油家兔血清胆固醇增高的作用。通过测定血清中甘油三酯（TG）、总胆固醇（TC）和低密度胆固醇（LDL - C）的含量，发现黑果枸杞色素可以降低 TG、TC 和 LDL - C 从而发挥降脂作用。另外，黑果枸杞花色苷还能降低小鼠血脂氧化水平，抑制血管内皮细胞的氧化损害，有效预防小鼠动脉粥样硬化的形成。

2. 降血糖作用　给正常小鼠灌胃枸杞多糖（LBP）50mg/kg 及 100mg/kg，可使血糖明显降低；给四氧嘧啶（72mg/kg 中毒小鼠 LBP 100mg/kg 灌胃，高血糖水平亦明显降低；预防给药 LBP 100mg/kg 及 50mg/kg，可使四氧嘧啶中毒小鼠的血糖接近正常或维持在较低水平；糖耐量实验表明，LBP 100mg/kg 可明显对抗正常小鼠给 5g/kg 葡萄糖引起的血糖升高。结果提示，LBP 对正常及糖尿病模型动物均有降血糖作用。

厚朴

厚朴为木兰科植物厚朴 *Magnolia officinalis* Rehd et Wils. 或凹叶厚朴 *Magnolia officinalis* subsp. *biloba*（Rehd. et Wils.）Cheng et Law 的干燥干皮、枝皮或根皮。味苦、辛，性温。归脾、胃、肺、大肠经。功效：温中下气，化湿行滞。厚朴主要成分为酚类物质（厚朴酚、和厚朴酚、异厚朴酚等）、挥发油（β-桉油醇）和少量生物碱。

【代谢综合征相关药理】

抗氧化作用 采用 DPPH 法，硫代巴比妥酸法及 $Na_2S_2O_3$ 滴定法对厚朴进行了抗氧化作用研究，结果表明，不同溶剂的厚朴提取物对 DPPH 自由基均有清除作用，其中以乙醇提取物的清除能力最强，厚朴乙醇提取物对亚油酸、猪油的脂质过氧化有良好的阻断作用。郝庆红等研究了和厚朴酚延缓小鼠的衰老作用，结果表明，高剂量 1000mg/（kg·d）与低剂量 200mg/（kg·d）组的和厚朴酚均能提高小鼠的耐缺氧能力，极显著延长小鼠游泳时间；高剂量组（1.12×10^{-3}mol/L）和厚朴酚能够明显抑制小鼠心、脑、肝匀浆的体外过氧化脂质氧化产物的生成，说明和厚朴酚能够增强小鼠耐受力，抑制脂质过氧化作用，从而达到延缓衰老的目的。李清华用超临界 CO_2 萃取（SFE-CO_2）和索氏抽提对厚朴进行了提取，并对其提取率及提取物的抗氧化活性进行了比较研究，发现厚朴石油醚提取物、超临界 CO_2 萃取物、氯仿提取物都有较高的提取率和抗氧化活性。

栀子

栀子为茜草科植物栀子 *Gardenia jasminoides* Ellis. 的干燥成熟果实。味苦，性寒。归心、肝、肺、胃经。功效：泻火除烦，清热利湿，凉血解毒。含黄酮类栀子素、果胶、鞣质、藏红花素、藏红花酸、D-甘露醇、二十九烷、β-谷甾醇。另含多种具溴蚁醛结构的苷：栀子苷、去羟栀子苷泊素-1-葡萄糖苷、格尼泊素-1-β-D-龙胆二糖苷及小量的栀子苷。

【代谢综合征相关药理】

1. 降糖降脂作用 研究发现，栀子苷可明显降低糖尿病模型大鼠血糖，提高糖耐量。颜静恩等的葡萄糖消耗试验表明，栀子苷能显著促进前脂肪细胞对葡萄糖的吸收，栀子苷在体内、外的降糖功效可能与 PPARγ 的激活有关。栀子苷其降血脂作用尚存在争议，有研究认为栀子苷对血脂无影响，也有研究认为其通过促进胆汁分泌而达到降脂的效果。

2. 保肝利胆作用 栀子苷为栀子中起保肝利胆作用的主要活性成分，研究显示栀子苷经大鼠十二指肠给药，可显著增加大鼠的胆汁流量、降低胆汁内胆固醇含量。栀子苷可预防肝细胞损伤，Kang 等发现栀子苷可降低肝微粒体中 P450 3A 免疫相关蛋白密度。栀子苷对大鼠肌注黄曲霉素 B1（AFB1，2mg/kg）诱导的肝损伤具有一定的保护作用，可能是由于栀子苷增加 GST 活性对 AFB1 的解毒作用和介导 γ–谷酰胺半胱氨酸合成酶对 GSH 的合成。栀子苷对非酒精性脂肪肝的肝保护作用机制可能与其抗氧化、调节脂肪细胞因子释放、PPARα 表达相关。

3. 抗氧化作用 栀子苷激活胰高血糖素样肽 –1 受体（Glucagon – like pep – Tide – 1，GLP – 1R），促进细胞内 cAMP 的产生，活化下游的 PI3K/Akt – Nrf2 信号通路，提高血红素氧化酶（hemeoxygenase，HO – 1）的表达。通过研究栀子苷对体外培养的人脐静脉内皮细胞（HUVEC）氧化损伤的保护作用，发现栀子苷可以上调细胞内氧化防御系统的活性，清除自由基，促进内源性 NO 生成和释放，从而保护细胞免受氧化应激损伤。王洪敏等研究同样提示栀子苷能够明显减轻缺血再灌注对心肌细胞损伤的程度，其机制可能与其能够清除氧自由基、减少脂质过氧化产物的生成有关。武海霞等实验结果提示，栀子苷能改善急性乙醇中毒所致的小鼠空间学习和记忆障碍，推断栀子苷可能具有提高机体的抗氧化能力，从而保护其免受乙醇急性中毒所致的中枢神经系统损伤。

柴胡

柴胡是伞形科多年生草本植物北柴胡 *Bupleurum Chinese* DC. 或狭叶柴胡 *B. scorzonerifolium* Willd 的根。味苦，性凉。归肝、胆、三焦经。功效：疏散退热，疏肝解郁，升阳举气。柴胡含有皂苷、挥发油、黄酮、木脂素、香豆素、苯乙醇苷、甾醇、多聚炔、异戊烯醇苷、挥发油及多糖类化合物。

【代谢综合征相关药理】

1. 对血脂的作用 柴胡的有效成分柴胡皂苷可以显著降低小鼠血清总胆固醇、甘油三酯、低密度脂蛋白胆固醇的实验性升高，抑制小鼠实验性高脂血症的形成，因此能有效防治动脉粥样硬化。柴胡可以加速胆固醇 – CⅡ 及其代谢产物由粪便排泄，降低 ACTH 的脂库中的脂肪分解及胰岛素促进的脂肪合成。试验证明，柴胡可以显著降低小鼠血清总胆固醇、甘油三酯、低密度脂蛋白胆固醇的实验性升高，作用程度优于已知的降脂药物，能抑制小鼠实验性高脂血症的形成。柴胡地上部分含有 6% ~ 8% 类黄酮，具有增强毛细管功能的作用。柴胡的有效成分之一柴胡多糖可诱导血管内皮细胞表达 NO 增加，松弛血管平滑肌，改善腹腔脏器血流。

2. 保肝作用 在探讨 ss – D 对乙醇损伤原代大鼠肝细胞模型中的作用机制时，发现 ss – D 可抑制乙醇引起的丙氨酸氨基转移酶（ALT）活性和肝细胞内丙二醛（MDA）含量的升高及谷胱甘肽过氧化物酶（GSH – px）的活性降低并具明显剂量依赖性，提示 ss – D 对乙醇损伤肝细胞的保护作用机制可能来自于增强机体抗氧化防御能力及提高膜结构稳定性，促进肝细胞增殖。

荷叶

荷叶系睡莲科莲属植物莲 *Nelumbo Nucifra* Gaertn 的干燥叶。味苦、涩，性平。归心、肝经。功效：清心解暑，活血化瘀，凉血止血，升发清阳，消风祛湿。从荷叶中分离得到的生物碱有 21 个，其结构类型主要有四类，分别为单苄基异喹啉类（2 – 7）、双苄基异喹啉类（8－10）、阿朴啡类（11－17）和去氢阿朴啡类（18－21）。从荷叶中分离得到的黄酮类化合物有 16 个，其中大部分是以槲皮素为母核，糖链有葡萄糖、木糖、半乳糖、鼠李糖等，也有山奈酚和杨梅素衍生物。此外，还有挥发油、酸类、醛类、酯类、酮类、酚类、烯烃、烷烃类和芳香族等化合物。

【代谢综合征相关药理】

1. 调脂作用 研究表明，荷叶中的黄酮及生物碱为促进脂类新陈代谢、发挥降脂作用的主要活性成分。叶德强等将 45 只新西兰兔分为对照组、结石组和黄酮组，予不同的饲料进行喂养，试验结果证明含黄酮的饲料较普通及高胆固醇饲料可更好地调节实验动物的血脂水平。许腊英等将荷叶中提取的生物总碱应用于小白鼠试验，结果证实了荷叶生物总碱有良好地降低血清胆固醇含量的作用。将荷叶与市售减肥药物奥利司进行了减肥效果的对比，发现荷叶粗粉中提取的荷叶生物碱可抑制胰脂肪酶，从而发挥减重之效，为荷叶作为新型减肥药奠定了一定的理论基础。

2. 抗动脉硬化作用 抗动脉硬化、保护心血管研究表明，荷叶还有抗动脉粥样硬化、保护血管内皮、调节心律失常等作用。荷叶水提物能够抑制单核细胞趋化蛋白 1 和血管细胞黏附分子 1，且可能通过这一机制从而具有抗动脉粥样硬化的潜在作用。前荷叶碱在体外不损伤内皮细胞结构，其可通过增强一氧化氮合酶的活性来促进内皮细胞分泌一氧化氮，从而保护内皮。有学者运用乌头碱、毒毛花苷 G 等药物制作家兔心室颤动模型，给予莲心总碱，观察其对心律失常的影响，结果显示莲心总碱对心律失常有保护作用，可降低心律失常的发生率及死亡率。还有研究报道荷叶生物碱可降压，抑制儿茶酚胺的分泌，进而对心血管疾病发挥积极作用。

3. 降糖作用 有研究显示，甲基莲心碱可增加胰岛素敏感性，其增敏作用与胰岛素增敏剂相类似。荷叶乙醇提取物及荷叶中所含的儿茶素等物质也均能通过不同途径促进胰岛素的分泌。

4. 抗氧化作用 采用多种化学测量的方法评估荷叶中分离的荷叶黄酮对自由基及亚油酸的作用，结果表明，自由基可被荷叶黄酮所清除，亚油酸氧化可被抑制，荷叶是一种无毒、安全的抗氧化剂。从余以刚等的实验结果可看出，荷叶水提物可以显著清除羟基自由基、超氧阴离子自由基两种自由基。因此，提示荷叶水提物具备较强的抗氧化作用，是一种优良的抗氧化剂。

桃仁

桃仁又名桃核仁，来源于蔷薇科植物桃 *Prunus persica* C L. Batsch. 或山桃 *P. davidiana* （Carr.） Franch. 的干燥成熟种子。味苦、甘，性平。归心、肝、大肠经。功效：活血祛瘀，润肠通便。桃仁含有多种营养成分及生物活性物质，主要化学成分有复杂的脂肪酸类、苷类、甾醇及其糖苷、黄酮及其糖苷、蛋白质、氨基酸及其他成分。脂肪酸主要有棕榈酸、硬脂酸、油酸、亚油酸。其中不饱和脂肪酸的量最多可达到93%。苷类主要含有氰苷，其中苦杏仁苷属于芳香族氰苷。桃仁中的不皂化物以甾醇为主，黄酮及其糖苷主要有儿茶酚、柚皮素、洋李苷等，其蛋白质主要有白色蛋白等在内的多种蛋白质，还含有甘氨酸、谷氨酸等多种常见的氨基酸。桃仁中还含有大量的挥发性物质，主要为苯甲醛，另外还含有多种微量元素以及维生素类成分。

【代谢综合征相关药理】

对心脑血管系统的作用 桃仁可通过改善血流动力学，实现活血化瘀的作用。对心脑血管系统的药理作用主要是活血化瘀抗凝血、抗血栓、预防心肌梗死等，其在临床治疗心脑血管疾病的应用也日益受到关注，疗效显著。桃仁可以增加脑血流量，降低脑血管阻力，同时还能明显增加灌流液的流量，改善血流动力学。桃仁提取物经脾动脉给药能够使大鼠肝脏的微循环血流加速。有报道桃仁能够干预载脂蛋白（Apo E）基因缺陷小鼠成熟斑块的发展，起到稳定斑块的作用，并提出可能机制与其调节脂类代谢有关。也有实验证实桃仁能够抑制动脉粥样硬化斑块的形成，抵抗低密度脂蛋白（LDL）氧化、改善高胆固醇血症的作用，可能与抗血小板聚集和抗血栓形成作用有关。山桃仁煎剂，经小鼠灌胃后，可使小鼠凝血时间显著延长，以不同剂量给家兔灌胃，显示出血时间和凝血时间均显著延长，并且还可以抑制血块的收缩，并有实验证明发挥抗凝作用的有效成分是甘油三油酸酯。桃仁水提物对二磷酸腺苷（ADP）诱导的血小板聚集的抑制作用明显强于苦杏仁苷和桃仁脂肪油。同时，桃仁石油醚的提取物能降低心肌梗死大鼠心电图 ST 段的抬高，抑制血清中肌酸磷酸激酶（CPK）、乳酸脱氢酶（LDH）的升高，降低心肌梗死面积，对心肌损伤的部位有明显的改善作用。

党参

党参为桔梗科植物党参 *Codouopsis pilosuly*（Franch.）Nannf、川党参 *Codouopsis tyugsheu* Oliv. 和素花党参 *Codouopsis pilosuly* Nannf var. *modesty*（Nann）L. T. Shen 的干燥根。味甘，性平。归脾、肺经。功效：健脾益肺，养血生津。党参的化学成分主要有甾醇类、糖苷类、挥发油、生物碱类及含氮成分、三萜类及其他类成分，还有诸多人体必需氨基酸和无机元素等。

【代谢综合征相关药理】

1. 对心血管系统的作用 党参提取物能在不增加心率的情况下提高心排血量，增加脑、内脏和下肢的血液量以及循环量。党参的浸膏能够明显对抗肾上腺素的升压反应，达到降压目的。崔香淑等研究发现，复方轮叶党参口服液可明显降低大鼠三酚甘油和血清总胆固醇含量，阻抑高脂饲料所诱导的高甘油三酯和高血清总胆固醇水平。有报道党参可有效预防高脂膳食引起的高三酚甘油血症，还可预防动脉粥样硬化及微量元素的代谢紊乱。

2. 对血糖的作用 研究结果显示，党参多糖在一定程度上能抑制由四氧嘧啶引起的小鼠高血糖，提高糖尿病小鼠的胰岛素敏感性，调整血脂代谢，抑制糖异生，促进糖原合成，改善胰岛素抵抗。

黄芩

黄芩为唇形科植物黄芩 *Scutellaria baicalensis* Georgi 的干燥根。味苦，性寒。归肺、胆、脾、小肠、大肠经。功效：清热燥湿，泻火解毒，止血，安胎。黄酮及其苷类是黄芩的主要药效物质基础，目前从黄芩属药材中已发现了 40 余种黄酮类化合物。黄芩属植物中含有多种倍半萜木脂素苷类及二萜类化合物。

1. 清除自由基、抗氧化作用　黄芩中黄酮类成分的分子结构中多含有酚羟基，故具有一定的清除自由基、抗氧化作用。黄芩素、黄芩苷是黄芩中有效的抗氧化剂，对多种自由基，如超氧化物阴离子、氢过氧化物酶、烷过氧自由基、羟自由基等均具有强大的清除作用。此外，黄芩素及黄芩苷能有效抑制黄嘌呤氧化酶代谢产生氧自由基，可用于治疗与自由基及氧化应激相关的疾病。从抗氧化应激反应的角度探讨黄芩苷对糖尿病肾病大鼠肾功能影响的机制，认为其可能是通过提高肾脏抗氧化系统的功能而减轻肾脏局部氧化应激反应。除黄芩素及黄芩苷外，研究也发现黄芩中的黄芩黄素、汉黄芩黄素等成分也具备一定的抗氧化作用。

2. 保护心脏作用　最新研究表明，黄芩苷还可以通过调节 Foxp3 的表达，促进 Treg 细胞的功能，通过脂质调节及免疫调节以改善动脉粥样硬化的病变进展。此外，亦有研究报告称，黄芩茎叶总黄酮对心肌缺血再灌注有保护作用；黄芩素不仅可以影响正常大鼠的血压，还可以降低高血压大鼠的血压；黄芩黄素可能具有抗血栓形成的作用。

3. 治疗糖尿病作用　黄芩苷能降低链脲酶素诱导的糖尿病大鼠的血糖浓度。黄芩素对大鼠糖尿病肾病、糖尿病视网膜病变等糖尿病并发症都有一定的治疗作用。

黄芪

黄芪为豆科植物蒙古黄芪 *AstragaFus membranaceus*（Fisch）Bge. var. *mongholicus*（Bge）Hsiao 或膜荚黄芪 *AstragaFus membrana ceus*（Fisch）Bge. 的干燥根。味微甘，性微温。归脾、肺经。功效：补气升阳，固表止汗，利水消肿，托毒排脓，生津养血，行滞通痹，敛疮生肌。黄芪化学成分主要有黄酮类、多糖类、皂苷类、氨基酸类、磷脂类、微量元素等。黄芪多糖是一类生物大分子物质，其中单糖种类主要为 L-鼠李糖、L-阿拉伯糖、L-木糖、D-核糖、D-甘露糖和 D-葡萄糖等，多糖种类主要为葡聚糖（水溶性和非水溶性）、中性多糖、酸性多糖和杂多糖。黄芪中分离出黄酮类 30 多种，主要包括槲皮素、山奈黄素、异鼠李素、鼠李异柠檬素、毛蕊异黄酮-7-O-β-D-葡萄糖苷、异黄烷、芦丁、芒柄花素-7-O-β-D-葡萄糖苷、毛蕊异黄酮等。

【代谢综合征相关药理】

1. 对血糖的作用　黄芪多糖可通过改善肝脏的内质网应激来减轻内质网损伤从而发挥抗糖尿病作用。黄芪多糖能够显著降低 2-DM 胰岛素抵抗大鼠的血糖，显著降低 2-DM 胰岛素抵抗大鼠血清 TG、CH、LDL 含量，同时显著升高血清 HDL 含量。采用黄芪多糖对 2-DM 胰岛素抵抗大鼠研究过程发现，黄芪多糖可以降低 2 型糖尿病胰岛素抵抗大鼠血糖和改善体内脂代谢紊乱。黄芪皂苷可以促进脂肪细胞分化，降低胰岛素抵抗，控制 TNF-α 诱导的胰岛内皮细胞凋亡，作用机制是抑制葡萄糖磷酸酶和肝糖原磷酸酶的活性，减少糖基化产物的累积，使谷胱甘肽还原酶的活性提高，从而保护糖尿病患者的坐骨神经，防止神经脱髓鞘。

2. 对心血管系统的作用 黄芪可通过增强免疫功能而抑制病毒性心肌炎，降低心肌细胞对病毒的敏感性；使病毒性心肌炎患者 NK 细胞活性明显提高，并增强心肌细胞产生干扰素及促诱生干扰素作用。黄芪总黄酮可以逆转病毒性心肌炎引起的泵功能的损害，可改善病毒性心肌炎。黄芪有强心作用，黄芪皂苷Ⅳ是其主要活性成分。黄芪可在不增加心肌耗氧量的情况下改善收缩和舒张功能。黄芪对心肌缺血缺氧缺血 - 再灌注损伤、缺氧缺糖、感染病毒均有明显的保护作用。炎症是动脉粥样硬化发生发展的因素之一，黄芪对 EH 患者可以降低症介质，从而对 EH 患者动脉粥样硬化的防治和延缓靶器官损害起到一定的作用。黄芪对血压具有双相调节作用。黄芪具有利尿降压扩张周围阻力血管从而改善心功能的作用，同时对冠状动脉有直接扩张作用。黄芪能增加人体总蛋白和白蛋白量降低尿蛋白并通过强心增加心搏出量和扩张血管达到降血压或升血压的作用。黄芪对正常大鼠血压无明显作用而且黄芪的控制血压作用与剂量有关。

黄精

黄精是黄精属多年生草本植物黄精 *Polygonatum sibiricum* Red、多花黄精 *Polygonatum cyrtouema* Hua 和滇黄精 *Polygnatum kingianum* Colllet Hem sl. 等干燥根茎。味甘，性平。归脾、肺、肾经。功效：补脾益气，滋肾润肺。其化学成分主要有黄精多糖、甾体皂苷和多种对人体有益的氨基酸以及木脂素、生物碱和蒽醌类等化合物。

【代谢综合征相关药理】

降血糖、降血脂作用 黄精多糖可提高模型组小鼠血清胰岛素含量；黄精多糖中剂量组、高剂量组能够降低血清及肝脏中升高的一氧化氮和一氧化氮合酶，但对肾脏的一氧化氮合酶无显著影响；黄精多糖组小鼠胰岛内分泌细胞形态结构在某种程度上有所改善。实验说明，黄精多糖对糖尿病小鼠血糖降低有一定的促进作用。研究发现，α 葡萄糖苷酶在黄精多糖作用下有很强的抑制作用，更进一步分析得知，单一葡萄糖形成的多糖抑制 α 葡萄糖苷酶活性最强，降血糖活性也最强。通过建立小鼠高血糖模型，对于不同剂量的黄精浸膏及其多糖溶液和阳性药物对比，研究结果显示，黄精有显著降血糖作用。饲料、乙醇提取物与黄精水煎剂拌匀后喂养高脂血症大鼠，其血清总胆固醇及甘油三酯含量显著降低。正常小鼠、兔以及由肾上腺、链脲霉素诱发血糖升高的小鼠和兔使用黄精浸膏或甲醇提取物均有降低血糖的效果。另外，有研究发现，高剂量的黄精多糖可以显著降低由于四氧嘧啶导致的糖尿病大鼠模型血糖水平。将高血糖小鼠 PSP 三种剂量 1000mg/kg、500mg/kg、250mg/kg 每天灌胃；正常对照组给予等体积生理盐水，连续 7 天。结果表明，黄精多糖对正常小鼠血糖无影响，但可显著降低高血糖小鼠的血糖。另一项采用小鼠腹腔注射硝磷佐菌素建立的实验性糖尿病动物模型研究表明，与造模前比较，造模后模型组、阳性对照药糖脉康组、黄精多糖组血糖均显著升高，但各组间基本相似。各组实验前后血糖检测结果与实验前比较，实验后糖脉康组与黄精多糖组均显著降低，模型组基本无变化。实验后各组血清糖化血蛋白与模型比较，黄精多糖组显著下降，糖脉康组基本无变化。提示黄精多糖具有调节糖代谢和治疗实验性动物糖尿病的作用。

黄连

黄连来源于毛茛科植物黄连 *Coptis chinensisi* Franch. 三角叶黄连 *Coptis dletoidea* C. Y. Cheng et Hsiao. 、云南黄连 *Coptis teeta wall.* 的根茎。味苦，性寒。归心、肝、胃、大肠经。功效：清热降火，燥湿解毒。黄连中主要有效成分为生物碱类化合物，黄连中异喹啉类生物碱包括原小檗碱类、阿朴菲类、双苄基异喹啉类、苯菲啶类等。

【代谢综合征相关药理】

1. 降血压作用 小檗碱有明显的降血压作用，对各种原因所引起的高血压均具有很好的改善作用。其作用机制是通过竞争性阻断 α - 肾上腺素受体，降低外周血管阻力而产生降压的效果，对麻醉及清醒的动物都具有显著的降压作用，对原发性高血压，急性肾炎及先兆子痫的高血压有较好的疗效。李云伦等通过大鼠模型试验，研究了黄连的降压机制。另外还用牛黄降压丸作为对照，治疗高血压 46 例，用黄连清降合剂治疗原发性高血压 46 例作为治疗组。结果显示，治疗组降压疗效优于对照组。认为小檗碱的降压机理是通过竞争性阻断 α - 肾上腺素能受体、减慢心率及降低外周血管阻力所致。

2. 降血糖作用 黄连素通过增加葡萄糖转运蛋白 1（GLUT1）的表达和活性来增加细胞的葡萄糖摄取，从而起到降血糖的作用；且其在增强 GLUT1 的活性方面部分依赖于对腺苷酸活化蛋白激酶（AMPK）的激活作用。体外实验研究表明，黄连素具有非胰岛素依赖性增加细胞的葡萄糖消耗量的作用。黄连素以剂量依赖性的方式使 L929 成纤维细胞葡萄糖的摄取量达到基础摄取的 5 倍；并且该细胞经黄连素处理 5 分钟内葡萄糖摄取即显著增加，在 30 分钟内达到最大量，这表明黄连素增加细胞葡萄糖摄取作用部分得益于其对 GLUT1 转运葡萄糖能力的急性激活作用。经黄连素培养 2 小时的 3T3 - L1 脂肪细胞中 AMPK 的磷酸化程度及细胞的葡萄糖摄取量明显增加，表明黄连素可通过活化 AMPK 来增加 GLUT1 的葡萄糖转运能力；而经黄连素处理 6 小时的 3T3 - L1 脂肪细胞，GLUT1 的表达水平明显增加，从而提高该细胞对葡萄糖的摄取量。黄连素不仅能可逆性抑制胰岛素的表达，还能增加胰岛素受体的敏感性并对胰岛素信号转导通路有一定的活化作用，从而对 2 型糖尿病胰岛素抵抗有一定的改善作用。基因分析结果显示，黄连素以浓度依赖性的方式可逆性抑制鼠 B 细胞系 NIT - 1 中胰岛素基因 Ins2 的启动子，从而抑制胰岛素基因的表达，导致 NIT - 1 细胞中胰岛素及其 mRNA 表达数量的减少，形成对糖尿病患者胰岛细胞的保护作用。黄连素对心脏的舒缩功能及其节律性，心肌细胞的凋亡等都有保护作用，黄连素可以改善糖尿病心肌病心脏舒张和收缩功能，抑制心肌肥厚和心室重构。黄连素不仅可以通过增加 AMPK 的活性来改善心肌细胞的胰岛素抵抗；还可以降低高血糖和高血脂状态、增加心肌组织脂肪酸跨膜转运载体蛋白（fatty acid transporters，FATPs）和脂肪酸 β 氧化酶（fatty acid β oxidase，FA - β - oxidase）含量，改善心肌内脂肪酸代谢紊乱。

3. 调血脂作用 有研究者通过与降脂药辛伐他汀进行比较，结果显示黄连与辛伐他汀治疗效果相当。试验结果显示小檗碱具有降血糖和降血脂的作用。在临床治疗方面，小檗碱治疗血脂异常已取得确切的疗效。经治疗，患者血清甘油三酯、总胆固醇及极低密度脂蛋白胆固醇均明显下降。

葛根

葛根为豆科植物野葛 *Pueraria lobata*（wiud.）ohwi 的干燥根。味甘、辛，性凉。归脾、胃经。功效：解肌退热，透疹，生津止渴，升阳止泻。主要成分包括异黄酮类化合物、葛根苷类化合物、三萜皂苷等。此外，葛根中还含有丰富的矿质元素（如铁、锌、磷、钾、钙、镁）及多种人体必需的氨基酸和纤维素等。异黄酮类化合物是葛根的主要有效活性成分，占葛根总量的 5% ~ 10%。其主要包括大豆苷元、大豆苷、葛根素、大豆素 4,7 - 二葡萄糖苷、金雀异黄素 - 8 - C - 芹糖基 - 葡萄糖苷、金雀异黄素苷、拟雌内酯、异甘草素、芒柄黄花素、葛根黄素木糖苷和葛根素 - 7 - 木糖苷等。

【代谢综合征相关药理】

降血糖、血脂及血压作用 葛根中富含的葛根素、大豆苷和大豆苷元等活性成分能显著降低血液中的血糖、总胆固醇含量。崔秀玲等通过研究糖尿病模型大鼠发现，葛根素可以减轻大鼠肾小球的损害，并能够降低尿清蛋白的排泄率，减少尿白蛋白，从而改善糖代谢、肾组织结构和肾功能。葛根素对糖尿病大鼠肾脏具有一定的保护作用，其机制则与下调肾组织 NF - κB65、TNF - α 的表达有很大的关系。樊海龙等也认为葛根降血糖的机制是通过调节脂肪、骨骼肌组织的 GLUT4 基因表达及 TNF - α 水平，从而促使胰岛素分泌或改善胰岛素的抵抗。Young 等研究表明，葛根提取物中的大豆苷和 3' - hydroxy - daidzein8 - Capiosyl（1 - 6）glucoside 能够通过抑制视网膜色素上皮细胞的细胞凋亡，从而达到减轻由丙二醛引发的糖尿病并发症的效果。代永霞等进行葛根素对患有自发性高血压大鼠的血压、血糖及血脂水平影响研究，结果表明葛根素具有防治由肥胖所导致的血压升高、血糖升高以及脂质代谢紊乱等病症的功效。王萌萌等研究发现，葛根提取物对高脂血症大鼠血清中的总胆固醇、甘油三酯、丙二醛和肝脏丙二醛水平、肝脏系数以及动脉粥样硬化指数均有所改善。

下篇 临床篇

第五章 糖尿病 ▷▷▷▷

糖尿病是由遗传和环境因素共同引起的一组以慢性高血糖为主要特征的临床综合征。胰岛素缺乏和胰岛素作用障碍单独或同时引起糖类、脂肪、蛋白质、水和电解质等的代谢紊乱。其急性代谢紊乱的糖尿病酮症酸中毒、高渗性高血糖状态和乳酸性酸中毒，前两者统称为高血糖危象。糖尿病有多种慢性并发症，导致器官功能障碍和衰竭，甚至致残或致死。全世界糖尿病患病率迅速增加，发展中国家尤为明显。据估计，目前我国糖尿病患者数量超过 1 亿；据国际糖尿病联盟估计，2025 年将达到 1.3 亿；近年流行病学的变化趋势为儿童和青少年 2 型糖尿病增加，成人 2 型糖尿病年轻化。

糖尿病为西医病名，中医古代文献中未见"糖尿病"之名，与之相关的为"消渴"，属"消渴"的范畴。消渴病名始于《内经》，对其病因、病机、治疗上有明确的论述。《金匮要略》专列消渴篇来论述。

【中医文献记载】 中医学对消渴病的论述首次记载于《黄帝内经》，从《黄帝内经》开始，中医对消渴病的记载已有超过 2000 年的历史。张仲景在《金匮要略》一书中始立消渴病专篇讨论，但其未能划清病与症的界限，因此当时"消渴"一词既指后人所称之消渴病，又包涵了外感热病伤津而致的烦渴多饮等症状。"消渴病"病名最早见于唐代王焘《外台秘要》引隋代甄立言《古今录验》云："消渴病有三：一渴而饮水多，小便数，无脂似麸片甜者，皆是消渴病也。"尿甜这一症状的发现是其中关键，它使消渴病得以从"消渴"病症混合状态中独立出来，成为一个真正独立的疾病名称。这时的消渴病已经基本等同于现在糖尿病的范畴。而英国人直到 17 世纪才发现此病有尿"甜如蜜"现象，遂命名之为糖尿病，在这一点上已经比中医学晚了许多年。宋代以后人们将此病分为上中下三消，分别按"肺热津伤""胃热炽盛""肾阴亏虚"或"阴阳两虚"进行辨证论治。同时，古人对消渴病的兼证（并发症）也有相当深刻的认识。如隋代巢元方在《诸病源候论》指出"其病多发痈疽"，刘完素在《河间六书》中也指出本病可"变为雀目或内障"。明代以后出现了虚实寒热辨证和阴消阳消辨证，对大量不典型的消渴病也提出了一些临床见解。

【中医病因病机】

1. 病因

（1）饮食不节，情志失调 长期饮食肥甘，纵酒厚味，喜食辛辣之品，或饥饱无度，食积停滞，饮食不节，损伤脾胃；后蕴热化燥，损伤津液，胃阴虚则胃火繁盛，胃热即消谷善饥；或加之长期精神抑郁，肝失疏泄，肝气郁结，郁久化火，耗伤津液，即肝火伤阴，必然导致肺燥、胃热。阴液耗伤，化源不足，不能上输于肺，亦不能充养胃阴。脾本为胃行其津液，忧思伤脾，脾伤津液不行，胃失濡养，燥热之焰愈烈。《灵枢·五变》言："怒则气上逆，胸中蓄积，血气逆流，髋皮充肌，血脉不行，转而为热，热则消肌肤，故为消瘅。"七情失调，肝气郁结，化火伤阴，伤损肺津，中伤胃液，下耗肾水发为消渴。《素问·通评虚实论》言："凡治消瘅……肥贵人则膏粱之疾也。"十分深刻地揭示了饮食不节的外因共同作用下，导致消渴病的病理过程。

（2）饮食劳倦，脾胃虚弱 饮食过饱或不守节律，伤及脾胃，劳倦耗伤正气，脾胃为气血化生之源，消耗太过，脾胃亦虚弱，既不能消谷，又不能运化，饮食中水谷精微直趋于下而成消渴。既伤脾胃，湿浊停滞，湿郁化热，亦能伤津耗液，以致胃火亢盛，胃热甚则消谷善饥。胃火上耗肺津则口渴多饮，下损肾阴则致津不化气，开阖失司则多尿。

（3）禀赋不足，劳欲过度 《灵枢·五变》言："五脏皆柔弱者，善病消瘅。"盖五脏之中，肾为先天之本，元阴元阳之脏，水火之宅。肾主津液，肾藏精，五脏六腑精气皆聚于肾。五脏六腑之津皆赖于肾精的濡养，五脏六腑之气皆赖于肾气的温煦。若禀赋不足，先天羸弱，则肾精亏虚，五脏六腑失于肾精濡养而柔弱，气血皆虚，气阴必伤。《素问·上古天真论》言："起居有常，不妄作劳，故能形与神俱。"若劳倦过度，以妄为常，过劳耗气，脾气损伤。脾虚则运化失司，水谷精微无以濡养脏腑，生化乏源，气血亏虚。津血同源，血虚津亏，五脏津液不足，脾不能为胃行其津液，胃津虚乏则胃火亢盛，继而相继出现肺燥、胃热、肾亏等病理过程，消渴之症遂生。

（4）久病失治，脏器虚衰 久病伤正，必耗气伤阴，阴虚愈重则燥热愈重，燥热盛则愈伤阴液，恶性循环，消渴自生。《灵枢·本脏》有"心脆则善病消瘅热中""肺脆则善病消瘅易伤""肝脆则善病消瘅易伤""脾脆则善病消瘅易伤""肾脆则善病消瘅易伤"之说。清代张隐庵言："盖五脏主藏津液者也，五脏脆弱则津液微薄，故皆成消瘅。""逸则气滞""久卧伤气、久坐伤肉"，多卧久坐，则脾气受伤，不能敷布精微，津液运行阻滞，气血瘀滞，久郁化火，易出现消渴。房事无度，恐伤肾元，尤其久病者脏器已衰，饮食、劳伤、情志等更易加重病情，耗伤肺、脾、肾之阴，阴虚燥热之程度更甚，伤人更重。

2. 病机 糖尿病的病变部位主要在肺、脾（胃）、肾，病理因素主要为虚火、浊瘀。其病机主要在于阴津亏损，燥热偏胜，而以阴虚为本燥热为标，两者互为因果。叶天士《临证指南医案》言："三消之症，虽有上中下之分，其实不越阴亏阳亢，津枯热淫而已。"

（1）肺胃燥热　在消渴早期的基本病机是阴液亏虚、燥热偏胜。《内经》言："肺脏消烁，气失所持。"饮入于胃，游溢精气于上，则肺通调水道而下。肺气虚弱，不得已通调水道，水液代谢障碍，或火热燥邪，灼伤肺津，而致肺津液无输布，易为消渴。胃火炽盛，既可炎上刑金，使肺津更燥，又可下传于肾，使得肾阴亏虚加重。

（2）脾胃气虚　脾主升清，胃主降浊，二者总领消化系统的生理功能，是受纳腐熟水谷"运化精微"排泄糟粕的枢纽。脾胃健运则水谷精微得以正常运化及输布，使得气血津液正常运行，而无停滞，从而阻止痰湿浊瘀等病理产物的生成；反之，诸多病因致脾胃虚弱后，一方面使得气血生化乏源，脏腑失养，功能低下，气化乏力，变生痰浊，郁而化热，胃热炽盛，脾胃燥结，不能输布津液，而致消渴。张元素说："消中者，胃也，渴而饮食多，小便赤黄，热能消谷，知其热能在中焦也。"久食肥甘油腻，甘美甜食，煎炸咸味，酒肆无度，脾胃受损，内热自生，生热化火，邪火杀谷，而为消谷善饥，虽多食而消瘦而尿甜，且倦怠乏力，此亦是胃不能尽传输之职，化而不输，致津液不渗，水精之气不能上输于肺以润肤。脾胃气虚之消渴，可与胃中实火并见，纵然消谷多食，筋骨肌肉皆无以充养，而见日渐消瘦，甚则肢体萎废不用，精神不振。

（3）肾阴亏虚，或兼阴损及阳，阳亦虚弱　肾为水脏，若真水不竭，则少消渴之患。五脏之津液本于肾，肾阴虚则渴饮不止，消谷善饥；肾为胃之关，关门不利，则渴饮无度而小便多。加之肾阴亏虚，不制于火，火浮于上，煎熬脏腑，火因水渴而愈烈，水因火旺而益枯，故虽多饮而不济于渴。肾阴亏损日久，阴损及阳，肾阳不足，更伤元气，均无力蒸腾水液而为消渴。肾为水火之脏，其阴阳失调，水亏火浮，均与消渴发生、发展关系密切。而肾水不足，不济脾肺，肾中虚火不归其原，浮于肺、脾、胃，则易煽火情，更耗其阴，致使消渴益深而痼疾难愈。

综上所述，糖尿病的病因为饮食不节，情志失调，禀赋不足，劳欲过度等；肺脾肾三脏功能失调是本病病机的关键，肺胃燥热、脾胃气虚、肾阴亏虚，或兼阴损及阳，阳亦虚弱而致。虚火、浊瘀是本病的主要病理因素。

【临床表现】　西医学分为 1 型糖尿病、2 型糖尿病、妊娠糖尿病和其他特殊类型糖尿病。初期均可有"三多一少"，即多食多饮多尿，体重下降，部分患者表现不明显，而除了首发症状还可有视力减退、肢端麻木、尿路感染、皮肤瘙痒、女性外阴瘙痒等，还可伴有代谢紊乱表现，日久会有慢性并发症的表现，包括微血管并发症、动脉粥样硬化、糖尿病神经病变、糖尿病皮肤病变等。

【诊断】　糖尿病的诊断主要依靠临床表现及实验室检查，一般根据 WHO 标准诊断糖尿病。

糖尿病诊断标准（WHO，1999）：

1. 糖尿病症状（典型症状包括多饮、多尿和不明原因的体重下降）加上以下 3 条中之一可诊断：

（1）随机血糖（指一天中任意时间的血糖）≥11.1mmol/L（200mg/dL）。

（2）空腹血糖（空腹状态指至少 8 小时没有进食热量）≥7.0mmol/L（126mg/dL）。

（3）葡萄糖负荷后 2 小时血糖≥11.1mmol/L（200mg/dL）。

2. 无糖尿病症状者，需另日重复测定血糖明确诊断。

【辨证要点】　虚火、浊瘀乃本病主要病理因素，病理性质为本虚标实。临床应以此为基础，根据病情和临床表现辨病位的主次、阴虚的轻重。同时，阴虚日久，可气血两虚，瘀血内生，病情缠绵日久，亦可及肾，阴损及阳，应注意阴虚的程度及标本侧重的有无。

1. 辨病位　消渴病的"三多一少"，往往同时存在，但根据程度的轻重不同，分为上、中、下三消，即肺燥、胃热、肾虚之别。通常多饮症状较为突出，以肺燥为主，称为上消；多食症状较为突出者，称为中消；以肾虚为主，多尿症状较突出者，称为下消。但临床上单纯之上、中、下三消较少，往往并见。

2. 辨标本　本病以阴虚为主，燥热为标，两者互为因果，常因病程长短和病情轻重的不同，而阴虚和燥热的表现各有侧重。一般初病多以燥热为主，病程长者则阴虚与燥热并见，日久则以阴虚为主，进而由于阴损及阳，而导致阴阳俱虚。

3. 辨本症与并发症　多饮、多食、多尿和消瘦为本症特征。而易发诸多并发症为本病的一大特点。本症与并发症的关系，一般以本症为主，并发症为次，多数患者，先见本症，随着病情的发展而出现并发症，但亦少数患者与此相反。如少数中老年患者，"三多"及消瘦的本症不明显，常因痈疽、眼疾、心脑肾病证等为线索，最后确定本病。

4. 结合临床辅助检查　查空腹、餐后 2 小时血糖及尿糖、尿比重、葡萄糖耐量试验等，有助于诊断本病。查 T3、T4、TSH 等有助于瘿病的鉴别。查抗 SS－A、抗 SS－B、RF 及滤纸试验、含糖试验有助于干燥综合征的鉴别。查血酮、尿酮、血浆渗透压等了解是否存在酮症酸中毒、高渗性昏迷等，查二氧化碳结合力以及血钾、钠、氯、钙等了解酸碱平衡情况以及是否存在电解质紊乱。

【治疗】

1. 治疗原则　糖尿病是以阴虚为本、燥热为标，故清热润燥、养阴生津为本病的治疗大法。由于本病常发生血脉瘀滞及阴损及阳的病变，以及易并发痈疽、眼疾、肺痨等，故还应针对具体情况，及时合理地选用活血化瘀、清热解毒、健脾益气、滋补肾阴、温补肾阳等治法。

（1）常用清热润燥、养阴生津之品，慎用攻伐苦寒之品　清热润燥、养阴生津一直是指导临床治疗本病的基本原则。这是从消渴病的基本病机为阴虚燥热的认识基础上确立的。目前此法多用于消渴病的早期阶段，对改善临床症状有明显的效果，尤其是对烦渴、多尿、大便干结等症状改善较为突出，但药应以清润为主，苦寒攻伐峻剂易化燥伤阴，或损伤脾胃，当慎用。

（2）从脾论治，分清泌浊　《灵枢·本脏》："脾脆善病消瘅。"历代医家在此后都有发挥，认为脾虚清浊不分是消渴的主要病机之一，主张从脾论治。脾虚兼有肺胃蕴热者治宜健脾清热；脾气虚弱者则治宜健脾益气；脾肾两虚者则治宜健脾补肾。在健脾的时候，适当加入分清秘浊之品，有助脾运。

（3）治分三消，立足于肾　《医学心悟·三消》说，"治上消者宜润其肺，兼清其胃" "治中消者宜清其胃" "治下消者宜滋其肾，兼补其肺"。消渴一病以阴虚为主，虽有肺燥、胃热、肾虚之别，但他脏虚弱日久，无不损及肾之阴阳，肾虚是疾病的关键。历来医家推崇治肾为本。

（4）活血化瘀，贯穿始终　消渴病久，络脉滞涩，多表现为舌质紫暗，或有瘀斑，或舌下络脉曲张，或心中憋闷、刺痛，或肢体麻木、疼痛，因而久病消渴者，应重视活血化瘀与其他疗法配合相兼而用，可达到调节阴阳，流通气血，标本通治的目的。

2. 药物治疗

（1）辨证论治

①肺胃燥热型

[主症] 烦渴引饮，消谷善饥，小便频数量多，尿浑而黄，形体消瘦，舌红苔薄黄，脉滑数。

[治法] 清热生津止渴。

[例方] 消渴方合白虎加人参汤。

[药物] 黄连末，天花粉末，人乳汁，藕汁，姜汁，生地黄叶，蜂蜜，人参，石膏，知母，粳米，甘草。

心烦口渴、咽燥鼻干，或潮热盗汗、气短、呼吸不畅、胸胁不舒等可取二冬汤或琼玉膏；肺胃燥热不除，津燥阴伤及气，兼见气短，神疲乏力，自汗畏寒，舌淡嫩，拟用生脉散或生津甘露饮；肺胃火燥，耗及肾水，兼见腰膝酸软，梦遗滑精，潮热盗汗，劳则气短，苔少津干，脉细数，宜双补肺肾，兼清肺胃，用加减一阴煎、黄芪汤或百合固金汤；若肺胃燥热，热伤津液，致使肠燥津伤，而见多食易饥，口渴引饮，大便燥结，或便秘不通，舌红少津，脉实有力，可予增液承气汤。

②脾胃气虚型

[主症] 口渴引饮，能食与便溏并见，或饮食减少，精神不振，四肢乏力，舌淡苔白而干，脉细弱无力。

[治法] 健脾益气，生津止渴。

[例方] 七味白术散。

[药物] 人参，白术，茯苓，炙甘草，葛根，木香，藿香。

脾胃气虚日久，极易生湿困脾，而见脘腹痞闷、食少纳呆、便溏、苔白腻而胖有齿痕，可用香砂六君丸。

③肾阴亏虚型

[主症] 尿频量多，浑浊如脂膏，或尿甜，腰膝酸软，乏力，头晕耳鸣，多梦遗精，皮肤干燥，全身瘙痒，舌红少苔，脉细数。

[治法] 滋养肾阴，益经补血，润燥止渴。

[例方] 六味地黄丸加减或左归饮。

[药物] 山药，山茱萸，熟地黄，枸杞子，茯苓，甘草，泽泻，龟甲，鹿角胶，牛膝，菟丝子，枸杞子。

若下焦相火浮游于肺，兼见气短、潮热、咽燥、干咳、骨蒸潮热，或咳嗽咯血，应拟滋水清金，可合生脉散，或选用麦味地黄丸、地黄饮子；若肾阴亏虚，阳明炽热，兼见烦热干渴、消谷善饥、头痛牙痛、脉滑有力，可兼清胃热，用玉女煎加减。

④阴阳两虚型

[主症] 小便频数、浑浊如膏，甚至饮一溲一，手足心热，咽干口燥，面容憔悴，耳轮干枯，面色黧黑，腰膝酸软，四肢欠温，畏寒怕冷，甚至阳痿，舌淡苔白而干，脉沉细无力。

[治法] 温阳滋阴补肾。

[例方] 金匮肾气丸或右归丸。

[药物] 熟地黄，山药，山茱萸，茯苓，泽泻，牡丹皮，附子，桂枝，枸杞子，菟丝子，杜仲，鹿角胶，当归。

尿量多而浑浊者，加益智仁、桑螵蛸、覆盆子、金樱子等益肾收涩；身体困倦、气短乏力者加党参、黄芪、黄精补益正气；阳痿加巴戟天、淫羊藿、肉苁蓉；若面色㿠白、头晕乏力、阴阳气血俱虚者，可合鹿茸丸，以温肾填精、益气养血；兼有舌质紫暗，或有瘀点瘀斑，脉涩或结代等瘀血证候，可加活血化瘀之品，如丹参、川芎、郁金、红花、泽兰、鬼箭羽等。

对于因饮食不节、劳倦太过，或复感外邪等因素诱发厥脱重症，当采取中西医结合抢救措施，除可灌输益气养阴固脱之剂（如生脉散加龙骨牡蛎或三甲复脉汤等）之外，危重者可予参麦注射液静脉滴注，并大量补充液体，若见阴损及阳、阴阳俱衰者，可合参附汤，或参附注射液静脉滴注。并发症加重时，应积极治疗，如白内障、耳聋等主要病机为肝肾精血不足，不能上承于耳目所致，宜滋补肝肾、益精补血，可用杞菊地黄丸或者明目地黄丸；对于并发疮毒痈疽者，则宜清热解毒，消散痈肿，方用五味消毒饮；并发肺痨、中风、水肿者，应按急则治标，缓者治本的原则，优先治疗紧急的并发症。

（2）中成药

①消渴丸

[药物组成] 葛根，地黄，黄芪，天花粉，玉米须，五味子，山药。

[功能主治] 滋肾养阴，益气生津。适用于糖尿病初发病和轻、重型者，以及稳定型糖尿病属气阴两虚者。

[用法用量] 饭后温水送服，每次5~10丸，每日3次。

②降糖舒胶囊

[药物组成] 人参，枸杞子，黄芪，刺五加，黄精，益智仁，牡蛎，生地黄，熟地黄，葛根，丹参，荔枝核，知母，生石膏，芡实，山药，玄参，五味子，麦冬，乌药，天花粉，枳壳。

[功能主治] 滋阴补肾，生津止渴。适用于糖尿病气阴两虚之轻、中期2型糖尿病及糖尿病引起的综合征。

[用法用量] 每次4~6粒，每日3次，口服。

③养阴降糖片

[药物组成] 生地黄，玄参，枸杞子，玉竹，葛根，知母，黄芪，党参，五味子，牡丹皮，虎杖，川芎。

[功能主治] 养阴益气，清热活血。适用于气阴两虚糖尿病。症见口渴多饮，多食，倦怠乏力，血糖、尿糖升高。

[用法用量] 每次8片，每日3次，口服。

④参芪降糖颗粒

[药物组成] 人参茎叶，五味子，黄芪，山药，地黄，枸杞子。

[功能主治] 益气养阴，滋脾补肾。主治消渴症，用于2型糖尿病。

[用法用量] 口服。1次1g，1日3次，1个月为1个疗程，效果不显著或治疗前症状较重者，1次用量可达3g，1日3次。

⑤明目地黄丸

[药物组成] 熟地黄，菊花，枸杞子，山药，山茱萸（制），茯苓，白芍，牡丹皮，蒺藜，泽泻，当归，石决明（煅）。

[功能主治] 滋补肝肾，平肝明目。对糖尿病视网膜病变及白内障早期有一定疗效。症见目涩畏光，视物模糊，迎风流泪。

[用法用量] 大蜜丸每次1丸，每日2次。

⑥牛黄清胃丸

[药物组成] 人工牛黄，大黄，菊花，麦冬，薄荷，石膏，栀子，玄参，番泻叶，黄芩，甘草，桔梗，黄柏，连翘，牵牛子，枳实，冰片。

[功能主治] 清胃泻火，润燥通便。适用于糖尿病心胃火盛，头晕目眩，口舌生疮，牙龈肿痛，便秘尿赤。

[用法用量] 每次2丸，每日2次。

⑦天芪降糖胶囊

[药物组成] 黄芪，天花粉，女贞子，石斛，人参，地骨皮，黄连（酒蒸），山茱萸，墨旱莲，五倍子。

[功能主治] 益气养阴，清热生津。用于2型糖尿病气阴两虚证。症见倦怠乏力，口渴喜饮，五心烦热，自汗，盗汗，气短懒言，心悸失眠。

[用法用量] 口服。1次5粒，1日3次，8周为1个疗程，或遵医嘱。

3. 外治法　糖尿病常用的中医外治方法包括针刺、艾灸、拔罐、按摩、中药熏洗等。其中，针刺、艾灸、熏洗法最常用。

（1）针刺疗法　是使用各种不同的针具作用于经络、穴位和病变部位以防治疾病的方法。早在《备急千金要方》中就提出针灸治疗本病的观点。《针灸甲乙经》中首先记载了消渴病的针刺选穴。临床上，大量文献报道针刺治疗2型糖尿病疗效显著。如治疗2型糖尿病，取关元、下巨虚、别浊平（上巨虚下1寸），另上消加少商，中消加中脘，下消加太溪，总有效率为98.6%。

主穴：胰俞、脾俞、膈俞、肾俞、足三里、三阴交。

配穴：①多饮、烦渴口干者，加肺俞、少商、金津、玉液、承浆、意舍、阳池，以清热生津。②多食易饥、便结者，加中脘、胃俞、大横、腹结、内庭、丰隆，以清胃泻火。③多尿、腰痛、耳鸣、心烦、潮热盗汗者，加关元、太溪、然谷、照海、复溜、太冲，宜滋阴补肾。④神疲乏力、少气懒言、腹泻头胀、肢体困重者，加胃俞、天枢、气海、阴陵泉，以健脾利湿。

方法：背俞穴针向棘突，进针 1～2 寸。依据病情把穴位分成两组交替运用，补泻兼施，以针刺得气为主，留针 15～30 分钟，间歇行针，每日或隔日 1 次，12 次为 1 个疗程，每疗程间隔 3～5 天。注意严格消毒、防止感染。

（2）电子针灸疗法 治疗周围神经病变。

取穴：手足三阴、三阳经穴。第 1 组：合谷、曲池、三阴交、足三里。第 2 组：通里、支正、太溪、委中。第 3 组：曲泽、外关、太冲、阳陵泉。

方法：在选取的每个穴位上涂一层生理盐水，将针灸疗头对准选好的穴位，距离 45～60mm；强度先减弱，后增强各 10 分钟；频率先减慢后加快各 10 分钟，每天 1 组双侧穴位，每次 20 分钟，3 组穴位交替。10 天为 1 个疗程，疗程间隔 2 天，共治疗 3 个疗程。

（3）头针疗法 治疗糖尿病肢体麻木。

取穴：头上感觉区上 1/5 及中 2/5。选用双侧穴位。

方法：患者采用坐位或者卧位。局部常规消毒后用 26～28 号长 1.5 寸不锈钢毫针刺入头皮穴位，针与头皮呈 30°左右夹角，用夹持进针法刺入帽状腱膜下，达到该区的应有深度后再接 G6805－1 型治疗机通电 30 分钟，强度以患者可耐受为宜。每日 1 次，10 次为 1 个疗程。每个疗程后休息 2 天，再进行下 1 个疗程。

（4）耳针疗法

主穴：耳穴：肺、胰、胆、脾、肾、交感、内分泌。

配穴：耳穴：三焦、渴点、饥点。

方法：每次取穴 3～5 穴，耳穴常规消毒，找准穴点，快速刺入，小幅度捻转行针，患者多感到局部疼痛，继而耳郭局部逐渐充血、发热、胀麻等感觉，为耳穴得气的现象。留针 30 分钟，每间隔 10 分钟 1 次。隔日治疗 1 次，10 次为 1 个疗程，休息 3～5 天，再进行下 1 个疗程。

（5）艾灸疗法

主穴：腰阳关。

配穴：并发周围神经病变加委中、阳池；并发复视加太阳、太冲；并发自主神经损害加足三里、三阴交；合并肌无力、肌萎缩加伏兔、阳陵泉、曲池、合谷。

方法：俯卧，采用附子研末，黄酒调和作饼，厚 2～3 厘米，上置艾柱在腰阳关灸 3 壮，患者有全身温热感。合并周围神经病变者，可同时用附子饼灸委中和阳池各 3 壮，患者双下肢及双手指温和舒适感、全身有温热感。合并其余并发症者，在灸腰阳关后，再针刺所取各穴位，运用平补平泄的方法，留针 30 分钟，每日 1 次，10 次为 1 个疗程，休息 3 天后行下 1 个疗程。

（6）中药熏洗法

①糖尿病神经病变：桂枝、威灵仙、丹参、木瓜、苏木、泽兰、地龙各30g，红花、制乳香、制没药各15g，制川乌、制草乌各10g。麻木甚者加全蝎10g，蜈蚣2条；冷痛麻木甚者加大桂枝、川乌用量。煎药取汁，足浴，日1剂，洗2次，每次60分钟。每日1剂，10天为1个疗程，连续2~3个疗程。

②糖尿病足：桂枝6g，忍冬藤30g，苦参、丹参各15g，紫草、五倍子、白及各10g，血竭8g，乳香12g。煎药取汁，足浴，日1剂，洗2次，每次30分钟。每日1剂，7天为1个疗程，连续2个疗程。

③糖尿病周围神经病：透骨草、威灵仙、苏木各30g，桂枝20g，红花、伸筋草、木瓜、王不留行各30g，艾叶20g。浸泡30分钟后煎药取汁，足浴，日1剂，洗2次，每次30分钟。10天为1个疗程，连用2个疗程。

4. 生活治疗　糖尿病一方面生活环境的改变使身体的活动量逐渐减少，另一方面生活条件改善后饮食结构的变化使得能量摄取呈相对过剩趋势。故康复治疗主要是两方面：一是饮食；二是运动。

（1）饮食

①基本原则：避免食用甜食等含糖量高的食物。减少高脂肪及高胆固醇食物。适时进食高纤维及淀粉食物。定时定量、少食多餐、保持食量稳定，才能在一定程度上稳定血糖。

②培养良好的饮食习惯，并做到持之以恒。糖尿病患者的进餐应该定时定量，细嚼慢咽，通常将每天的热量按1/5、2/5、2/5分配至早、中、晚3餐中，或者采用少吃多餐的方法，将1天的热量分配到5~6餐。

③均衡饮食：不能把饮食治疗简单地理解成限制饮食，每天的饮食应该能够保证正常的生理需要，每日需摄取5类基本食物：谷类、肉蛋类、蔬菜水果、奶制品和油脂类食物，各种食物应该占有合适的比例，以达到均衡饮食的目的，热量的分配应该尽量符合以下标准，脂肪占25%~30%，碳水化合物占55%~65%，蛋白质比例<15%。减少汽水、巧克力、糖果、蛋糕、蜜饯等的摄入；减少高胆固醇和油炸食物的摄入，例如肥肉、鸡皮、香肠、动物内脏等。多选择食物纤维含量较多的食品，例如糙米、全麦面包、麦片、水果、蔬菜和豆类等。烹调以清淡为原则，避免盐分摄入过多，食盐的摄入应限制在6g/d以内，尤其是高血压患者更应该限制盐的摄入。特别是对肥胖、高血压和（或）高三酰甘油血症的患者更应该做到限酒戒烟。

④进行饮食治疗的患者应该定期监测血糖，以确保血糖控制在目标范围内。中国糖尿病防治指南推荐的理想血糖控制目标为空腹血糖4.4~6.0mmol/L，非空腹血糖4.4~8.0mmol/L。定期监测血糖还可以及时发现高血糖和低血糖。由于存在个体差异，不同人进食相同的食物后血糖波动的情况可能不同，因此通过监测血糖来评估不同食物对血糖的影响至关重要。此外，还应该叮嘱糖尿病患者在出现下列情况时增加监测血糖的频率：尝试新的食物后；改变就餐方式（如外出就餐）；出现了头晕、心慌等症状；没有按时、按量就餐或漏餐；比平时进食过多的食物等。

　　中医学认为，食物与中药是不能截然分开的，自古就有"药食同源"之说。药膳绝不仅仅是药物与食物的简单相加，而是在限制总热量的前提下，既考虑低糖、低脂肪、食物的多样化，又结合中医辨证配膳的理论指导。药膳是集营养与治疗于一体的具有中医特色的传统疗法之一。千百年来药膳的形式多以粥、汤为主。如《太平圣惠方》记载的神效煮兔方，《温病条辨》记载的五汁饮，《饮撰服食笺》记载的地黄粥，《医学衷中参西录》记载的滋补饮，多位学者在临床应用中均取得较好的疗效。

　　（2）运动

　　①基本原则：因人而异，量力而行，循序渐进，持之以恒。

　　②运动前准备：到医院做全面检查，查血压、血糖、糖化血红蛋白、心电图、肾功能等。与医生商量制定适合个体的运动计划。选择合适的鞋袜（软底鞋，纯棉袜），透气性要好。选平整的运动场地和合适的伙伴，避免单独运动。随身携带易吸收的糖类食品，以备低血糖时用。随身携带糖尿病救护卡，以备发生意外时能够及时得到救治。

　　③运动的时间、频率：糖尿病患者不宜空腹运动，运动宜在餐后半小时至1小时进行，每次30～60分钟，时间固定，每周至少3～5次。每日运动更好，次数固定。

　　④运动形式：应该因人而宜，必须根据个人生活习惯、社会经济背景、居住环境以及糖尿病病情而酌情选择，项目不必是单一的，可以组合交换，应该避免过度激烈紧张的剧烈运动，尽量选择患者感兴趣的、简单、方便、利于长期坚持的项目，临床上常采用的是中低强度的有氧耐力运动项目，如步行、慢跑、走跑结合、骑车、游泳、气功、健身体操各种球类等。

　　⑤运动负荷：不能过小也不能过大，要比日常活动强，其目标要合乎改善代谢和心血管功能达到$40\% \sim 60\% V_{O_2max}$的中等运动强度，通常可以以运动中的有效心率、靶心率来反应运动强度的指标，临床一般采用"靶心率"（即运动中能获得最佳心率并能确保安全的心率（200－年龄）。糖尿病患者运动时心率达到靶心率的70%～80%是可靠安全的。

　　⑥运动方式：如散步、快走、慢跑等，根据病情、年龄、生活习惯选择适合自己的、便于坚持的运动，注意日常家务不等同于体育锻炼。程度因人而异，程度可根据患者心率而定，患者运动时测心率应在"最好心率"上下10%（最好心率＝220－年龄－静息心率）。

　　⑦注意事项：运动中要随身携带糖尿病卡，写明如果出现意外其他人如何处理，目前所使用的胰岛素或降糖药的剂量；卡放在易发现的地方，身体状况不好时应暂停运动，天气炎热应带足水，寒冷天气要保温，并随身携带糖果，当出现低血糖时及时食用。出现胸痛、胸闷等应立即停止运动。

　　⑧运动效果的评价：运动量适宜：运动后微微出汗，感轻松、愉快，心率在最大安全范围。运动量过大：大汗、胸闷、乏力休息后不缓解，血糖反而升高。运动量过小：没有出汗，脉搏无变化、血糖无变化。

　　【预防】　糖尿病与生活习惯直接相关，生活调摄在防病治疗方面具有十分重要的意义。随着经济的发展和城市化生活的普及和老龄化，糖尿病患者数量迅速增加的势头不容忽视，随之而来的动脉粥样硬化性血管病和各种糖尿病并发症相应增加，已成为糖尿病患者致残和致死的主要原因，因此，要重视养成良好饮食、生活习惯，加强运动锻炼等。为了引起人们的重视，联合国已经将每年的 11 月 14 日定为世界糖尿病日，要求动员各方力量，积极开展糖尿病防治。糖尿病的预防主要从以下几个方面进行：

1. 开展糖尿病教育 在全社会开展糖尿病宣传教育，提高患者及家属自我监护和治疗能力，预防糖尿病，早期发现糖尿病及规范化管理糖尿病，以减少糖尿病及并发症的发生。生活上注意劳逸结合，保持情志平和，实施有规律的生活起居制度，保证充足睡眠，避免五志过极，长期紧张，思虑过度。患者要积极掌握自我监测手段，能正确认识对待疾病，配合治疗，自我正确调整饮食和使用药物，会处理药物的不良反应，如低血糖反应，是患者能在医生的指导下进行自我调节和治疗，争取较好的预后。

2. 节制饮食，预防肥胖 饮食对于本病具有基础治疗的重要作用。进餐宜定时定量，在保证机体热量需要的前提下，饮食宜清淡，忌食厚味，多食杂粮，少食精粮，多食蔬菜、瘦肉、豆类、含糖低的瓜果，忌食糖类、腌制食品，戒烟酒、浓茶、咖啡。正如《儒门事亲·三消之说当从火断》："不减滋味，不戒嗜欲，不节喜怒，病已而复作。能从此三者，消渴亦不足忧矣。"

3. 坚持体育活动 本病患者可根据年龄、体质状况制定适合个人的体育锻炼计划，持之以恒，有助于身体恢复，对于久坐伏案用脑者，开展体育活动，不仅可以降低血糖、防止肥胖，也可以提高胰岛素敏感性、延缓其慢性并发症的发生和发展，防病于未然。

4. 组织和开展三级预防

（1）*初级预防* 目的是减少糖尿病的发病率。促使改变与 2 型糖尿病有关的不良反应因素，如摄入过多能量、肥胖、缺乏体力活动和久坐的生活方式等；以及加强对糖尿病高危人群的预防和监测。应在社区完成，在政府有关部门领导和支持下，加强社会组织动员。

（2）*二级预防* 早期发现和有效诊疗糖尿病。防治糖尿病并发症的关键是尽早尽可能地控制好患者的血糖、血压、纠正血脂紊乱和肥胖，戒烟等导致并发症的危险因素。只要在综合性医院糖尿病专科指导下，糖尿病患者可以得到更好的管理、教育、护理保健和及时的治疗。

（3）*三级预防* 防止或延缓并发症的发生和恶化，以降低伤残死亡率。一定要重视血糖以外的动脉粥样硬化风险因素的控制。DCCT 试验和 UKPDS 试验均已证实，严格控制血糖可以降低糖尿病患者的死亡率和致残率。通过有效的治疗慢性并发症的发展在早期可能终止或者逆转。三级预防需要多学科的共同努力、社区医疗单位的关心、督促与随访帮助，需要综合防治与专科医疗相结合，确保患者得到有效的治疗。

5. 定期健康检查、及早发现并发症 对于新发糖尿病患者，尤其是 2 型糖尿病患者，应尽早进行并发症筛查，以尽早发现和处理。对于老患者，更应时常定期检查并发症的情况，及时诊断治疗，避免病情加重。社区应主动协助监测和记录。常检查的项目包括以下几种。

（1）眼：视力、扩瞳、查眼底。

（2）心脏：标准十二导联、卧位、立位血压。

（3）肾脏：尿常规、镜检、24小时尿白蛋白定量或者尿白蛋白与肌酐比值，血肌酐、尿素氮。

（4）神经系统：四肢腱反射、音叉振动觉或尼龙丝触觉、神经传导速度测定、痛觉阈值测定等。

（5）足部：足背动脉、胫后动脉搏动情况和缺血表现、皮肤色泽、是否破溃、是否溃疡、是否真菌感染等。

（6）血液生化检查：血脂（总胆固醇、甘油三酯、LDL－C、HDL－C）、尿酸、电解质等。

（7）有下肢缺血者应完善相应彩色多普勒超声检查、血流测定、肱动脉与足背动脉比值；怀疑心血管疾病者，应行肌酐清除率测定；新发病或者许久未监测者应行检查胰岛素抗体、胰岛细胞抗体、谷氨酸脱氢酶抗体、血胰岛素、C肽水平和糖耐量试验等。

【预后】　糖尿病发病率较高，尤其以中老年发病为多。早期的"三消"和消瘦的程度，是判断病情轻重的重要标志。糖尿病的预后大部分取决于干预效果，早期治疗和长期的血糖、血压、血脂、体重及促凝状态的良好控制可明显减低致残率，延缓和防治动脉粥样硬化性血管病及慢性并发症的发生和发展。消渴早期，或病情较轻者，若能节制饮食或配合药物治疗，疾病尚可控制。但不可以掉以轻心，仍旧需要坚持饮食控制，切忌恣食肥甘酒浆，否则易致病情反复发作。若先天禀赋薄弱，或劳欲多度，饮食不节，或消渴日久，耗伤肾阴，导致五脏虚损者，由于阴津已经被消灼，难以自复，在节制饮食避免劳作的同时，配合药物治疗，即其阴津自守，不再耗损，则可带病延年。并发症影响病情，是致残和威胁患者生命的重要因素，故伴有并发症者，往往预后不佳，但三级预防能在一定程度上防止或延缓并发症的发生和发展。动脉粥样硬化性血管病是糖尿病的首位死因。但急性并发症或高血糖危象治疗过晚、处理不当或病情危重，可导致死亡或致残。死亡的主要原因为高龄、水和电解质平衡紊乱、休克、严重感染、心肌梗死、肾衰、脑水肿或脑卒中。

第六章　多囊卵巢综合征 ▷▷▷▷

多囊卵巢综合征（PCOS）是育龄妇女较常见的内分泌综合征，是由多遗传因素、多基因和多环境因素引起的下丘脑-垂体-卵巢功能轴的紊乱、月经失调（月经稀发或闭经）、持续无排卵不孕、胰岛素抵抗、高胰岛素血症、高雄激素血症和卵巢多囊性改变为特征的异质性疾病。该病的患病率在生育年龄妇女中为多见，亦见于非生育年龄的绝经后或老年妇女，是集合了一组多样的、多系统的慢性内分泌紊乱，其发病年龄高峰为 20~40 岁，约占发患者总数的 85%。临床以月经不规律稀发、量少、闭经、功能失调性子宫出血、多毛、肥胖、痤疮、不孕、高脂血症、高雄性激素各种表现以及双侧卵巢增大、胰岛素抵抗、黄体生成素促卵泡激素比值增高等为特点。随年龄增长患胰岛素抵抗素血症、高脂血症、糖尿病、心血管疾病等并发症的概率也呈现增加趋势。

【中医文献记载】　中医古代文献中并无多囊卵巢综合征的病名，主要根据其临床表现予以论治，该病在中医里归于月经过少、月经后期、闭经、不孕症等范畴。

古代医家认为，月经失调、不孕等的发病与肾、脾、肝三脏功能失调及痰湿、血瘀的关系更为密切。

1. 从肾而论　中医学认为，肾与生殖的关系最为密切，《内经》较为详细记载了肾-月经-生殖之间的关系，"女子七岁，肾气盛，齿更发长；二七而天癸至，任脉通，太冲脉盛，月事以时下，故有子……七七，任脉虚，太冲脉衰少，天癸竭，地道不通，故形坏而无子也"（《素问·上古天真论》）。肾精气不足，元阴亏虚，导致冲任气血生化乏源，不能下注胞宫，使月事延期甚或闭经；肾阳亏虚，气化功能失司，水湿停聚痰湿内生，或胞宫气血瘀阻，可致胞络阻滞不通，气血不能下注胞宫，从而表现一系列虚实夹杂的综合征。肾内藏元阴元阳，肾失封藏，则可导致诸脏功能失调，从而可导致月经失调、不孕等证候出现。

2. 从肝而论　女子血为本，以肝为先天。肝的疏泄、藏血等功能与月经、生殖亦有密切关系。清代陈修园《妇科要旨》记载："妇人无子，皆由经水不调，经水所以不调者，皆由内有七情之伤，外有六淫之感，或气血偏盛，阴阳相乘所致。"足见月经不调与肝脏功能有密不可分的关系。肝失疏泄，气机郁结，郁而化火，火灼肝阴，进而使肝肾阴亏，血海不能依时满盈，产生月经量少、闭经、月经后期等月经病；肝郁日久，情志内伤，疏泄失常，还会出现痤疮、毛发浓密、皮肤粗糙等症状；肝血不足，冲任血海调节失常，亦可导致月经失常；气血运行不利，内停为瘀，而见闭经、癥瘕等。肝木犯土，脾失健运，聚湿生痰，痰湿内聚，而现形体肥胖。

3. 从脾而论 脾为气血生化之源，主运化水湿。脾气亏虚，运化失司，水精不能四布，内聚为痰为饮；脾虚累及肾阳，火不暖土，脾土更虚，通调水道，聚液亦为痰，痰湿阻塞胞脉，滞而不通可致月经不调、不孕等。正如《丹溪心法》谓："肥盛妇人，禀受甚厚，恣于酒食，经水不调，不能成胎，谓之躯脂满溢，湿痰闭塞子宫故也。"

4. 从瘀痰而论 肥人多痰，病久多瘀。痰浊、瘀血在月经不调、不孕等疾病的发生中具有重要作用。正如《妇科切要》云："肥白妇人，经闭而不通者，必是湿痰与脂膜壅塞之故也。"《傅青主女科》云："妇人有身体肥胖，痰涎所甚多，不能受孕者……乃脾土内病……不知湿盛者多肥胖。肥胖者多气虚，气虚者多痰涎……夫脾本湿土，又因痰多……日积月累，则胞胎竟变成汪洋之水窟矣，则胖之妇，内肉必满，遮蔽子宫，不能受精，此必然之势也。"肾脾为先后天之本，日久脾肾亏虚，气虚而血行无力，虚致瘀，因瘀重虚，从而形成恶性循环。脾肾阳虚，水湿内停，痰湿内生，壅阻冲任胞脉，气血瘀滞，使卵子排出受阻、卵巢增大而患。可见，血瘀、痰湿为月经病发生的主要病理环节。瘀乃血液凝滞，痰乃津液所化，由于津血同源，故痰瘀不仅可以互相交结，而且可以相互转化，出现因痰致瘀，或因瘀致痰。痰瘀之邪，最易阻滞气机，滞于冲任血海，壅塞胞宫，从而发生月经量少、延期，甚或闭经、不孕等。

【中医病因病机】

1. 病因

（1）**先天因素** 大部分医家认为本病的发生多与先天肾虚有关。肾为先天之本，主藏精与生殖，肾脏功能的失常会影响月经的正常生成和排泄，以及女性孕育等。先天禀赋不足，或体质虚弱，肾气虚损，均可导致多囊卵巢综合征的发生。

（2）**生活因素** 导致多囊卵巢综合征发生的生活因素包括饮食失宜、劳逸失常、药物或手术损伤等。

①饮食失宜：包括饮食不节、饮食偏嗜等。饮食过多过少或过食肥甘厚味之品，均会损伤脾胃，或可引起气血生化乏源，或可阻碍气血运行失常，以至于无血可下而致月经过少、月经后期、闭经、不孕症等。

②劳逸失常：妇女生理在月经期、孕期、产褥期等都很容易受到外部干扰，所以要动静结合、劳逸适度。《素问·举痛论》云："劳则气耗。"过久的劳力、耗神，均可伤气，进而影响心、脾、肾的脏腑功能，气不摄血，血不归经，而致崩漏等；"逸则气滞"，血液运行无力则滞，发生月经失调。

③药物或手术损伤：因未避孕或避孕失败者，经人工流产手术或药物流产后，均会直接损伤冲任、胞宫，而导致气血亏虚，肾精亏耗。此外，诸如嗜烟酗酒、夜生活频繁等各种不良的生活习惯及作息紊乱，长此以往，对精神、心理、身体均会造成一定的损害，进而引发月经失调、不孕症等。因此，良好的生活习惯、积极乐观的态度，不仅可以身心健康，还对妇科疾病的防治具有重要意义。

（3）**情志因素** 妇女因其有经孕产乳特殊的生理，并且容易忧思善怒，故妇女一生多虚、多忧、多郁。有研究表明，精神、心理因素与多囊卵巢综合征的发生密切相关，并有可能是导致本病的重要诱因和远期并发症的重要因素。故本病患者多以月经失调、不孕就诊，受周围环境的影响，其焦虑、忧郁等负性情绪会增加。而伴随着紧张、快速的生活方式，现在社会竞争日益激烈，均给面临家庭和工作的职业妇女和女学生带来了更大的心理压力。

（4）体质因素　体质在许多情况下决定着机体对某些疾病的易患性和病变过程的倾向性。而多囊卵巢综合征患者的体质亦受先天禀赋和后天因素的影响。朱丹溪提出"肥人痰多，瘦人火多"的理论，并在《丹溪心法》中提出痰湿体质是肥胖之人闭经的原因，说："肥盛妇人，禀受甚厚，恣于酒食。经水不调，不能成胎，谓之躯脂满溢，湿痰闭塞子宫故也。"将体质学说运用到多囊卵巢综合征中，对于其治疗及预防远期并发症都具有重要的意义。有研究表明，本病患者肝郁证、阴虚证、血瘀证、痰湿证较其他证型多见，这部分人群对应体质多表现为气郁质、阴虚质、血瘀质和痰湿质。

此外，在现代社会中又出现了一些新的病因，例如环境因素、化学物品等，也给人带来了身心影响，使疾病的发展过程有所变化，从而引起此病的发生。

2. 病机　《素问·上古天真论》记载："女子七岁，肾气盛，齿更发长；二七天癸至，任脉通，太冲脉盛，月事以时下，故有子……"《傅青主女科》云"经原非血，乃天一之水，出自肾中"，即"经本于肾""经水出诸肾"，明确了肾与妇女月经的密切关系，先天肾气不足或后天肾气受损是多种妇科疾病发生发展的根本原因，因此肾虚为多囊卵巢综合征的重要病机，病位涉及肝、脾、冲任、胞宫，痰湿、瘀血为主要病理产物，为虚实夹杂之证。

（1）脏腑功能失常　多囊卵巢综合征脏腑功能的失常多表现为肾虚、肝郁、脾虚。脏腑兼证有肾脾阳虚和肾虚肝郁。

1）肾脏本虚：《内经》云："肾者，主水，五脏六腑之精而藏之。"肾为先天之本，主藏精与生殖。肾中阴阳二气为五脏阴阳之根本。若禀赋薄弱，先天肾气不足，或房事不节，过劳多产，或久病大病"穷必及肾"，导致肾的功能失常，冲任受损，引起多囊卵巢综合征的发生。肾虚有肾气虚、肾阴虚、肾阳虚及肾阴阳两虚之别。肾虚可兼夹痰湿、血瘀病理因素。

①肾气虚：肾气盛，则天癸至；肾气衰，则天癸竭，从而影响月经与妊娠。冲任之本在肾，若先天肾气不充或后天损伤肾气，导致肾气不能固摄封藏，冲任不固，可致月经先期、崩漏、滑胎。而多囊卵巢综合征的发生是因肾气不足，卵泡发育迟滞；气虚推动无为，卵泡发育不成熟，不能穿破卵巢而被闭锁。

②肾精不足：多因禀赋不足，或久病失养，或房劳过度，损耗肾精所致。肾精不足，精不化血，冲任血海匮乏，可出现月经过少、月经后期、闭经、生殖功能减退等。

③肾阳虚：肾阳亏虚，命门火衰，冲任失于温煦，胞宫虚寒，或水液代谢失常，痰湿阻滞胞宫，而见月经量少、错后，久而无血可下，进而孕育受阻。

④肾阴虚：肾阴亏虚，精血不足，冲任、胞宫、胞脉失于濡养，可见不孕；或冲任血虚，血海无法按时充溢，而见月经过少、月经后期、闭经；或阴虚而生内热，热扰冲任，血不归经则发为崩漏。

病程日久，阴损及阳，阳损及阴，阴阳互损，可导致肾阴阳两虚，上述病证可兼夹出现。

⑤肾虚血瘀：女子胞脉、胞络、阴器皆属肝肾所主。如因肾虚，命火衰微，血行受阻，停滞而成瘀，致经行后期、量少、色暗有块，或婚久不孕。

⑥肾虚痰湿：先天肾气不足，或房劳过度，损伤肾气，肾虚不能化气行水，聚湿成痰，痰湿下注，阻滞胞宫胞脉，而不能主行月经或摄精成孕。痰湿积聚，塞于体表，可见肥胖，或痰湿凝聚而致卵巢增大，包膜增厚。

2）肝郁：肝藏血，主疏泄，性喜条达而恶抑郁，体阴而用阳。妇人素血为本，可因七情内伤，或平素抑郁，或他脏病变累及肝木，影响肝的疏泄功能。多囊卵巢综合征引起肝脏功能异常多表现为肝郁，肝气郁滞久而化火、成瘀，另亦可见肝阴不足，肝郁脾虚引发本病。

①肝气郁结、肝郁化火、气滞血瘀：平素多怒或抑郁，肝失条达，疏泄失常，气机不畅，血为气滞，冲任阻滞，血海不能按时满盈，可见经量减少、经行后期，久而发为闭经；日久而气郁化火伤阴，冲任亏虚，血海不能按时满溢，胞宫无血可下，而致闭经；肝郁化热或阴亏虚热内生，或内蕴湿热之邪，热扰冲任血海，迫血妄行，可见月经提前、经量过多、非经期异常出血；火性炎上，或夹湿热，蒸腾于面部则见痤疮、心烦易怒、面部油腻。气行则血行，气滞则血瘀。若肝气郁结，疏泄不利，气机失畅，运行亦可因之受阻。

②肝阴不足：肝藏血，体阴而用阳。若素体肝肾阴虚，或失血伤阴，或热病伤阴，肝阴不足，冲任亏虚，血海不盈，可致月经过少、闭经、不孕症等。

③肝郁脾虚：若七情不遂，肝气郁结，或阴血暗耗，或生化之源不足，肝体失养，横逆犯脾，脾失健运，水液运化失常，痰湿内生，而见闭经、形体肥胖。

3）脾虚：脾为后天之本，气血生化之源，脾主中气而统血。《内经》曰："二阳之病发心脾，有不得隐曲，故女子不月。"故脾虚则影响月经的产生。脾脏功能的异常在本病主要表现为脾虚痰湿。

脾气素虚，或饮食失常、劳倦过度伤脾，或木郁侮土，脾虚气血运化乏源，冲任亏虚，血海不充，发于月经表现为量少、推后，甚而经闭；或素体阳虚，或过食生冷寒凉之品，脾阳不振，水液运化失常，停聚而成痰湿，痰湿瘀滞胞宫、冲任，可出现月经过少、闭经、不孕症、癥瘕等。痰湿积聚，脂膜壅塞，而见体胖。如《丹溪心法》中云："肥盛妇人，禀受甚厚，恣于酒食，经水不调，不能成胎，谓之躯脂满溢，湿痰闭塞子宫故也。"

4）肾脾阳虚：肾为先天之本，脾为后天之本，脾与肾，二者相互资生、互为影响。脾运化的水谷精微需借助肾阳温煦，肾脏之精气则来源于水谷精微的不断补充与化生。若先天禀赋不足，或房劳过度伤肾，冲任失调，气化无为，可致经行受阻，亦可影响水谷精微的正常运化，停聚成痰湿。另外，肾虚气化无力，不能助肝脾司运化，加之嗜食肥甘厚味等品，或烦劳过度，引起脾胃的运化和受纳功能损伤，导致肾阳不能温煦脾阳，脾虚则痰湿生，阻碍气机运行，经脉受阻，冲任失调而发生月经失调，或痰湿积聚于体表而见肥胖，壅塞于卵巢、胞宫，而见不孕症。

5）肾虚肝郁：肾主封藏，肝主疏泄，二者同居下焦，共对胞宫的定期藏泻进行调节。若先天肾气不足，或后天伤肾，水不涵木，或郁怒伤肝，疏泄失常，则胞宫藏泻失司，月事紊乱。肾虚、肝郁二者相互影响，正如朱丹溪曰："主闭藏者肾也，主疏泄者肝也；两脏皆有相火……易为物所感而妄动。""肾虚肝郁，冲任虚损，血海蓄溢无常，胞宫失常，则月事不调，或经闭或难以受孕。"

（2）气血不和　能生血、行血、摄血，血能生气、载气，气和血之间是相互资生、相互依存的，气为血之帅，血为气之母，气病可以及血，血病可以及气，血气不和，气血同病。气血不和本病常见气滞血瘀、气虚血瘀、气血两虚等。

（3）冲任失调　"冲为血海"，为"十二经脉之海"，能调节十二经的气血；"任主胞胎"，为阴脉之海。天癸对人体的生长、发育、生殖、衰老的影响，主要通过冲任二脉得以表现，所以冲任失调必然导致妇科诸病。

（4）胞宫受损　胞宫借经络与脏腑相连，完成其生理功能。引起多囊卵巢综合征胞宫受损的原因可有藏泻失司、痰瘀闭阻、手术创伤等。病邪客于胞宫后，使胞宫堵塞，导致月经过少、闭经、崩漏、不孕等病症。朱丹溪有"躯脂满溢，闭塞子宫"以致不孕的论述；《傅青主女科》论肥胖不孕时指出："肥胖者多气虚，气虚者多痰诞……且肥胖之妇，内肉必满，遮隔子宫，不能受精，此必然之势也。"所以胞宫受损，亦会导致多囊卵巢综合征的发生。

综上所述，月经的正常发生与肾、脾、肝等脏腑的功能密切相关，依赖于肾－天癸－冲任－胞宫生殖轴的正常运行。当脏腑气血功能失调时，痰湿、瘀血等病理产物相继形成，逐渐影响身体各脏腑功能，而痰湿瘀血又可成为致病因素，进一步加重本病。

【临床表现】

1. 月经失调：稀发以致闭经。

2. 不孕：偶有排卵或黄体不健者，虽有妊娠可能，但流产率较高。

3. 多毛与肥胖：约半数患者肥胖，可毛发增多，粗而黑，有的毛发分布有男性化倾向，部分患者尚有痤疮。

4. 双侧卵巢增大。

【诊断】　　中国临床现多采用2003年在鹿特丹制定的诊断标准。

1. 需排外其他相关疾病　①其他原因的高雄激素血症：迟发型先天性肾上腺皮质增生症，Cushing综合征，卵巢间质细胞增多症等。②高泌乳素（PRL）血症，下丘脑性闭经。③甲状腺功能异常。

2. 下面三项标准中有两项就可以诊断为PCOS　①卵巢功能障碍：月经稀发、闭经、长期无排卵或稀发排卵。②高雄激素血征：T或DHEA－S增高内分泌指标；雄激素过多的体征：多毛，脱发，痤疮等。③多囊卵巢：超声示每侧卵巢至少有12个直径为2~9mm的小卵泡，和（或）卵巢体积增大（≥10mL），一侧卵巢符合两项中一项即足以诊断PCOS。

【辨证要点】　　对多囊卵巢综合征治疗应遵循《内经》"谨察阴阳所在而调之"的治疗原则，以平为期，依据病因病机，以恢复脏腑气血、冲任督带、肾－天癸－冲任－

胞宫轴的正常，予以论治。

1. 分段论治，因人制宜　多囊卵巢综合征的患者就诊时，根据年龄、临床症状的不同，其治疗是有差异的。青春期患者，临证多见月经失调，治疗此类患者以恢复月经正常周期为主。育龄期患者有未婚、已婚未孕、已婚已产之别；未婚者的治疗以调整月经周期为主；已婚者以求子为目的需调经促孕；已婚已产者，以改善临床症状为主。妊娠期以保胎为要。

2. 病证结合，兼以调体　在确定疾病的治疗方案前，要辨明孰为本孰为标，标本兼顾。大部分医家在辨病与辨证相结合治疗多囊卵巢综合征的同时，还将体质因素考虑在内。肥胖体征在本病患者中占有相当一部分比例，其主要病理基础为痰湿，而痰湿在本病的发病过程中占有举足轻重的地位，并且当代女性面临更多的社会压力和竞争，情志不遂多发生，肝脏的功能也容易出现异常，日久亦会改变人的体质。所以将体质因素考虑在治疗内是有必要的。通过辨病、辨证、辨体的综合应用，不仅可以改善临床症状，加快疾病的痊愈，而且还体现了中医个体化治疗的特色。

3. 防治结合，调心畅志　近年来，多囊卵巢综合征的并发症逐渐受到人们的关注，比如育龄期女性经过纠正排卵异常而获得妊娠后，但在妊娠过程中还易出现一些诸如自然流产、妊娠合并糖尿病、妊娠高血压等产科并发症，这些对妇女身心都会产生很大的影响；还有像糖尿病、高血压、冠心病、子宫内膜癌等远期并发症，如果没有及时接受治疗和纠正，患者整体的生活质量就有可能受到一生的影响。所以仅治疗多囊卵巢综合征引起的月经失调、不孕症是远不足够的，还需要有整体治疗的观念，重视对这些并发症的防治，及早截断病势。

【治疗】

1. 药物治疗

（1）辨证论治

①痰湿阻滞型

［主症］闭经或月经后期，肥胖、神疲嗜睡、胸闷泛恶或白带多而黏腻，舌淡苔白腻脉滑。

［治法］补肾健脾，化痰活血。

［例方］苍附导痰丸并加减。

［药物］苍术，法半夏，香附，陈皮，黄芪，茯苓，当归，淫羊藿，川芎。

夹瘀者可加用桃仁、红花等活血化瘀，阳虚甚者可加用菟丝子、补骨脂等温补命门之火，肾阴不足者可用旱莲草、女贞子等补肾益精。

②肾虚夹瘀型

［主症］月经稀发或闭经或崩漏，经色紫暗，有血块，经行腹痛，腰膝酸软，头晕耳鸣，舌质暗有瘀点，脉涩。

［治法］补肾填精，调补冲任，活血化瘀。

［例方］右归丸和膈下逐瘀汤。

［药物］菟丝子，杜仲，枸杞子，熟地黄，当归，山药，山茱萸，鹿角胶，川芎，

桃仁，红花，赤芍，附子，肉桂，五灵脂，牡丹皮，乌药，延胡索，甘草，香附，枳壳。

③肝经郁热型

[主症] 闭经或月经后期或崩漏，形体壮或肥胖，毛发浓密颜面痤疮，烦躁易怒，精神抑郁或乳房作胀，脉数，舌红苔薄黄。

[治法] 泻肝清热，活血调经。

[例方] 丹栀逍遥散合龙胆泻肝汤。

[药物] 牡丹皮，山栀子，生地黄，当归，白芍，茯苓，柴胡，龙胆草，车前子，泽泻，木通，白术，甘草，黄芩。

（2）中成药

①女金胶囊

[药物组成] 当归、白芍、川芎、熟地黄、党参、白术（炒）、茯苓、甘草、肉桂、益母草、牡丹皮、没药（制）、延胡索（醋制）、藁本、白芷、黄芩、白薇（醋制）、砂仁、陈皮、赤石脂（煅）、鹿角胶、阿胶。

[功能主治] 调经养血，理气止痛。用于月经量少、后错，痛经，小腹胀痛，腰腿酸痛。

[用法用量] 口服，1次3粒，1日2次，1个月为1个疗程。

女金胶囊有类雌激素样作用，使雌激素水平缓慢上升，帮助子宫内膜缓慢修复，抵抗睾酮水平，并能温肾调经，改善血液流变性，疏通瘀滞的经脉，改善子宫内膜纤维化，促进损伤性内膜的再生，从而达到修复子宫的目的。

②坤泰胶囊

[药物组成] 熟地黄、黄连、白芍、黄芩、阿胶、茯苓。

[功能主治] 滋阴清热，安神除烦。

[用法用量] 口服，1次4粒，1日3次，2~4周为1个疗程，或遵医嘱。

坤泰胶囊能调节体内雌激素水平，改善卵巢功能，抵抗睾酮水平。

③天癸胶囊

[药物组成] 知母、龟甲、麦冬、黄精、当归、补骨脂、石菖蒲、虎杖、马鞭草、淫羊藿、生地黄、桃仁。

[功能主治] 养阴活血，祛痰通络，调节冲任。

[用法用量] 口服，1次6粒，1日3次。

天癸胶囊具有调节卵巢功能和改善胰岛素水平的双重功能，与二甲双胍相比较，中药天癸胶囊改善卵巢功能的功效尤为明显，同时可使 PCOS 患者体重、BMI 指数及 WHR 减轻，具有一定的减肥作用，并可以改善血糖、血脂水平。

（3）中药与西药联合治疗　长期以来，克罗米芬为临床治疗 PCOS 的首选药，具有价廉、效优、服用方便的特点。单纯西医治疗应用药物诱导排卵，随着时间的推移，促排卵药存在易造成低妊娠率，高流产率的缺点。会发生克罗米芬耐药或卵巢过度刺激综合征，而且伴随许多不良反应。对于存在胰岛素血症或胰岛素抵抗的多囊卵巢综合征患者，更易扰乱内分泌水平。

中医诊治疗效肯定，副作用少，但单纯中医治疗本病疗程长，疗效缓慢，有研究表明，临床上用补肾养血燥湿化痰的中药，促进子宫内膜的生长和卵泡发育，改变宫颈黏液的黏稠度，可以整体调节机体的内分泌功能，对稳定月经周期、卵泡的生长发育以及促使成熟卵泡从卵巢表面破裂进而排卵有明显的协同作用，不但可以弥补克罗米芬的不足，达到协同作用，同时还克服克罗米芬引起的副作用，提高治疗效果。当然，在实践中应因人而异，结合病情辨证治疗，随证加减，中药熟地黄、巴戟、仙茅、淫羊藿、紫河车能使子宫内膜增厚，增加子宫重量，促使卵泡发育成熟，而水蛭、香附、当归、川芎等则能鼓动气血，促使成熟卵泡从卵巢排出。

综上，中西医结合治疗多囊卵巢综合征既能扶正固本，又能活血化瘀。能明显地改善患者临床主观症状，维护内环境稳定及机体阴阳平衡。中医和西医在诊治多囊卵巢综合征上各有短长，因此，中医辨证与西医辨病相结合是目前中西医结合诊治该病的基本思路。

2. 月经周期疗法 月经发生于女子性成熟后，是脏腑、天癸、气血、经络共同协调作用于胞宫的生理现象，是女性生殖生理过程中阴阳消长、气血盈亏的变化规律的体现。周期疗法普遍认为有四期，分为经后期、经间期、经前期、行经期四期；亦有将月经周期分为两期、七期等。

（1）四期疗法 经后期是阴长阳消，阴血渐复的阶段，此期血海空虚，治疗以滋肾益阴养血为主；经间期是重阴转阳的重要时期，卵子在此期氤氲之时排出，方能受孕，治疗以助阳活血通络为主；经前期为阳长阴消的阶段，治疗以阴中求阳、温肾暖宫为主；行经期是重阳必阴的转化阶段，也是在肾气充盛、血海满盈时，子宫排泄经血功能的表现，治疗以活血调经为主。

上面叙述的是一般治疗方法，但在此基础上，亦有医家结合脏腑辨证进行月经周期疗法。比如可以根据月经的不同时期，分别从肾、心、脾、肝四脏进行论治。卵泡期为月经周期第3天开始至优势卵泡直径≤17mm时，卵泡发育不良多因肾精亏虚，故从肾论治以补肾填精为主，促进卵泡生长。排卵期为优势卵泡直径达到18mm至卵泡排出的这段时间，此期从心论治，治以补肾宁心、温阳通络，期通过降心实肾，从而利于卵泡排出。黄体期对于求子者，在排卵期指导同房后，因有受孕之可能，用药多取温肾益精、调固冲任之味，若用活血化瘀通经的药物有致堕胎、碍胎之嫌，本期从脾论治，补脾益气以载胎。黄体期对于无生育要求的患者，从肝论治以调整月经周期为主，疏肝调经，促月经来潮。

（2）两期疗法

①益肾温煦助卵泡发育，补气通络促卵泡排出：部分医家认为，卵巢缺乏优势卵泡，卵泡发育迟滞、不成熟难以突破卵巢而被闭锁，与肾气虚推动无力有关，所以将益肾温阳之法作用于月经第1～10天，使卵泡受到滋养、温煦而发育成熟。其次，卵泡的发育除了需要肾气的温煦，也需要脾胃化生气血的培补，故将健脾益气、佐活血通络之法用于月经第10天以后，帮助卵泡从卵巢突破而出。

②简化周期疗法：根据月经周期不同的生理特点及病理变化的特征，在中医周期疗法的基础上进行发挥，可以将月经周期简化为经后期及经前期两期。经后期即月经第5~14天，也就是卵泡期至排卵期，此期是调经种子的关键治疗时期，以补益肾肝精血、调理冲任气血作为重点，并佐健脾益气、理气活血；经前期即月经第15~28天，也就是排卵后至经行前，此期治疗重在温补肾中阳气、通调冲任气血。

（3）七期疗法　女性月经周期的规律性变化是在心－肾－子宫生殖轴的调节下，进行阴阳消长转化，而体内的气、血、津液等变化也发生在此时，本病的特点是月经周期始终停留在经后期，肾水不足，成熟的卵泡发育较少，痰湿阻滞而发生卵巢多囊样的改变。根据月经周期的生理特点，将月经周期划分为经后初期、经后中期、经后末期、经间期、经前期、经前后半期、行经期七个时期，结合肾虚痰湿型多囊卵巢综合征的病理变化特点，进行分期用药，使补肾调周法得到深化。

3. 体型疗法　从体型上论治多囊卵巢综合征也较具典型性，临床上多见胖型和瘦型两种体型。瘦型，多见第二性征表现不明显，病位涉及心、肝，辨证多属肝心阴虚，气滞血瘀，以疏肝泻火养心为主要治疗方法；肥胖型，病位涉及肾、脾，辨证多属脾肾阳虚，痰湿阻滞，治以补肾健脾、化痰祛湿，同时建议患者控制纳入饮食，加强身体锻炼。

4. 外治法——针灸疗法

（1）中药配合针灸治疗　针灸疗法作为中医传统治疗方式，具有安全、有效、廉价、无毒副作用的特点；有研究表明，针灸可调节患者的分泌物功能，恢复患者卵巢的排卵功能。近年来，针灸疗法在妇科领域的应用日渐广泛。在中药治疗的同时，采取针灸治疗可起到舒经通络、平衡阴阳、扶正祛邪的作用。中药针灸联合治疗可改善患者的月经状况，促进卵巢功能的恢复。现代研究证明，针刺对内分泌激素有双向调节作用，可使促黄体生成激素、促卵泡激素恢复正常，从而激发一系列内分泌变化，引起排卵；另一方面，针灸能够抑制肥胖患者亢进的食欲和亢进的胃肠消化吸收功能，减少能量的摄入，促进能量代谢。临床多取足阳明胃经、足太阴脾经穴位为主调节患者的神经及内分泌功能，取得了满意的疗效。

曾有学者将肥胖型多囊卵巢综合征患者展开了分组治疗，包括针灸与中药联合组、单纯中药组和单纯针灸组、分别接受穴位埋线配合加减苍附导痰汤治疗、单纯加减苍附导痰汤治疗和单纯穴位埋线治疗。疗程结束后对比发现，观察组患者体重指数、腰围以及糖脂代谢均发生了明显变化，较治疗前发生明显改善，联合治疗组改善效果更佳。这一结果充分证实了中药与针灸联合在多囊卵巢综合征治疗中发挥了重要作用。

（2）穴位针灸　中医理论将多囊卵巢综合征的病机总结为冲任不固，脾肾阳虚或痰湿阻滞、肝气郁结。取穴原则：足三里与三阴交属对穴，联合应用有补血益气，生精充髓的功效；肾俞为足太阳膀胱经的腧穴，膀胱与肾相表里，取此穴能补肾精，调冲任，提高免疫力；子宫、关元、大赫、中极、肝俞、脾俞、关元、中极、三阴穴、子宫穴等诸穴配合应用，可理气化瘀、温补真气、调和三脏。冲任二脉与女性的生理功能相关，血属阴，任脉为阴经之海，故任脉充盈与血脉充盈有关，对调节和约束月经来潮有重要意义；肾为先天之本，主生殖，如先天不足则难以成孕，脾为后天之本，不能正常输布气血津液，则经血无以为养，经血稀发，脾肾阳虚，脏腑功能失调，气血生化无源，故会出现血枯经闭；痰湿内蕴致形体肥胖，胞脉闭塞，经血不畅；肝主疏泄，肝气在体内郁结，久之会阻遏气机。总之，肾藏精，肝藏血，脾统血，精血同源，经血不畅与肾、肝、脾三脏关系密切，所以治疗以滋肾健脾疏肝为原则，关元穴属任脉，培肾固本，补气益血，它是任脉与肾经、肝经、脾经、冲脉、督脉、胃经相联系的重要穴位，可以调节内分泌，改善雌激素分泌不足。

（3）穴位埋线　穴位埋线以疏肝、补肾、健脾、通心脉、调理冲任为法。选穴取任脉、带脉及肾、肝、脾、胃经穴为主，采用局部配合远端、善用八脉交会穴而又重视妇女月经周期变化特点配穴。脾胃为后天之本，气血生化之源；肾为先天之本，肾主生殖，冲任二脉同起胞宫，肾气旺则精血自充，冲任二脉气血充足，则月经正常，故取脾俞、足三里、三阴交、阴陵泉、血海健脾补胃；取肾俞、中极、关元以补肾气，调冲任，通经血。心主血，肝藏血，脾统血，血会膈俞，膏肓腧治疗贫血，故取心腧、肝俞、脾俞、膈俞和膏肓腧以调血；中极属任脉能调冲任以通经血；水分擅长通调水道，泌别清浊，可加强运化以利水消肿；带脉可约束冲、任、督诸经，调理冲任气血；治疗卵巢病的有效奇穴子宫穴可温补下元真气。诸穴合用，共奏调和肝脾肾三脏、祛湿化痰、消脂减肥、通调冲任、调经促排卵之效。以上穴位分两组交替埋线，既可避免穴位疲劳及对刺激产生耐受性，还可以避免因长期取同一穴位埋线引起的酸胀疼痛感。

【预防与调摄】

1. 适寒温　经前及经期注意调摄寒温，经期身体卫外能力差，应尽量避免受寒、冒雨、涉水等，适当参加体育活动，但需避免剧烈运动，注意营养。

2. 节饮食　少食辛辣、油炸、油腻之品，以保养脾胃，增强体质。

3. 调情志　保持精神乐观、情绪稳定，心境安和，避免七情过度、避免暴怒、过度紧张和压力过大。

此外，须做好计划生育，选择切实可行的避孕措施，以防产乳过多，或行人工流产手术过多，导致耗伤精血，损伤冲任。不宜长期服用某些药物，如避孕药、减肥药等。及时治疗某些慢性疾病，消除闭经因素。

第七章　痛风　▷▷▷▷

　　痛风是单尿酸盐晶体诱发的炎症性疾病。长期嘌呤代谢活跃，嘌呤摄入过多，或尿酸排泄障碍，均可导致高尿酸血症。长期高尿酸血症可引起关节及周围软组织尿酸盐沉积，进而出现反复发作的急性关节和软组织炎症、痛风石沉积、慢性关节炎和关节损坏。高尿酸血症亦可累及肾脏，引起慢性间质性肾炎和尿酸盐结石形成。

　　【中医文献记载】　在中医传统典籍记载中，痛风属于"痹证"的范畴，病因多与饮食失节、嗜食甘肥厚味，导致湿热蕴结、瘀热阻滞、湿热阻络、蕴遏化热，表现为痛甚、漫肿甚、热重等症状。外感风、寒、湿、热易阻滞于关节筋骨，不及时驱散，气血运行不畅，痹阻关节，导致关节疼痛、麻木、屈伸不利等症状，形成痹证。华佗在《中藏经》中阐述道：痹者，风寒暑湿之气中于人脏腑之为也。首次提出"暑邪"为致痹证的外因之一。金元医家张从正提出：痹病以湿热为源，风寒为兼。强调湿热是导致痹病的重要因素。《景岳全书》在论痹时提到：风寒湿三气杂至，合而为痹者。风为阳邪，善行数变，游行全身，所以导致多处关节先后接踵发病；寒为阴邪，性凝滞收引，使关节筋骨屈伸不利，营卫气血阻滞不行，致疼痛难忍；湿邪枯滞重着，留滞经络关节，阻遏气血，涩滞不畅，导致患处肿胀疼痛，缠绵难愈；热邪致病，又感风寒湿邪，郁而化热，瘀热互结，津液化痰，阻滞于关节经脉，聚而成毒，因此在《医门法律》中也有记载：风寒湿三痹之邪，每借人胸中之痰为相援。故治痹方中，多兼用治痰之药。

　　古代文献中所记载的"历节"或"白虎历节"是迄今为止研究发现与西医学痛风病最为接近的病证。文献中对白虎历节的病因和临床症状描述与西医痛风性关节炎常有滑膜渗液、关节肿胀，伴发热、头痛、晕眩等症状描述极为相似。《金匮要略》中提至其疾（历节）昼静而夜发，发则彻髓，疼痛乍歇。其痛如白虎之啮。同时还伴有头眩短气，有呕吐感，病变关节黄汗出。《外台秘要》中提到：病源历节风之状。短气自汗出。历节疼痛不可忍。屈伸不得是也。由饮酒腠理开。汗出当风所致。亦有血气虚受风邪而得之者。风历关节。与血气相搏交击。故疼痛。血气虚则汗出。风冷搏于筋。则不可屈伸。为历节风也。

　　【中医病因病机】

　　1. 正气不足　中医学非常重视人体的正气，认为正气在疾病发生发展中起决定作用。正气指人体内的元气，正如《素问·评热病论》曰："正气存内，邪不可干；邪之所凑，其气必虚。"《灵枢·百病始生》曰："风雨寒热，不得虚，邪不能独伤人。"

　　（1）禀赋不足，肝肾亏虚　《素问·上古天真论》曰："三八，肾气平均，筋骨劲强，故真牙生而长极……七八，肝气衰，筋不能动。"《素问·阴阳应象大论》曰："年四十而阴气自半也，起居衰矣。"中医学认为，肝藏血，肝主筋；肾藏精，肾主骨，精血互生，肝肾同源。肝属木，肾属水，水火相济，二者一荣俱荣，一损皆损。若肝肾亏虚，精血亦亏虚，筋骨失养，肝肾之气衰弱，易感风寒湿邪而发病。

（2）气血亏虚，营卫失和　关于气血、营卫的理论，《灵枢·本脏》曰："卫气者，所以温分肉，充皮肤，肥腠理，司关阖者也……是故血和则经脉流行，营覆阴阳，筋骨劲强，关节清利矣，卫气和则分肉解利，皮肤调柔，腠理致密矣。"《景岳全书》曰："人有阴阳，即为血气。阳主气，故气全则神旺；阴主血，故血盛则形强。人生所赖，惟斯而已。"卫气在中医学范畴主要是指功能基础——卫外、防御，而营血则主要是物质基础，两者又可相互影响，相互牵制；从病位上看，卫气在表，而营血在里，在疾病发展中有重要意义。气为血之帅，血为气之母，血盛则气旺，气旺则血盛，气行则血行，气滞则血瘀。由上述理论可知，气血亏虚则筋脉失养；营卫失和则易感外邪，外邪入侵，易致气血运行不畅，筋脉失养。清·王清任认为，"治病之要，在明白气血"。

（3）脾胃虚弱，痰湿痹阻　李东垣在《脾胃论》中提出："百病皆由脾胃衰而生也。"中医学认为，脾为后天之本，主四肢关节肌肉，司运化之职。脾胃属中焦调节人体气机升降出入，脾脏喜湿而善升为阴土，脾宜升则健，胃喜燥而善降为阳土，胃宜健则和，一升一降共同调节全身气机。若先天脾胃禀赋不足，或饮食不节、酗酒，或多进肥甘厚味之品，情志不畅等损伤脾胃，因而脾胃气机不畅，气血运行受阻，运化失司，湿浊之邪内生，加之外感之邪，湿浊积聚，郁久化热，炼液成痰，痰浊日久，痰湿痹阻，瘀血必生，痰瘀互结，滞留经络筋骨，气血运行不畅，发为本病。

（4）脾肾两虚，水湿内聚　中医学认为，脾主运化水谷精微，化生气血，为后天之本，肾藏先天之精，是生命之本原，为主水之脏，肾为先天之本，脾肾的先后天关系主要表现为在生理上相互促进，在病理上相互制约，脾运化水液的功能正常，赖于肾气的蒸化及肾阳的温煦，肾主水液输布代谢，又须脾气及脾阳的升清，所谓"土能制水"。脾肾两脏相互协调，主司水液代谢。脾肾两虚，则水谷运化、水液代谢失衡，继则水湿内聚，聚湿成痰，郁久化热，痰湿互结，痹阻经脉，发为痛风。

2. 外邪为标　外邪是人体发病的重要条件。《金匮要略》曰："若人能养慎，不令邪风干忤经络……不遗形体有衰，病则无由入其腠理。"外邪不外乎风、寒、暑、湿、热、疟邪、疫毒等，而在痹证中引发疾病最多见的莫过于风、寒（热）、湿邪。外邪致病可以直接袭表，致病为患；亦可直接入里，引起脏腑失调；外邪袭表日久，可内外合邪为患。另外，个人体质、环境差异、生活饮食起居不同，故所感之邪亦有别。《寿世保元》指出："痛风者，皆因气体虚弱，调理失宣，受风寒暑湿之毒，而四肢之内肉色不变。"

（1）风寒湿邪痹阻　《素问·痹论》曰："风寒湿三气杂至，合而为痹也。"《金匮要略》指出"病历节不可屈伸疼痛"皆由"风湿、风血相搏"所致。《丹溪心法》曰："痛风者，大率因血受热，已自沸腾，其后或涉冷水，或立湿地，或扇取冷，或卧当风，寒凉外搏，热血得寒，寒浊凝滞，所以作痛。"若素体阳虚，或久居湿地，生活环境潮湿，冒风淋雨，风寒湿侵入人体，痹阻关节经络，气血凝滞，发为本病。

（2）风湿热邪痹阻　对于湿热痹阻引起的痛风，结合痛风发作时关节的红肿热痛的临床特点，许多医家认为，湿热痹阻是痛风急性发作期的首要致病因素。《景岳全书》曰："外是阴寒水湿，令湿邪袭人皮肉筋脉；内由平素肥甘过度，湿壅下焦，寒与湿邪相结郁而化热，停留肌肤……病变部位红肿潮热，久则骨蚀。"《类证治裁》曰："风寒湿合而为成痹，蕴邪化热蒸于经络，四肢不通，筋骨不舒。"风湿热的形成，可由直接感受风湿热邪或由寒湿郁久化热而成。

（3）痰瘀互结　痰瘀的产生，是人体内外因交织的结果。内因方面：水湿的代谢主要责之于肺脾肾三脏，肺脾肾功能失调，则水液代谢失常，痰湿内生，痰湿交阻，气血运行受阻，瘀血内生，痰瘀互结，阻滞关节经络气血，气血运行不畅，则发为痛风。外因方面：外感湿邪，饮食不节（过嗜肥甘厚味），情志不畅等，又可导致脾胃失和，进而影响肺肾功能，水湿内聚。内外因交织，错综复杂，影响疾病进程及愈后。李时珍《濒湖脉学》曰："痰生百病食生灾。"《类证治裁·痹证论治》云，久痹不愈"必有湿痰败血瘀滞经络"。叶天士《临证指南医案》曰："经以风寒湿三气合而为痹，然经年累月，外邪留著，气血皆伤，其化为败瘀凝痰，混处经络。"王清任在《医林改错·卷下》中提出了"痹有瘀血"学术论点，提示用活血化瘀法治疗痹证。

综上所述，中医学对痛风性关节炎的病因病机基本上趋于先天禀赋不足，肝脾肾亏虚，气血亏虚，营卫失和为本；后天饮食劳倦（过食肥甘厚味，辛辣之品，酗酒等），情志不畅，外感风寒（热）湿之邪气，湿、火、痰、瘀痹阻为标。而本与标两者之间又可以相互影响，互为因果，共同影响疾病的发展及预后。由"标"实致病，引动其"本"；或可由"本"虚致病，牵动其"标"。因此，治则上应采用"治病求本，追根溯源"。痰瘀互结则是内外因综合的结果，尤其是在疾病后期出现，是痛风反复发作的病理基础。痛风分期论治观念，便于在临床上施治，已逐渐被越来越多的临床医生接受。急性期多由寒湿郁热化毒、湿热、痰瘀、浊毒，治则上"急则治其标"；间歇期以肝脾肾亏虚为主，治则上"缓则治其本"。总的来说，痛风中医病因病机的论述百家争鸣，百花齐放，尚未能形成统一的治则治法，因此在临床上应该结合患者不同情况辨证论治。中医学历来讲究"治未病"思想，《素问·四气调神大论》云："是故圣人不治已病治未病。"《金匮要略》云："夫治未病者，见肝之病，知肝传脾，当先实脾。"因此，对患者适当的教育、调整生活方式、饮食结构和鼓励患者增加运动量，养成合理的生活作息规律，以预防痛风的发生。对于已经发生的痛风，则应该积极治疗。

【临床表现】　临床多见于40岁以上的男性，女性多在更年期后发病，近年有年轻化趋势，本病常有家族遗传史。

（1）无症状期　多数患者发作前无明显征兆，或仅有疲乏、全身不适和关节刺痛等。典型发作常于深夜因关节痛而惊醒，疼痛进行性加剧，在12小时左右达高峰，呈撕裂样、刀割样或咬噬样，难以忍受。受累关节及周围组织红、肿、热、痛和功能受限。多于数天或2周内自行缓解。首次发作多侵犯单关节，部分以上发生在第一跖趾关节，在以后的病程中，部分患者累及该部位。其次为足背、足跟、踝、膝、腕和肘等关节、肩、髋、脊柱和颞颌等关节少受累，可同时累及多个关节，表现为多关节炎。部分患者可有发热、寒战、头痛、心悸和恶心等全身症状，可伴白细胞计数升高、红细胞沉降率增快和 C 反应蛋白增高等。

（2）急性关节炎期 常有以下特点：①多在午夜或清晨突然起病，关节剧痛，呈撕裂样、刀割样或咬噬样，难以忍受；数小时内出现受累关节的红、肿、热、痛和功能障碍；②单侧第 1 跖趾关节最常见，其余为趾、踝、膝、腕、指、肘关节；③发作常呈自限性，多于数天或 2 周内自行缓解，受累关节局部皮肤脱屑和瘙痒；④可伴高尿酸血症，但部分患者急性发作时血尿酸水平正常；⑤关节液或皮下痛风石抽吸物中发现双折光的针形尿酸盐结晶是确诊本病的依据；⑥秋水仙碱可以迅速缓解关节症状；⑦可有发热等。常见的发病诱因有受寒、劳累、饮酒、高蛋白高嘌呤饮食、外伤、手术、感染等。

（3）痛风石及慢性关节炎期 痛风石（tophi）是痛风的特征性临床表现，典型部位在耳廓，也常见于反复发作的关节周围，以及鹰嘴、跟腱、髌骨滑囊等处。外观为隆起的大小不一的黄白色赘生物，表面菲薄，破溃后排出白色粉状或糊状物经久不愈，但较少继发感染。关节内大量沉积的痛风石可造成关节骨质破坏关节周围组织纤维化、继发退行性改变等，临床表现为持续关节肿痛、压痛、畸形、关节功能碍。

（4）肾脏 主要表现以下两方面：①痛风性肾病：起病隐匿，临床表现为尿浓缩功能下降，出现夜尿增多、低比重尿、低分子蛋白尿、白细胞尿、轻度血尿及管型等。晚期可致肾小球滤过功能下降，出现肾功能不全及高血压、水肿、贫血等。少数患者表现为急性肾衰竭，出现少尿或无尿，尿中可见大量尿酸晶体。②尿酸性肾石病：10% ~ 25% 的痛风患者肾有尿酸结石。较小者呈沙砾状随尿排出，可无明显症状。较大者引起肾绞痛、血尿、排尿困难、肾积水、肾盂肾炎或肾周围炎等。纯尿酸结石能被 X 线透过而不显影，所以对尿路平片阴性而 B 超阳性的肾结石患者应常规检查血尿酸并分析结石的性质。

【诊断】 男性和绝经后女性血尿酸 > 420μmol/L（7.0mg/d）、绝经前女性 > 358μmol/L（6.0mg/d）可诊断为高尿酸血症。如出现特征性关节炎表现、尿路结石或肾绞痛发作，伴有高尿酸血症应考虑痛风，关节液穿刺或痛风石活检证实为尿酸盐结晶可作出诊断。急性关节炎期诊断有困难者，秋水仙碱试验性治疗有诊断意义。

1997 年 ACR 急性痛风关节炎分类标准：

关节液中有特异性尿酸盐结晶，或用化学方法或偏振光显微镜证实痛风石中含尿酸盐结晶，或具备以下 12 项（临床、实验室、X 线表现）中 6 项。

（1）急性关节炎发作 >1 次
（2）炎症反应在 1 天内达高峰
（3）单关节炎发作
（4）可见关节发红
（5）第一跖趾关节疼痛或肿胀
（6）单侧第一跖趾关节受累

（7）单侧附骨关节受累

（8）可疑痛风石

（9）高尿酸血症

（10）不对称关节内肿胀（X 线证实）

（11）无骨侵蚀的骨皮质下囊肿（X 线证实）

（12）关节炎发作时关节液微生物培养阴性

【辨证要点】　　众多医家结合痛风发作时和间歇期的临床特点，采用分期论治。急性期患者可见关节红肿热痛，疼痛剧烈，多由寒湿郁热化毒、湿热、痰瘀、浊毒为主，治疗以清热解毒、利湿化痰、活血化瘀为主；间歇期是症状发作后的缓解阶段，此期临床表现不明显，以肝脾肾亏虚为主，治疗以补益肝肾、运脾化湿、舒筋通络为主。由此可见，寒、湿、痰、瘀为病之标，而肝脾肾亏虚为病之本。

【治疗】

1. 药物治疗

（1）辨证论治

1）急性期

①寒湿痹阻型

［主症］肢体关节疼痛剧烈，红肿不甚，得热则减，关节屈伸不利，局部有冷感，舌淡红苔白，脉弦紧。

［治法］温经散寒，祛风化湿。

［例方］乌头汤加减。

［药物］川乌头，麻黄，黄芪，炒白芍，鸡血藤，当归，生薏苡仁，甘草，桂枝，细辛，土茯苓，生姜。

若关节发凉，疼痛明显可加干姜温经散寒止痛；若寒阻痰凝兼见麻木者配合半夏、天南星。

②湿热痹阻型

［主症］关节红肿热痛，肿胀疼痛剧烈，筋脉拘急手不可近，更难下床活动，日轻夜重，舌红苔黄，脉滑数。

［治法］清热除湿，活血通络。

［例方］宣痹汤加减。

［药物］防己，杏仁，连翘，蚕砂，赤小豆，姜黄，秦艽，滑石，海桐皮，威灵仙，泽泻，山栀，半夏，薏苡仁，土茯苓，虎杖。

若湿重于热，可重用薏苡仁、茯苓、木瓜，热重于湿可加萆薢、知母、黄柏；大便秘结者可加大黄、芒硝配以紫雪丹清热解毒、通便。

③痰（湿）阻血瘀型

［主症］痛风历时较长，反复发作，骨节僵硬变形，关节附近呈暗红色，疼痛剧烈，痛有定处，舌暗有瘀斑，脉细涩。

［治法］活血化瘀，化痰通络。

[例方] 身痛逐瘀汤加减。

[药物] 桃仁，红花，当归，羌活，秦艽，地龙，牛膝，五灵脂，川芎，没药，香附，生甘草，蜂房，乌梢蛇，白芥子，僵蚕。

若痰瘀化热而伴有口渴、尿赤加赤芍、金银花、牡丹皮；若痰浊偏盛，可加用半夏、胆南星祛痰散结，加强化痰之力；瘀血凝滞者加用蜣螂、穿山甲等虫类搜剔之品。

④血热毒侵型

[主症] 关节红肿热痛，病势较急，身热汗出，口渴心烦，舌红苔黄，脉数。

[治法] 清热解毒，凉血利尿。

[例方] 痛风止痛汤加减。

[药物] 生地黄，大血藤，川牛膝，金钱草，土茯苓，金银花，牡丹皮，黄柏，虎杖，赤芍，车前子，路路通，水牛角，地龙，生甘草。

若见关节红肿、疼痛剧烈，筋脉拘挛、入夜尤甚，壮热烦渴，舌红少津，脉弦数，为热毒化火深入筋骨，用犀角散清热解毒、凉血止痛，亦可加入怀牛膝、白茅根、虎杖、生地黄等。

⑤脾虚湿阻型

[主症] 关节酸楚沉重、疼痛部位不移，关节畸形、僵硬，有痛风石，自觉气短，纳呆不饥，舌淡红苔白腻，脉濡而细数。

[治法] 健脾祛湿，泻浊通络。

[例方] 运脾渗湿汤加减。

[药物] 白术，川牛膝，石韦，猪苓，滑石，桃仁，瞿麦，车前子，熟大黄，红花，穿山甲，当归，桂枝，生薏苡仁，土茯苓。

脾虚水停，肢体肿胀明显者，加大腹皮、桑白皮，或加入五皮饮；腹胀便溏者，加厚朴、陈皮、广木香以理气消胀；中阳不振，腹中畏寒者，加肉桂、干姜等以温中散寒。

⑥肝肾亏虚型

[主症] 痛风日久，关节肿胀畸形，不可屈伸，重着疼痛，腰膝酸软，肢体活动不便，遇劳遇冷加重，时有低热，畏寒喜暖，舌淡苔薄白，脉沉细数或沉细无力。

[治法] 补益肝肾，除湿通络。

[例方] 独活桑寄生汤加减。

[药物] 独活，防风，川芎，秦艽，当归，生地黄，白芍，杜仲，川牛膝，茯苓，鸡血藤，细辛，肉桂，人参，甘草，桑寄生。

若肝肾亏虚偏于阴虚者合用河车大造丸；偏于阳虚者加用阳和汤；见阴虚阳亢，肝风内动者加石决明、牡蛎、菊花、枸杞子、钩藤、天麻等镇肝息风。

2）迁延活动期

①湿痹稽留型

[主症] 急性期不愈，湿热流注，关节痹阻，红肿胀痛，痛风石、尿结石生成。

[治法] 清化湿热，活血散结。

［例方］宣痹汤加减。

［药物］防己，赤小豆，杏仁，滑石，连翘，地龙，栀子，薏苡仁，半夏，蚕砂，蜈蚣，石膏，制马钱子。

②脾胃虚弱型

［主症］脾虚运化湿浊功能减弱，代谢产物蓄积不化，湿浊流注关节郁久化瘀，湿瘀相合是痛风高尿酸血症的病理基础，所以尿酸高而不降，有痛风石，关节肿胀活动不利。

［治法］补脾益气，化痰除湿。

［例方］运脾渗湿汤加减。

［药物］萆薢，白术，土茯苓，猪苓，滑石，川牛膝，瞿麦，萹蓄，车前子，制大黄，桂枝，薏苡仁，黄芪，泽兰，防己，威灵仙，丹参。

③瘀血型

［主症］病久迁延，关节畸形僵硬，有痛风石。

［治法］化痰祛瘀，搜风通络。

［例方］身痛逐瘀汤加减。

［药物］秦艽，羌活，香附，川芎，没药，地龙，桃仁，牛膝，当归，红花，五灵脂，甘草，穿山甲，地鳖虫，蕲蛇，法半夏。

3）间歇期

①脾虚湿滞型

［主症］症状缓解，但血尿酸仍明显高于正常值，此时要继续治疗。

［治法］益气健脾，泻浊化瘀。

［例方］尿酸平降剂方加减。

［药物］土茯苓，忍冬藤，滑石粉，生薏苡仁，泽泻，牡丹皮，当归，赤芍，黄柏，川芎，防己，苍术，半夏，党参。

②正虚邪恋型

［主症］关节炎症和体征已经消失，血尿酸仍增高，神疲乏力，反复感冒，舌淡苔白，脉细弱或濡弱。

［治法］补气养血，舒筋通络。

［例方］三痹汤加减。

［药物］人参，白术，炙甘草，五味子，当归，茯苓，熟地黄，怀牛膝，川续断，杜仲，赤芍，黄芪，陈皮，防风，秦艽，细辛，川芎，独活，桂枝，生姜，大枣。

③脾肾不足型

［主症］痛风诸症缓解，但仍腰酸膝冷，畏寒水肿。

［治法］健脾护肾，祛湿扶正。

［例方］加味四妙汤加减。

［药物］苍术，黄柏，牛膝，赤芍，地龙，全蝎，桑寄生，知母，防己，泽泻，茯苓，川续断，薏苡仁，金钱草，生黄芪，山药。

（2）经验方

①汉防己 12g，生薏苡仁 24g，野菊花 15g。每日 1 剂，水煎服。

②苍术 10g，黄柏 10g，牛膝 10g，没药 10g。每日 1 剂，水煎服。

③大黄粉，蜜调敷于红肿处，每日 1 次。

④土茯苓 30～60g，大黄 6～10g。水煎服，每日 1 剂，14 天为 1 个疗程。

⑤忍冬藤 150g，鸡血藤 150g，当归 20g，牛膝 20g，羌活 100g，独活 100g。水煎取汁，倒入 39～50℃ 的热水中，每日沐浴 1 次，每次 15～30 分钟。

⑥生薏苡仁 60g，红枣 20 枚。煮而食之，有补血除湿作用。

⑦粳米 50g，绿豆 15g，薏苡仁 30g。煮成粥食用。

⑧赤小豆 100g，薏苡仁 50g。用文火煮至米仁开花，食用。

⑨桑枝 30g，桑寄生 30g，狗脊 15g，淫羊藿 15g，羌活 10g，独活 10g，薏苡仁 30g，土茯苓 15g，泽泻 12g，桂枝 10g，白茅根 30g。每日 1 剂，水煎服。

⑩红花、白芷、防风各 15g，威灵仙 10g。酒煎服。

⑪党参 60g，白术 60g，熟地黄 60g，山药 30g，海浮石 30g，黄柏 60g，锁阳 15g，南星 30g，龟甲 30g，干姜灰 15g。共为末，粥糊为丸，每次 9g，每日 3 次。

（3）中成药

①痛风定胶囊

［药物组成］秦艽，黄柏，延胡索，赤芍，川牛膝，泽泻，车前子，土茯苓。

［功能主治］清热祛风除湿，活血通络定痛。主治风湿热痹，症见关节红肿热痛，伴有发热、汗出不解、口渴喜饮、心烦不安、小便黄、舌质红、苔黄腻、脉滑数等。本品具有降低尿酸的作用，西医诊断为痛风病符合上述证候者可用。

［用法用量］口服，1 次 4 粒，每日 3 次。

②痛风舒胶囊

［药物组成］冬虫夏草，红花，木瓜，乌梅，麻黄，甘草，大黄，车前子，泽泻，川牛膝，大腹皮，鳖甲胶，鹿角胶，虎杖，海参，海贝。

［功能主治］祛风止痛，活血通络，养肾健脾，除湿定痛，调节嘌呤代谢功能，抑制血尿酸的沉积，溶解痛风结石。用于痛风性关节炎、痛风结节及痛风引起的并发症。

［用法用量］口服，1 次 2～4 粒，每日 3 次，饭后服用。

③独活桑寄生合剂

［药物组成］独活，桑寄生，防风，秦艽，细辛，桂枝，熟地黄，当归，白芍，党参，杜仲，川牛膝。

［功能主治］养血舒筋，祛风除湿。主治包括痛风在内的各种风寒湿痹证所致的腰膝冷痛、关节屈伸不利等。

［用法用量］成人每次 15～20mL，日服 3 次。孕妇禁服。

④六味地黄丸（原名地黄丸）

［药物组成］熟地黄，牡丹皮，山茱萸，山药，泽泻，茯苓。

［功能主治］滋阴补肾。主治关节酸软、骨蒸潮热、头晕耳鸣、遗精盗汗等各类痹

证，对肾虚型痛风证（急性高尿酸血症）治疗效果更明显。

［用法用量］大蜜丸：成人每次1丸，日服2次；浓缩丸：成人每次8丸，日服2次。

2. 外治法

（1）针灸疗法 ①急性期宜针不宜灸，风湿热痹者，可酌情取大椎、曲池点刺出血，以泄热疏风、利气消肿。②慢性期以痰瘀为主者可针灸合用。③后期久痹正虚者则以灸为主。

痹证风邪偏盛者为行痹，取膈俞、血海以活血，遵"治风先治血，血行风自灭"之义。寒邪偏盛者为痛痹，取肾俞、关元，益火之源，振奋阳气以祛寒邪。湿邪偏盛者为着痹，取阴陵泉、足三里健脾除湿。肘关节肿痛者加曲池、合谷；腕关节肿痛者加合谷、阳池、外关；膝关节肿痛者加血海、膝眼、阳陵泉；踝关节肿痛者加昆仑、解溪；第1足跖趾关节肿痛者加太冲。

操作：受累关节局部皮肤常规消毒后，用长度适宜的毫针对局部病变处（阿是穴）行围刺法，其余主穴和配穴等穴位常规消毒后取长度适宜毫针直刺，采用小幅度捻转提插泻法，留针30分钟，隔10分钟加强手法1次。每日1次，1周为1个疗程，可酌情应用1~2个疗程。

（2）熏洗疗法 辨证选用中药熏药或熏洗治法，湿热痹阻证，酌情选用清热利湿、通络止痛药物；脾虚湿阻证，酌情选用健脾利湿、益气通络药物；痰瘀痹阻证，酌情选用活血化瘀、化痰散结药物。

（3）中药外敷疗法 ①金黄散（《外科正宗》）：由大黄、黄柏、姜黄、白芷、南星、陈皮、苍术、厚朴、天花粉、冰片等药物组成，研末成散剂，可以用水，或用蜜，或用凡士林调敷患处。②云南白药适量，用水或乙醇调敷患处。③单味芦荟：生用鲜品芦荟，适量捣烂，外敷患处。

［适用范围］适用于痛风的急性发作期。

［临床疗效］对于减轻关节肿痛有一定疗效，有时需配合口服药物治疗。

［注意事项］局部皮肤有破损时宜慎用或禁用。

（4）刺络放血法 三棱针刺络放血有活血祛瘀、通络止痛功效，多在痛风急性发作时采用。取阿是穴，放血1~2mL，每周2~3次。

（5）穴位注射疗法 可采用当归、牡丹皮酚、威灵仙等注射液在局部疼痛部位进行穴位注射，每穴注入0.5~1mL，此法具有明显的扩张局部血管、改善神经局部营养环境、降低炎性介质和致痛物质水平的作用。

（6）耳针疗法 取相应区压痛点、交感、神门、内分泌、肾、脾等穴，每日1次或间日1次，或王不留行籽贴压，7次为1个疗程。

（7）其他疗法 如中药离子导入，用山慈菇10g，生南星10g，加75%酒精浸泡后，做痛区直流电离子导入。

3. 生活疗法

（1）食疗方案 痛风患者对饮食也要有所限制，基本上要多喝水，少喝酒，尽量不要吃的食物如内脏、小鱼干、白带鱼、鱿鱼、干贝、牡蛎、高汤、黄豆芽、芦笋、香菇等，家畜肉类食品及豆类不宜多吃。但是痛风患者也不是什么都不能吃，像蔬菜水果类则多吃无妨，以下介绍有助于痛风患者的食疗方。

①大白菜250g，加植物油15g炒将熟，浇入牛奶150mL，直至炒熟后食。宜常服。适用于痛风缓解之时。

②茄子250g洗净后蒸熟，切成条，稍加酱油、麻油、盐、味精拌匀后食。隔日服。适用于痛风发作者。

③土豆250g，植物油30g，先煸，继加酱油30g，盐少量至烧熟后食。宜常服。适用于痛风发作者。

④竹笋250g切丝，植物油30g，盐少量，同炒至熟后服。可常食。适于痛风发作时。

⑤萝卜250g，切丝，植物油30g，煸熟后加水750mL，大米30g同煮至粥熟，稍入盐及味精，宜经常食。痛风发作时更宜。

⑥芹菜100g（连根须），洗净后切碎，与大米30g同煮至粥熟，入少量盐、味精。可常食。痛风急性发作时尤宜。

⑦栗子粉30g，糯米50g，加水750mL同煮至粥熟后服。适用于痛风未发者。

⑧鲜葡萄30g，大米50g，加水750mL同煮至粥熟后服。适用于痛风急性发作者。

（2）药膳方案

①薏苡仁粥：取适量的薏苡仁和白米，两者的比例约为3∶1，薏苡仁先用水浸泡四五个小时，白米浸泡30分钟，然后两者混合，加水一起熬煮成粥。

②冬瓜红枣汤：取冬瓜300g（不连皮），红枣五六颗，姜丝少许。先用油将姜丝爆香，然后连同冬瓜切片和红枣一起放入锅中，加水及适量的调味料煮成汤。

③龟壳木耳汤：取乌龟壳15g，黑木耳10g，煎成1碗，1次服下，每天2次，连服5~7天。忌动物内脏、鲤鱼及酸物。

④玉米须饮：取鲜玉米须100g，加水适量，煎煮1小时滤出药汁，小火浓缩至100mL，停火待冷，加白糖搅拌吸尽药汁，冷却后晒干压粉装瓶。每日1次，每日10g，用开水冲服。

⑤四味止风饮：用独活60g，大豆500g，当归10g，白酒1000mL。将独活去芦头后，与当归同捣碎，置于净器中，以白酒浸泡一宿后，将大豆炒至青烟出锅，投入酒中密封，候冷，去渣备用。每日3次，每次温饮10mL。

⑥土豆萝卜蜜：马铃薯300g，胡萝卜300g，黄瓜300g，苹果300g。上料切块榨汁，加蜂蜜适量饮用，可治痛风。

⑦芦笋萝卜蜜：绿芦笋200g，胡萝卜300g，柠檬60g，芹菜100g，苹果400g。上料切块入榨汁机中，酌加冷开水制成汁，然后用蜂蜜调味饮用。

⑧苹果醋加蜜糖：饭后将一茶匙苹果醋及一茶匙蜜糖加入半杯温水内，调匀饮用。

【预防与调摄】

1. 合理饮食 痛风主要是由体内的尿酸水平过高导致的，尿酸产生过多或尿酸排出减少均可使血尿酸水平升高，但是高尿酸血症与痛风并不能够完全等同起来，只有尿酸盐的结晶沉积在关节组织中引起反复发作性炎症时才出现痛风。尿酸是嘌呤的代谢产物，体内 20% 尿酸来源于高嘌呤食物。尿酸作为无生理功能的代谢废物，1/3 在肠道经细菌降解，2/3 随尿排出体外。事实上，尿酸产生过多和尿酸排泄减少，可单独存在，也可同时伴发，因此，痛风患者的合理饮食是非常重要的。

（1）限制高嘌呤食物的摄入　痛风可以认为是吃出来的疾病，所以合理选择食物的种类显得格外重要。既然尿酸是由嘌呤产生的，所以降低血尿酸的水平就要减少嘌呤含量高的食物摄入。例如动物内脏、沙丁鱼、蚝、蛤、蟹等嘌呤的含量丰富，鱼虾特别是海鱼肉类、果仁、豆类等也含有比较丰富的嘌呤，因此上述食物应少吃，尤其在痛风急性发作时要禁止食用。可以食用鸡蛋、牛奶等蛋白质较丰富而嘌呤含量相对较低的食物以及蔬菜水果等。

（2）保证足够的饮水量　由于大部分的尿酸是随尿排出体外，而尿酸在尿中又具有一定的饱和度，所以大量饮水以保证足够的尿量就可以使更多的尿酸排出体外。在夏天，虽然喝水不少，但人们出汗较多，尿量偏少，所以痛风患者的血尿酸水平下降缓慢，只有保证每日尿量为 1500~2000mL 或更多，才能认为饮水量是足够的。

2. 适当运动　痛风患者以中青年男性占大多数，部分患者合并有高体重肥胖、高血压、高血脂、高血糖或糖耐量的异常，有人就会因此加强身体锻炼，但短期高强度的锻炼是痛风发作的诱因，所以适度的锻炼很重要。在锻炼时应注意以下两点。

（1）避免过度劳累　锻炼要适度，避免过度劳累和紧张。每个人的疾病程度及个人体质不同，运动量因人而异，以不疲劳为好，剧烈运动反而可诱发痛风的发作。运动方式以行走、太极拳、太极剑、骑自行车较为适宜。急性期患者患处疼痛难忍，不要强迫运动，以缓解期或间歇期运动较好。运动前后适当多饮一些水。

（2）衣着、鞋袜要舒适　运动着装以宽松式为好，这样可以使病患部位的血循环充分，避免或减少由于运动带来的不适。严格限制酒类的摄取，酒精可以诱发痛风的发作，因此患者应自觉戒酒。有的人认为不喝白酒，饮用啤酒不会引发通风，但实际上，啤酒虽然酒精的含量较低，却含有丰富的酵母，酵母的嘌呤含量是很高的，所以喝啤酒也可以诱发痛风的发作，痛风患者应严格限制酒类的饮用。

3. 避免复发　痛风是一种终身性疾病，稍不注意即会发作，因此生活中应避免导致痛风发作的因素，如高嘌呤膳食、饮酒、过度疲劳、受凉、局部外伤、紧张焦虑、情绪激动、手术、感染、药物（如利尿剂）等。

4. 劳逸结合，保证睡眠，生活规律，避免心理压力过大　痛风患者应做到劳逸结合、保证睡眠，生活规律，并避免心理压力过大。痛风病程较长，只要不累及肾脏，经过有效防治预后良好，一般不会影响寿命，而且可以和正常人一样工作生活。但是如果防治不当，不仅急性发作有很大的痛苦，而且容易导致关节畸形、肾结石、肾损害等严重后果。

【预后】　痛风的病因和发病机制较为清楚，诊断并不困难，预防和治疗有效，因此预后相对良好。痛风是一种终身疾病，但如果及早诊断并进行规范治疗，大多数痛风患者可正常工作生活。慢性期病变经过治疗有一定的可逆性，皮下痛风石可缩小或消失，关节症状和功能可改善，相关的肾脏病变也可减轻、好转；如若治疗不及时可致关节残毁，严重影响患者生活质量。患者起病年龄小、有阳性家族史、血尿酸显著升高和痛风频发，提示预后较差。伴发高血压、糖尿病或其他肾病者，发生肾功能不全的风险增加，甚至危及生命。

第八章　肥胖 ▷▷▷▷

肥胖是指体内脂肪堆积过多和（或）分布异常、体重增加，是包括遗传和环境因素在内的多种因素相互作用所引起的慢性代谢性疾病。常伴有怕热多汗、动作迟缓、肌无力、易倦、劳动效率低，以及精神和心理异常等症状。肥胖是 2 型糖尿病、心血管疾病、高血压病、胆石症和某些癌症的重要危险因素。本病根据临床症状归属于中医"痰饮""水肿""虚劳"等范畴。

【中医文献记载】　肥胖是由于多种原因引起的以气虚痰湿偏盛为主要病机，导致体内膏脂堆积过多，体重超标。历代医籍对肥胖病的论述非常多。对本病的最早记载见于《内经》，如《内经》中有"肥贵人"及"年五十，体重，耳目不聪明矣"（《素问·阴阳应象大论》）的描述。在证候方面，《灵枢·逆顺肥瘦》记载："广肩肉腋项，肉薄厚皮而黑色，唇临临然，其血黑以浊，其气涩以迟。"《灵枢·卫气失常》根据人的皮肉气血的多少对肥胖进行分类，分为"有肥、有膏、有肉"三种证型，后世医家在此基础上对肥胖的分型即由此发展而来。此外，《素问·奇病论》中有"食甘美而多肥也"，《素问·宣明五气》有"久卧伤气，久坐伤肉"的记载，说明肥胖的发生与过食肥甘，先天禀赋，劳作运动太少等多种因素有关。后世医家在此基础上认识到肥胖的病机还与气虚、痰湿、七情及地理环境等因素有关，如《景岳全书》认为肥人多气虚，《丹溪心法》《医门法律》认为肥人多痰湿。在治疗方面，《丹溪心法·中湿》认为肥胖应从湿热及气虚两方面论治。《石室秘录·痰病》认为治痰不可徒去其湿，必以补气为先，而佐以化痰之品。此外，前人还认识到肥胖与其他多种病证有关，《内经》认识到肥胖可转化为消渴，还与仆击、偏枯、痿厥、气满发逆等多种疾病有关。《女科切要》中指出："肥白妇人，经闭而不通者，必是痰湿与脂膜壅塞之故也。"西医学的单纯性（体质性）肥胖病、继发性肥胖病（如继发于下丘脑、垂体病、胰岛病及甲低等的肥胖病）可参照本篇治疗。

【中医病因病机】　中医学认为，肥胖多因年老体弱、过食肥甘、缺乏运动、久病正虚、情志所伤、先天禀赋等导致气虚痰湿瘀滞形成。病机总属气虚痰湿偏盛。脾气虚则运化转输无力，水谷精微失于输布，化为膏脂和水湿，留滞体内而致肥胖；肾气亏虚，肾阳衰微，则血液鼓动无力，水液失于蒸腾气化，致血行迟缓，水湿内停，而成肥胖。肥胖的病位主要在脾与肌肉，与肾气虚关系密切，亦与肝胆及心肺的功能失调有关，但总以脾肾气虚为多见，肝胆疏泄失调也多见。本病多属本虚标实之候，本虚以气虚为主，多为脾、肾气虚，兼心肺气虚；标实为痰湿膏脂内停，或兼水湿、血瘀、气滞等，临床常有偏于本虚及标实之不同。前人有"肥人多痰""肥人多湿""肥人多气虚"

之说，即是针对其不同病机而言。

1. 年老体弱 肥胖的发生与年龄有关，40 岁以后明显增高。随着年龄的增长或其他原因，致肾阳渐衰，无以温煦机体，人体的生理机能由盛转衰，脾的运化功能减退，而致机体津液代谢功能下降，水湿痰浊内聚，留于肌肤，则人体臃肿不实，又过食肥甘，运化不及，聚湿生痰，痰湿壅结；或肾虚不能化气行水，酿生水湿痰浊，故而肥胖。

2. 饮食不节 暴饮暴食，食量过大，或过食肥甘，长期饮食不节，或胃热偏盛，食欲亢进，致营养偏盛，一方面可致水谷精微在人体内堆积成为膏脂形成肥胖；另一方面也可损伤脾胃，运化无权，水谷精微不能完全敷布于脏腑器官为其所用，膏脂积聚内停，酿成湿浊，膏脂湿浊内聚于肌肤皮肉筋膜之间，形成肥胖。

3. 缺乏运动 久卧伤气，久坐伤肉。长期喜卧好坐，缺乏运动，则气血运行不畅，脾胃呆滞，则运化失司，水谷精微失于输布，化为膏脂痰浊，内聚于肌肤、脏腑、经络而致肥胖。妇女在妊娠期或产后由于营养过多，活动减少，故容易肥胖。

4. 久病正虚 久病常可致气血阴阳的虚衰，气虚则血运无力，阳虚则阴寒内生，血行滞涩，痰瘀湿浊内生，形成肥胖。或因阳气不足，水湿运化无权，湿聚而成痰浊，痰浊阻于经络，气血运行瘀滞，营养不能敷布周身为机体所利用，瘀脂泛溢肌肤，而发肥胖。

5. 情志所伤 经常忧思愤怒，七情所伤，脏腑功能失调，影响及脾，水谷运化失司，聚湿生痰，则可致肥胖；此外，情志所伤，肝郁气结，疏泄不利，气机不畅，精微物质不能布达，瘀积成膏脂痰浊，所谓"气郁生痰"，膏脂痰浊停于皮肉间，形成肥胖。

本病在病变的发生发展过程中常发生病机转化，一是虚实之间的转化，如胃热滞脾，食欲亢进，过多水谷积聚体内，化为膏脂，形成肥胖，长期饮食不节，可损伤脾胃，致脾虚不运，甚至脾病及肾，导致脾肾两虚，从而由实证转为虚证。而脾虚日久，运化失常，湿浊内生；或脾病及肾，肾阳虚衰，不能化气行水，以致水湿内停，泛溢于肌肤，阻滞于经络，使肥胖加重，从而由虚证转为实证或虚实夹杂之证。二是各种病理产物之间也可发生相互转化，主要表现为痰湿内停日久，阻滞气血运行，可致气滞或血瘀。而气滞、痰湿、瘀血日久，常可化热，而成郁热、痰热、湿热、瘀热。进一步发展，又可伤阴。三是肥胖病变日久，常变生他病。《内经》中已经认识到肥胖与消瘅等病证有关，极度肥胖者，常易合并消渴、头痛、眩晕、胸痹、中风、胆胀、痹证等。

【临床表现】

1. 一般表现 单纯性肥胖可见于任何年龄，幼年型者自幼肥胖；成年型者多起病于 20～25 岁；但临床以 40～50 岁的中壮年女性为多，60 岁以上的老年人亦不少见。约 1/2 成年肥胖者有幼年肥胖史。一般呈体重缓慢增加（女性分娩后除外），但若短时间内体重迅速地增加，应考虑继发性肥胖。男性脂肪主要分布在内脏和上腹部皮下，称为"腹型"或"中心性"肥胖，而女性则以下腹部、臀部和股骨部皮下为主，称为"外周性"肥胖。

肥胖者的特征是身材外型显得矮胖、浑圆，脸部上窄下宽，双下颏，颈粗短，向后仰头枕部皮褶明显增厚。胸圆，肋间隙不显，双乳因皮下脂肪厚而增大。站立时腹部向前凸出而高于胸部平面，脐孔深凹。短时间明显肥胖者在下腹部两侧、双大腿和上臂内侧上部和臀部外侧可见紫纹或白纹。儿童肥胖者外生殖器埋于会阴皮下脂肪中而使阴茎显得细小而短。手指、足趾粗短，手背因脂肪增厚而使掌指关节突出处皮肤凹陷，骨突不明显。

轻度原发性肥胖可无任何自觉症状，中重度肥胖症可引起气急、关节痛、肌肉酸痛、体力活动减少以及焦虑、忧郁等。可有高血压病、糖尿病、痛风等临床表现。

2. 其他表现

（1）肥胖症与心血管系统　肥胖症患者并发冠心病、高血压的概率明显高于非肥胖者，其发生率一般 5～10 倍于非肥胖者，尤其腰臀比值高的中心型肥胖患者。肥胖可致心脏肥大，后壁和室间隔增厚，心脏肥厚同时伴血容量、细胞内和细胞间液增加，心室舒张末压、肺动脉压和肺毛细血管楔压均增高，部分肥胖者存在左室功能受损和肥胖性心肌性心肌病变。肥胖患者猝死发生率明显升高，可能与心肌的肥厚、心脏传导系统的脂肪浸润造成的心律失常及心脏缺血的发生有关。高血压在肥胖患者中非常常见，也是加重心、肾病变的主要危险因素，体重减轻后血压会有所恢复。

（2）肥胖症的呼吸功能改变　肥胖患者肺活量降低且肺的顺应性下降，可导致多种肺功能异常，如肥胖性低换气综合征，临床以嗜睡、肥胖、肺泡性低换气症为特征，常伴有阻塞性睡眠呼吸困难。严重者可致肺心综合征，由于腹腔和胸壁脂肪组织堆积增厚，膈肌升高而降低肺活量，肺通气不良，引起活动后呼吸困难，严重者可导致低氧、发绀、高碳酸血症，甚至出现肺动脉高压导致心力衰竭，此种心衰往往对强心剂、利尿剂反应差。此外，重度肥胖者，尚可引起睡眠窒息，偶见猝死的报道。

（3）肥胖症的糖、脂代谢　进食过多的热量促进甘油三酯的合成和分解代谢，肥胖症的脂代谢表现得更加活跃，相对糖代谢受到抑制，这种代谢改变参与胰岛素抵抗的形成。肥胖症脂代谢活跃的同时多伴有代谢的紊乱，会出现高甘油三酯血症、高胆固醇血症和低高密度脂蛋白胆固醇血症等。糖代谢紊乱表现为糖耐量的异常甚至出现临床糖尿病。体重超过正常范围20%者，糖尿病的发生率增加 1 倍以上。当 BMI > 35 时，死亡率比正常体重者几乎增至 8 倍。中心型肥胖显著增加患糖尿病的危险度。

（4）肥胖与肌肉骨骼病变

①关节炎：最常见的是骨关节炎，由于长期负重造成，使关节软骨面结构发生改变，膝关节的病变最多见。

②痛风：肥胖患者中大约有10%合并有高尿酸血症，容易发生痛风。

③骨质疏松：由于脂肪组织能合成分泌雌激素，所以绝经期后妇女雌激素的主要来源是由脂肪组织分泌的。很多研究发现，绝经期后肥胖女性骨密度要高于正常体重的人。所以肥胖患者中骨质疏松并不多见。

（5）肥胖的内分泌系统改变

①生长激素：肥胖者生长激素释放是降低的，特别是对刺激生长激素释放的因素不

敏感。

②垂体－肾上腺轴：肥胖者肾上腺皮质激素分泌是增加的，分泌节律正常，但峰值增高，ACTH浓度也有轻微的增加。

③下丘脑－垂体－性腺轴：肥胖者多伴有性腺功能减退，垂体促性腺激素减少，睾酮对促性腺激素的反应降低。男性肥胖者，其血总睾酮（T）水平降低，但轻中度肥胖者，游离睾酮（FT）尚正常，可能是由于性激素结合球蛋白（SHBG）减少所致。而重度肥胖者FT也可下降。另外，脂肪组织可以分泌雌激素，所以肥胖者多伴有血雌激素水平增高，肥胖女孩月经初潮提前。成年女性肥胖者常有月经紊乱，卵巢透明化增加，出现无卵性滤泡，血SHBG水平下降，出现多毛，无排卵性月经或闭经。青少年肥胖者，不育症的发生率增加，常伴有多囊卵巢并需手术治疗。肥胖者月经中期的FSH峰值较低及黄体期的黄体酮（P）水平偏低。卵巢功能衰退和FSH水平升高提早出现。男性伴有性欲降低和女性化，并且与雌激素相关肿瘤的发病率明显增高。

④下丘脑－垂体－甲状腺轴：肥胖者甲状腺对TSH的反应性降低，垂体对TRH的反应性也降低。

（6）肥胖症与胰岛素抵抗　体脂堆积可引起胰岛素抵抗、高胰岛素血症，对有关因素的研究，主要集中在以下几个方面。

①游离脂肪酸（FFA）：肥胖时，通过糖－脂肪酸摄取和氧化增加，可引起糖代谢氧化及非氧化途径的缺陷和糖的利用下降。血浆FFA水平升高增加肝糖原异生，并使肝清除胰岛素能力下降，造成高胰岛素血症，当B细胞功能尚能代偿时，可保持正常血糖，久之则导致B细胞功能衰竭，出现高血糖而发展为糖尿病。

②肿瘤坏死因子（TNF－α）：已发现在有胰岛素抵抗的肥胖症患者和肥胖的2型糖尿病患者的脂肪组织中，TNF－α的表达明显增加。TNF－α加强胰岛素抵抗的机制包括：加速脂肪分解，导致FFA水平升高；肥胖者的脂肪细胞产生的TNF－α可抑制肌肉组织胰岛素受体而降低胰岛素的作用；TNF－α抑制葡萄糖转运蛋白4（GLUT4）表达而抑制胰岛素刺激的葡萄糖转运。

③过氧化物酶体激活型增殖体（PPARγ2）：PPARγ2参与调节脂肪组织分化和能量储存，严重肥胖者PPARγ2活性降低，参与胰岛素抵抗形成。

（7）其他　肥胖者嘌呤代谢异常，血浆尿酸增加，使痛风的发病率明显高于正常人，伴冠心病者有心绞痛发作史。肥胖者血清总胆固醇、甘油三酯、低密度脂蛋白胆固醇常升高，高密度脂蛋白胆固醇降低，易导致动脉粥样硬化。由于静脉循环障碍，易发生下肢静脉曲张、栓塞性静脉炎、静脉血栓形成。患者皮肤上可有淡紫纹或白纹，分布于臀外侧、大腿内侧、膝关节、下腹部等处，皱褶处易磨损，引起皮炎、皮癣，乃至擦烂。平时汗多怕热、抵抗力较低而易感染。

【诊断】

1. 体重指数（BMI）　体重指数（BMI）是较常用的衡量指标。体重指数（BMI）＝体重（kg）/身高^2（cm^2）。WHO提出BMI≥25为超重，≥30为肥胖。亚太地区肥胖和超重的诊断标准专题研讨会依据亚洲人往往在 BMI 相对较低时，就易出现腹型或内脏肥胖并显示患者高血压病、糖尿病、高脂血症及蛋白尿的危险性明显增加，故提出 BMI≥23 为超重，BMI≥25 为肥胖。

2. 理想体重　理想体重（kg）= 身高（cm）– 105；或身高减 100 后再乘以 0.9（男性）或 0.85（女性）。实际体重超过理想体重的 20% 者为肥胖；超过理想休重的 10% 又不到 20% 者为超重。

3. 体脂的分布特征　体脂的分布特征可用腰围或腰臀围比（WHR）来衡量。腰围为通过腋中线肋缘与髂前上棘间中点的径线距离；臀围为经臀部最隆起处部位测得的距离，腰臀比（WHR）为腰围与臀围的比值。腰围男性≥90cm，女性≥80cm；腰臀比 WHR >0.9（男性）或 >0.8（女性）可视为中心型肥胖。

4. 皮下脂肪堆积程度　皮下脂肪堆积程度可由皮脂厚度来估计，25 岁正常人肩胛皮脂厚度平均为 12.4mm，大于 14mm 为脂肪堆积过多；肱三头肌部位皮脂厚度：25 岁男性平均为 10.4mm，女性平均为 17.5mm。

5. 内脏脂肪　内脏脂肪可用 B 型超声、双能 X 线骨密度仪、CT 扫描或磁共振测定。在确定肥胖后，应鉴别属单纯性肥胖或继发性肥胖。

【辨证要点】

1. 辨标本虚实　本病多为标实本虚之候，本虚要辨明气虚，还是有其他虚候。临床以气虚最为多见，表现为神疲乏力，少气懒言，倦怠气短，动则喘促，舌胖、边有齿痕等肺脾肾气虚之候。标实要辨明痰湿、水湿、痰热及瘀血之不同。痰湿明显者，表现为形体肥胖、腹大胀满，四肢沉重，头重胸闷，时吐痰涎；水湿偏重，多有腹泻便溏，暮后肢肿，舌苔薄白或白腻；痰热偏盛者，多见心烦口苦、大便秘结、舌红苔黄腻等。瘀血内停者，常见面色紫暗，舌暗或有瘀点瘀斑，舌下脉络迂曲，其中舌淡紫胖者，属气虚血瘀；舌暗红苔黄腻者，属痰热瘀血互结。

2. 辨明脏腑病位　肥胖病有在脾、在肾、在肝胆、在心肺的不同，临证时需加以辨明。肥胖病变与脾关系最为密切，临床症见身体重着，神疲乏力，腹大胀满，头沉胸闷，或有恶心，痰多者，病变主要在脾。病久累及于肾，症见腰膝酸软疼痛，动则气喘，嗜睡，形寒肢冷，下肢浮肿，夜尿频多。病变在肝胆者，可见胸胁胀闷，烦躁眩晕，口干口苦，大便秘结，脉弦等。病在心肺者，则见心悸气短，少气懒言，神疲自汗等。

【治疗】　针对肥胖本虚标实的特点，治疗当以补虚泻实为原则。补虚常用健脾益气；脾病及肾，结合益气补肾。泻实常用祛湿化痰，结合行气、利水、消导、通腑、化瘀等法，以祛除体内多余的痰浊、水湿、痰热、瘀脂等。其中祛湿化痰法是治疗本病的最常用方法，用于本病治疗过程的始终。

1. 药物疗法

（1）辨证论治　肥胖症的治疗原则首先是"治未病"，即预防肥胖症和及时治疗肥胖症；然后根据肥胖症的不同病因病机和症状表现来辨别虚实，又分别以和胃消脂、理气祛痰、补益脾肾、利水泻下、活血化瘀、疏肝利胆等为具体的治疗法则。同时在治疗的时候，还应做到因人辨治。

①胃热滞脾型

[主症] 多食，消谷善饥，形体肥胖，脘腹胀满，面色红润，心烦头昏，口干口苦，胃脘灼痛，嘈杂，得食则缓。舌红苔黄腻，脉弦滑。

[治法] 清胃泻火，佐以消导。

[例方] 小承气汤合保和丸加减。

[药物] 大黄，连翘，枳实，厚朴，山楂，神曲，莱菔子，陈皮，半夏，茯苓。

肝胃郁热，症见胸胁苦满、烦躁易怒、口苦舌燥、腹胀纳呆、月经不调、脉弦，可加柴胡、黄芩、栀子疏肝清热；肝火致便秘者，加更衣丸；食积化热，形成湿热，内阻肠胃而致脘腹胀满，大便秘结，或泄泻，小便短赤，苔黄腻，脉沉有力，可用枳实导滞丸或木香槟榔丸；湿热郁于肝胆，可用龙胆泻肝汤。风火积滞壅积肠胃，可用防风通圣散。

②脾虚不运型

[主症] 肥胖臃肿，神疲乏力，身体困重，胸闷脘胀，四肢轻度浮肿，晨轻暮重，劳累后明显，饮食如常或偏少，既往多有暴饮暴食史，小便不利，便溏或便秘。舌淡胖边有齿印，苔薄白或白腻，脉濡细。

[治法] 健脾益气，渗利水湿。

[例方] 参苓白术散合防己黄芪汤加减。

[药物] 人参，茯苓，白术，甘草，黄芪，大枣，桔梗，山药，扁豆，薏苡仁，莲子肉，陈皮，砂仁，防己，猪苓，泽泻，车前子。

脾虚水停，肢体肿胀明显者，加大腹皮、桑白皮，或加入五皮饮；腹胀便溏者，加厚朴、广木香以理气消胀；中阳不振，腹中畏寒者，加肉桂、干姜等以温中散寒。

③痰湿内盛型

[主症] 形盛体胖，身体重着，肢体困倦，胸膈痞满，痰涎壅盛，头晕目眩，口干而不欲饮，嗜食肥甘醇酒，神疲嗜卧。苔白腻或白滑，脉滑。

[治法] 燥湿化痰，理气消痞。

[例方] 导痰汤加减。

[药物] 半夏，制南星，生姜，茯苓，橘红，枳实，甘草。

临床可加冬瓜皮、泽泻淡渗利湿；决明子通便；莱菔子消食化痰；亦可酌加白术健脾化痰。痰湿化热，症见心烦少寐、纳少便秘、舌红苔黄、脉滑数，可酌加清化痰热之品，如竹茹、浙贝母、黄芩、黄连、瓜蒌仁等，并以胆南星易制南星。

④脾肾阳虚型

[主症] 形体肥胖，颜面虚浮，神疲嗜卧，气短乏力，腹胀便溏，自汗气喘，动则更甚，畏寒肢冷，下肢浮肿，尿昼少夜频。舌淡胖苔薄白，脉沉细。

[治法] 温补脾肾，利水化饮。

[例方] 真武汤合苓桂术甘汤加减。

[药物] 附子，桂枝，茯苓，白术，白芍，甘草，生姜。

气虚明显，伴见气短，自汗者，加人参、黄芪；水湿内停明显，症见尿少浮肿，加五苓散或泽泻、猪苓、大腹皮利水渗湿；阳虚生内寒，而见畏寒肢冷者，加补骨脂、仙茅、淫羊藿、益智仁，并重用肉桂、附子以温肾祛寒。兼瘀血阻滞者，加当归、赤芍、川芎、泽兰、益母草。

临床本型肥胖多兼见合并症，如胸痹、消渴、眩晕等，遣方用药时亦可参照相关疾病辨证施治。

⑤肝郁气滞型

[主症] 形体肥胖，心烦易怒，口苦咽干，胸胁苦满，脘腹胀满，善太息，失眠多梦，舌质暗红，舌苔薄白，脉弦。

[治法] 疏肝理气解郁。

[例方] 柴胡疏肝散加减。

[药物] 柴胡，白芍，茯苓，枳壳，川芎，香附，陈皮，炙甘草。

若心烦易怒甚者，加牡丹皮、龙胆草、炒栀子；头胀头痛者，加桑叶、菊花；两胁胀痛者，加郁金、延胡索、川楝子。

⑥气滞血瘀型

[主症] 形体肥胖，胸胁胀满，急躁易怒，失眠多梦，女子月经不调或痛经，经色紫暗有块，舌质紫暗或见瘀斑，脉涩。

[治法] 疏肝理气，活血化瘀。

[例方] 血府逐瘀汤加减。

[药物] 生地黄，当归，赤芍，川芎，枳壳，桔梗，川牛膝，红花，柴胡，甘草。

若脘腹痞满者，加青皮、陈皮；女子月经不调或痛经，加丹参、益母草、三七。

（2）中成药

①防风通圣丸

[药物组成] 麻黄、防风、荆芥、薄荷、连翘、桔梗、川芎、当归、白术、黑栀子、大黄、芒硝、石膏、黄芩、滑石、甘草、白芍。

[功能主治] 清解表里，疏风清热。主治以脐部为中心的膨满型（腹型）肥胖。

[用法用量] 1盒，口服。每次6g，每天2次。

②天雁减肥茶

[药物组成] 荷叶、车前草。

[功能主治] 清热利湿，润肠通便。主治胃热湿阻型单纯性肥胖症。

[用法用量] 1盒，冲泡服。每次1~2袋/次，每天2~3次。

2. 外治法

（1）针灸疗法　有关研究证实，针灸可以使基础胃活动水平降低及餐后胃排空延迟。针刺能降低外周5-羟色胺水平，还可增强患者下丘脑－垂体－肾上腺皮质和交感－肾上腺髓质系统的功能，促进机体脂肪代谢，产热增加，消耗积存的脂肪。

辨证施针：肥胖属脾虚湿阻者，取内关、水分、天枢、关元、丰隆平补平泻，三阴交、列缺用补法；肥胖属胃强脾弱、湿热内蕴者，取曲池、支沟、四满、三阴交平补平泻，内庭、腹结用泻法；肥胖属冲任失调、带脉不和者，取支沟、中渚平补平泻，关元、带脉、血海、太溪用补法。隔天施针 1 次，留针 30 分钟，15 次为 1 个疗程。

（2）耳针疗法

①耳压磁珠：耳穴取内分泌、皮质下、脾，配穴取口、肾上腺、腹、肺。取 2000 高斯，直径 2mm 的磁珠置于 4mm×4mm 大小的胶布上，然后固定于耳穴上。每次取穴 4~5 个，每天按压 3~4 次，每次 10 分钟，10 次为 1 个疗程。

②芒针结合耳针：耳穴取饥点、神门、胃、内分泌为主穴。嗜睡者去神门加兴奋；食欲亢进、口渴欲饮者加渴点；顽固便秘者加大肠；伴高血压者加降压沟。芒针取穴梁门透归来、梁丘透髀关，隔天 1 次，10 次为 1 个疗程。

③体针结合耳针：体穴选用天枢、气海、足三里、减肥穴，每天 1 次，每次 30 分钟，起针后适度按摩减肥穴 10 分钟，12 次为 1 个疗程。耳穴选用神门、饥点、脾，每次双耳取穴，嘱咐患者每天自行按压 4~5 次，每次 10 分钟，12 次为 1 个疗程。

（3）推拿疗法　让患者仰卧位，术者循肺、胃、脾、肾经走行经络进行推拿，点中府、云门、提胃、升胃、腹结、府舍、中脘、气海、关元等穴，然后换俯卧位，推拿膀胱经，点脾俞、胃俞、肾俞等穴，有并发症加相应经络穴位。隔天推拿治疗 1 次，每次 30 分钟，每周 3 次，4 周为 1 个疗程。

3. 饮食方案

（1）茵陈荷叶粥

材料：茵陈 30g，新鲜荷叶 1 张，粳米 100g，砂糖少许。

做法：先将茵陈、新鲜荷叶洗净煎汤，去渣，再取药汁与粳米、砂糖同煮成粥。

用法：供早晚餐温热服食，或作点心服食。

功效：解暑热，散瘀血，降血压，降脂减肥。

（2）加味赤小豆粥

材料：赤小豆、薏苡仁各适量，粳米 100g。

做法：先将赤小豆、薏苡仁冷水浸泡半日后同粳米煮粥。

用法：早晚餐温热服食。

功效：利水消肿，健脾益胃。

【预防与调摄】

1. 充分咀嚼后再吃　细细品尝，每一口咀嚼 30 次以上，咀嚼愈久，饭后的能量消耗就愈高。

2. 花点时间慢慢吃　用餐时间若没有超过 20 分钟，脑部不会发出饱足信号，所以要悠闲地进食。

3. 吃饭时把电视关掉　"边吃饭边做事"是饮食过量的原因之一，用餐时间要专心吃饭。

4. 饭后要立刻转换心情　用餐完毕后，要立刻收拾餐具，别让食物一直摆在眼前，这点很重要。

5. 一天三餐，规律进食 规律的饮食生活，能减少体脂肪，避免拉长两餐间的时间以及在深夜进食。

6. 不要陪别人吃饭 若是家人的用餐时间各有不同，在一旁陪着他们很容易便会多吃好几餐。

7. 限定吃饭的场所 限定好"只在客厅用餐和吃点心"，如此一来，平时在无意间所吃的零食便会减少许多。

8. 留下剩饭 处理剩菜是发福的元凶，特别是外出用餐，菜量很多时，留下剩饭，将剩菜往肚里塞是最坏的情况。

【预后】　肥胖者在罹患急性感染，遭受严重创伤，以及施行外科手术和麻醉时，机体的应激能力明显低于正常人，一旦发生这些情况，肥胖者的病情发展和预后都比正常人差。肥胖女性比正常体重女性更易罹患乳腺癌、子宫体癌，胆囊和胆管癌肿也较常见，肥胖男性结肠癌、直肠癌和前列腺癌发生率较非肥胖者高。肥胖及其并发症已成为严重的社会问题。尤其是内脏型肥胖常合并糖尿病、高血压、缺血性心脏病、高脂血症，睡眠呼吸暂停综合征等。因此，应积极正确治疗肥胖，减少并发症。

第九章　脂肪肝 ▷▷▷▷

脂肪肝是由多种病因引起的肝细胞脂肪过度贮积和脂肪变性的一种疾病，正常肝内脂肪的含量占肝重的 5%，其中主要为磷脂，还有少量脂肪酸、胆固醇和胆固醇酯等。当肝内脂肪含量超过肝重的 10% 以上，有时可高达 40%～50%，即为脂肪肝。尽管脂肪肝是良性疾病，但无论成因如何均有部分脂肪肝患者可发生肝纤维化，乃至肝硬化。同时，脂肪肝还可能是代谢综合征的原发疾病。脂肪肝的发病率和检出率日渐增多，已成为一个严重危害人类身体健康的常见隐患，因此也越来越引起人们的重视。临床流行病学研究表明，我国脂肪肝的发病率为 15%～25%，所处地区经济越发达，发病率也越高，并且发病年龄有越来越小的趋势。

【中医文献记载】　脂肪肝为西医病名，中医古代文献中未见"脂肪肝"之名，1997 年中国中医药学会诊断专业委员会主编的中医诊断学杂志中将本病命名为肝癖（痞）。但较之肝癖，积聚、癥瘕、肥气则是现代医家普遍认可的中医病名。同时根据其发病特点及临床症状，中医学的"胁痛""痰浊""黄疸""痞满"病名也普遍被认同。《张氏医通》："嗜酒之人，病腹胀如斗，此得之湿热伤脾阴。"在患病早期，患者嗜饮，致使酒毒湿热之邪蕴滞中焦，损伤中焦脾胃，内熏肝胆，导致脾胃功能失常，脾胃运化失司，肝气疏泄失常则木郁土塞，久之则气遏湿阻，化湿生痰，肝脾同病，成"胁痛"，在患病中后期，由于误治、失治，使疾病发生传变，气病及血，气滞血瘀，气血痰湿互结于胁下，则成"肝积"。《金匮翼·积聚通论》篇中说："卒然多食饮则肠满，起居不节，用力过度，则络脉伤，血溢肠外，与寒相搏，并合凝聚，不得散而成积，此之谓也。"劳役失度，先伤及脾，因津液须赖脾机以运，脾伤则津液不敷，日久聚湿生痰，阻于胁下则成"肝积"，久卧久坐，缺少运动劳作，也是产生脂肪肝的重要原因。《医学正传》中云："大怒而血不归经，或随气而上出于口鼻，或留于本经而为胁痛。又或岁木太过而木气自甚，或岁金有余而木气被郁，皆能令人胁痛。"宋代严用和在《严氏济生方》中提出胁痛"多因疲极嗔怒，悲哀烦恼，谋虑惊忧，致伤肝脏。肝脏既伤，积气攻注，攻于左，则左胁痛；攻于右，则右胁痛；移逆两胁，则两胁俱痛"。若肝之疏泄功能失常，直接影响脾的运化升清功能表现为肝失疏泄，脾虚不运，精微不布，聚湿生痰，壅于肝脏，日久渐积，终致脂肪肝，此即如《灵枢·百病始生》所讲："湿气不行，凝血蕴里而不散，津液涩渗，著而不去，而积皆成矣。"明代秦昌遇在《症因脉治》中有云："或痰饮悬饮，凝结两胁；或死血停滞胁肋，或恼怒郁结，肝火攻冲；或肾水不足，龙雷之火上冲；或肾阳不足，虚阳上浮；皆成胁肋之痛矣。"

【中医病因病机】

1. 病因

（1）酒食劳逸失度　中医学认为，酒为体湿性热有毒之品，《本草纲目》谓："少则和气血，多饮则杀人顷刻。"《本草求真》谓："酒，其味有甘有辛，有苦有淡，而性皆热若恣饮不节，则损烁精，动火生痰，发怒助欲，湿热生病，殆不堪言。"隋代巢元方在《诸病源候论》中有云："夫酒癖者，因大饮酒后，渴而引饮无度，酒与饮俱不散，停滞在于胁肋下，结聚成癖，时时而痛，因即呼为酒癖。"又说："黄疸之病，此由酒食过度，腑脏不和，水谷相并，积于脾胃，复为风湿所搏，瘀结不散，热气郁蒸。"

中医学认为，膏粱厚味，肥甘油腻皆为碍胃滞脾之品，《诸病源候论》中云："此由饮酒多食鱼脍之类，腹内痞满，因而成渴又饮水，水气与食结聚……癖气停聚，乘于脾胃，脾胃得癖气不能消化，故令宿食不消。腹内胀满，噫气酸臭，吞酸，气急，所以谓之酒癖宿食不消也。"丹波元坚在《杂病广要》中云："又有饮食填塞太阴，肝气被压，然肝者将军之官，其性猛烈，不受压制，上冲之则胃脘痛，横行之则两胁痛，惟消食顺气，少兼温散，则食下而肝气自舒，胁痛自止。"嗜食肥甘厚腻则阻遏气机，而生痞。病之初，过食肥甘厚腻，脾胃尚可散其水谷之精，然淫精于脉，则成痰浊膏脂，布于五脏六腑，蕴结于肝而发为本病。久食则脾胃之气渐弱，水谷难去，积而生湿化热，阻滞气机，肝失疏泄，肝木郁而犯脾土，肝脾失和则气血津液不能正常输布，致使水停饮聚，凝痰成脂，阻于经络，血运不畅，瘀血内生，终致痰湿热瘀蕴结不散之重证。

《诸病源候论》中有云："夫五脏调和则荣卫气理，荣卫气理则津液通流，虽复多饮水浆，不能为病。若摄养乖方，三焦痞隔，三焦痞隔则肠胃不能宣行，因饮水浆过多，便令停滞不散，更遇寒气，积聚而成癖。"又有云："夫虚劳之人，若饮酒多，进谷少者，则胃内生热，因大醉当风入水，则身目发黄，心中懊痛，足胫满，小便黄，面发赤斑。"说明虚劳之人过量饮酒，易病酒疸。清代张璐《张氏医通》有云："积之成也，正气不足，而后邪气跟之。"又云："壮人无积，惟虚人则有之，皆由脾胃怯弱，气血两衰，四气有感，皆能成积。"清代陈士铎在《辨证录·五疸门》中曰："酒湿之成疸，由于内伤饥饱劳役也。"《内经》有"久卧伤气，久坐伤肉"之说，伤气则气虚，伤肉则脾虚，脾气虚弱，运化失司，水谷精微不能输布，痰湿内停于胁下而成脂肪肝。

（2）情志失调　肝为刚脏，将军之官，性喜条达，主疏泄，调畅气机，若因情志所伤，或暴怒伤肝，或忧郁忧思，皆可使肝失条达，疏泄不利，气机不行，脉络受阻，血行不畅，气滞血瘀日久，乃成积聚。《金匮翼·积聚通论》中云："凡忧思郁怒，就不得解者，多成此疾。"《金匮翼·胁痛通论》中云："肝郁胁痛者，悲哀恼怒，郁伤肝气。"清代罗美于《古今名医汇粹》云："郁者积聚而不能发越也，当升者不得升，当降者不得降，当变化者不得变化也。"其在《内经博议》指出："肥气属气血两虚，肝气不和，逆气与瘀血相并而成。"《杂病广要》中有云："五积当从郁论，《难经》所谓因受胜己之邪，传于己之所胜，适当旺时，拒而不受，因留为积。此皆抑郁不伸而受其邪，故五积六聚治同郁断……肥气者，木之郁……郁者，气不舒而抑郁成积，不独聚可以气言也。"由此看来，情志失调导致肝失条达，气滞不行，气血郁滞为本病的主要病因之一。

（3）**风寒之邪**　寒邪侵袭，脾阳不运，湿痰内聚，阻滞气机，气血瘀滞，积聚乃成。《灵枢·百病始生》篇有"积之所生，得寒乃生"，又云："猝然外中于寒，若内伤于忧怒，则气上逆。气上逆，则六输不通，温气不行，凝血蕴里而不散，津液潘渗，着而不去，而积皆成矣。"清代尤怡在《金匮翼·积聚通论》中亦云："积聚之病，非独痰食气血，即风寒外感，亦能成之。然痰食气血，非得风寒，未必成积。风寒之邪，不遇痰食气血，亦未必成积。"南宋宋仲甫在《女科百问》中云："积聚者，缘阴阳不和，腑脏虚弱，受其风邪，搏于腑脏之气所为也。"由此看来，外感风寒之邪实为本病发生的外在病因之一，然单纯的感受风寒之邪未必促发本病，多与其他病因合而为病。

（4）**体质不同**　《圣济总录》指出："胃弱之人，因饮酒过多……故谓之酒癖。"明代龚廷贤提出："伤酒之病，虽为酒而作，实因脾土虚弱，不能专主湿热而发。"《世医得效方》云："盖酒之为物，随人性量不同，有盈石而不醉，有孺唇而辄乱者。"由此观之，体质不同发病情况亦不同，就临床观察，痰湿体质即由于体内痰饮水湿潴留而形成的体形多肥胖丰腴，面色淡黄而暗，肤色白滑，鼻部色微黑，口中黏腻不爽等特征。痰湿之体，多脾虚湿盛，痰湿壅阻，日久易形成脂肪肝。

（5）**病后所致**　黄疸等病后，湿浊留恋，气血蕴结；或久疟不愈，湿痰凝滞，脉络痹阻；或感染虫毒，肝脾不和，气血凝滞；或久泻、久痢后，均会耗伤正气，导致气血亏虚，脾气虚弱，营血运行涩滞，此时若合并其他病因则易导致本病发生。

2. 病机　在脂肪肝的病变病位主要在肝，与脾、肾密切相关，肝脾肾三脏功能失调是脂肪肝发病的病机关键，肝失疏泄、脾失健运、肾失温煦气化等均可导致水谷精微的运化输布失常，致使痰饮、水湿内生，瘀血停留，阻络于肝而形成脂肪肝。

（1）**肝失疏泄**　肝为风木之脏，气在春，其性喜条达而恶抑郁，功能主疏泄，肝体阴而用阳，具有刚柔曲直之性，能调节一身之阴阳气血。肝疏泄功能正常则气血和调，津液敷布全身；若疏泄失常，则气机不调，水道不通，气津不化，气血津液输布障碍，水停饮聚，凝而成痰成脂，同时，肝的疏泄功能正常，是脾胃正常升降的重要条件，即《素问·宝命全形论》中"土得木而达之"。另外，肝之疏泄功能还体现在胆汁的分泌与排泄方面，胆汁的正常分泌和排泄，有助于脾胃的运化功能，若肝失疏泄，胆不能正常泌输胆汁，净浊化脂，则浊脂内聚于肝，也可形成脂肪肝。

（2）**脾胃失健运**　脾胃为仓廪之本，营之居也，名曰器，能化糟粕、转味而入出者也。脾主升清，胃主降浊，二者总领消化系统的生理功能，是受纳腐熟水谷"运化精微"排泄糟粕的枢纽。脾胃健运则水谷精微得以正常运化及输布。饮食入胃，其消化吸收过程虽然在胃和小肠内进行，但必须依赖于脾的运化功能，才能将水谷转化为精微，再经脾的转输和散精功能把水谷精微灌溉四旁，布散周身。脾的运化功能正常，则津液得以上升，糟粕得以下降，使得气血津液正常运行，而无停滞，从而阻止痰湿浊瘀等病理产物的生成；反之，诸多病因致脾胃虚弱后，一方面使得气血生化乏源，脏腑失养，功能低下，气化乏力，变生痰浊；另一方面脾胃虚无力运化水湿，变生痰浊，痰浊水湿，停滞于肝，影响肝主藏血、疏泄之能，则致肝郁血瘀；且脾之运化有赖于肝之疏泄，肝之疏泄需脾运化之血濡养，脾虚肝失所养，肝郁木不疏土，终致脾虚肝郁，痰瘀互结。所以脾虚肝郁是该病发生、发展的基本病理机制，痰瘀互结贯穿始终。正如《景岳全书》中所说："痰即人之津液，无非水谷之所化……但化得其正，则形体强，营卫充；若化失其正，则脏腑病，津液败，而气血即成痰涎。"

（3）肾精不足　临床上脂肪肝患者多为中老年人，这与人到中年以后，肾中精气渐不足有关。正如《素问·阴阳应象大论》中云："年四十，阴气自半也。"肾藏精，主水，司气化，"受五脏六腑之精而藏之"（《素问·上古天真论》），可温煦五脏六腑，并维持体内水液的代谢平衡。《景岳全书·痰饮》中有云："五脏之病，虽皆能生痰，然无不由于脾肾。盖脾主湿，湿动则为痰；肾主水，水泛亦为痰。"年长体衰，肾中精气不足，蒸腾气化无权，津液可停聚而为痰为湿；肾阳不足，脾失温煦，健运失常，亦可生湿化痰。《医贯》谓："盖痰者，病名也，原非人身之所有，非水泛为痰，则水沸为痰……阴虚火动，则水沸腾。动于肾者，犹龙火之出于海……水随波涌而为痰，是有火者也。"肾精亏虚，亦可致肾阴不足，水不涵木，阴不制阳，虚火内燔，蒸熬津液，清从浊化，痰湿内生而成胁痛（脂肪肝）。如《景岳全书·胁痛》曰："肾虚羸弱之人，多有胸胁间隐隐作痛，此肝肾精虚。"

综上所述，脂肪肝的病因为饮食不节、劳逸失当、情志失调等；病机的关键为肝脾肾三脏功能失调，肝失疏泄，脾失运化，肾失气化，则湿浊不化，湿聚成痰，阻滞经脉，气血运行不畅而成瘀。痰湿、瘀血则是本病的病理产物。

【临床表现】　轻型脂肪肝可以没有任何症状，只有通过 B 超、CT 或 MRI 检查才被发现。脂肪肝形成后，有部分患者表现为食欲不振、恶心、呕吐、乏力、腹胀、肝区不适或隐痛，少数患者可出现轻度黄疸。体检可触及肿大的肝脏表面光滑，边缘圆钝，质地软或中等硬度，可有轻度压痛，部分患者有叩击痛。

【诊断】　脂肪肝的诊断主要依靠病史、临床表现及实验室检查，特别是 B 超、CT 和 MRI 可发现早期脂肪肝，也当排除导致脂肪肝的特定疾病。

1. 病史　有长期饮酒（特别是酒精含量高的白酒）、肥胖、糖尿病、营养失调及中毒性肝损害病史。

2. 临床表现

（1）主症　①乏力。②胁痛（胀）。③腹胀。

（2）次症　①胁下痞块。②纳呆（差）。③黄疸。④舌淡红有齿痕，苔薄白；白腻或薄黄而腻。⑤脉弦滑或濡。⑥体检可触及肿大的肝脏，表面光滑，边缘圆钝，质地软或中等硬度，可有轻度压痛，部分患者有叩击痛。

3. 实验室检查　肝功能 ALT 正常或升高，有高脂血症表现，甘油三酯升高，血清谷氨酰转肽酶（γ-GT）活性升高，蛋白电泳血浆球蛋白增高。

4. 超声与 CT　B 超显示肝脏增大，实质呈致密的强反射光点，深部组织回声衰减。CT 扫描显示肝密度比其他实质脏器（如脾脏）低下。由于脂肪肝的临床表现和实验室检查缺少特异性，B 超具有经济、迅速、准确、无创伤等优点，应立为本病的首要检查方法。

5. 排除特定疾病　除外病毒性肝炎、药物性肝病、全胃肠外营养、肝豆状核变性和自身免疫性肝病等导致脂肪肝的特定疾病。

【辨证要点】　痰湿乃本病主要病理因素，病机演变涉及肝郁脾虚、血瘀阻络。临床应以此为基础，辨肝郁脾虚的主次，血瘀的轻重。同时，肝郁既久，可以化火，痰湿亦可化热，肝病日久亦可及肾；郁热、湿热及痰热均可耗伤阴血，故应注意热邪及阴血虚损的有无。

1. 肝郁与脾虚　肝区不适或胀痛为肝郁的主要见症；易疲劳，食欲降低，腹胀乃脾虚湿盛之候。

2. 脾虚与痰湿　易疲劳，食欲降低，腹胀等症状，可见于脾虚，亦为痰湿所常见。临证时辨其虚实，重在结合舌诊及形体的观察。若舌质淡胖，边有齿痕，苔薄微腻，疲乏显著，脉濡者，则以脾虚为主；舌质暗或正常，苔腻，形体肥胖而有力，脉沉滑者，乃痰湿为主。

3. 察瘀血的轻重，辨热邪及阴血虚损　本病的瘀血见症，可有舌质深暗或紫，肝区疼痛显著，或肋下触及明显肿大的肝脏。若见舌质红苔黄，头晕目眩，为有肝热；症见失眠，腰酸腿软，劳累后肝区疼痛加重者，是阴亏血虚之证。

【治疗】　目前在脂肪肝的治疗上多治以扶正祛邪，标本兼治；从脾论治，助化蠲浊；辛开苦降，甘温并施之法。

1. 扶正祛邪，标本兼治　历代医家多认为，该病的病机本质属于本虚标实、虚实夹杂，病因多以气虚、气滞、血瘀较多见。在治疗上注重扶正和祛邪两方面，扶正偏重于温补，祛邪偏重于理气、活血、化瘀，反映了医家标本兼治、助化蠲浊的治疗特点。医家张洁古在《活法机要》中认为"壮人无积，虚人则有之"，用药潜方多以补虚药为主，主张温补，治疗"当先养正则积自除"，强调实真气、强胃气，则积自消的治疗思路。肝失疏泄、气机不利，则血行不畅而成气滞血瘀，日久可致积证，故理气活血也是治疗大法，如《石室秘录》说："胁痛之症，乃肝病也。肝宜顺而不宜逆，逆则痛，痛而不止则死矣。"指出理气法在治疗胁痛中的重要性。元代罗天益在《卫生宝鉴》中治疗积聚以理气导滞、活血消积的药物为主，并且把三棱、莪术作为治疗积聚的重要药物。张介宾《景岳全书》概括积聚治法，指出"总其要不过四法，曰攻，曰消，曰散，曰补四者而已"，"若积聚下之不退而元气未亏者，但当以行气开滞等剂，融化而潜消之，无形气聚，宜散而愈"，"凡积病势缓，而攻补俱有未便者，当专以调理脾胃为主"，可见张介宾对补益、理气、活血三法治疗积聚运用之灵活贴切。

2. 从脾论治，助化蠲浊　秉承前人经验，坚守"见肝之病，知肝传脾，当先实脾"的治肝原则，用药潜方多从脾胃论治。李东垣师承洁古之学，泛一言疾病的内因皆归咎于"脾胃气虚"。胃具有容纳水谷的作用，被称为"太仓"或"水谷之海"。机体的气血津液的化生都需要依靠营养物质，故又称为"水谷气血之海"。如《灵枢·玉版》说："人之所受气者，谷也。谷之所注者，胃也。胃者，水谷气血之海也。"容纳于胃中的水谷，经过胃的腐熟后，下传于小肠，其精微经脾之运化而营养全身。所以，胃虽有受纳腐熟水谷的功能，但必须和脾的运化功能配合，才能使水谷化为精微，以化生气血津液供养全身，如李东垣在《脾胃论·脾胃虚实传变论》中说："元气之充足，皆由脾胃之气无所伤……若胃气之本弱，饮食自倍，则肠胃之气即伤……"中医学认为，脾主运化，为后天之本，膏脂精微生化之源，如《素问·经脉别论》所说的"游溢精气"和"脾气散精"，当然也包括了膏脂的生成与转输，正常状态下的膏脂是生理性的，人体气血精微的组成部分，参与水谷的运化，若脾失健运，输化失常，水谷精微不归正化，而形成痰湿脂浊，注入血脉，以致血脂升高。痰生于脾，也化于脾，如"肥人多痰、多湿、多虚""壮人无积，虚人有之"之论，尤为重视脾虚。通过审证查因，早期脂肪肝患者，大多无明显症状，可以从其形体偏胖、大便溏泻、舌体胖大每多有齿痕、中后部舌苔偏腻等特点，从化痰泄浊立法，可获良效。《张氏医通》指出："气不耗，归精于肾而为精，精不泄，归精于肝而化清血。"说明各种营养物质均由水谷精气所化生，通过脏腑的气化活动而生成。若脏腑功能失常水谷精气不能正常输布发散，则水湿不化而生痰，血行不畅而成瘀血；痰湿、瘀血为脏腑功能失调的病理产物，同时，痰瘀互结，痹阻脉络又可引发多种病证。由此可见，在治疗脂肪肝相关疾病从脾论治有理有据，具有理论上的正确性。

3. 辛开苦降，甘温并施　汉代张仲景继承和发展了《内经》的基本理论，并结合临床实践，反复倡导脾主运化而升清，胃司受纳且主降，其升、降、纳化相反相成，对立统一，共同完成水谷的腐熟运化，精微的吸收传输，而化气生血，充养脏腑。脾胃同居中焦，互为表里，是人体重要的消化器官，在完成饮食物的腐熟运化及水谷精微的吸收传输等一系列生理过程中发挥着重要作用。同时脾胃为气机升降之枢纽，脾升胃降，枢纽运转，清阳上升，浊阴下降，共同维持人体气机之运行。若脾胃升降功能一旦失常，则诸证变生。脾气不升，影响胃的受纳和降，而见纳呆、脘腹胀满；若胃气不降，则影响脾的升清和运化，发生腹胀、泄泻等症。因此，临床施治根据《临证指南医案·脾胃》所说"纳食主胃，运化主脾；脾宜升则健，胃宜降则和"的法则，着重选用辛苦甘温之品。一般来说，治脾之剂以升运为要，调胃之力以降泄为先，脾胃并理，自当两法并取。故选择辛味药能开能通，苦味药可降可泄。故辛苦相合，复取苦寒降泄与辛温开通之能，泄中寓开，通且能降，借以和通胃气，导浊下行，并主以益气甘温之属，健中以助运化。

这种辛苦甘温并用的方法，健运通调互协，自可令中宫生化有权，升降得复，以致水谷精微得以正化，而预防邪浊积聚。

【治疗】

1. 药物治疗

（1）分型论治

①脾虚痰湿型

［主症］形盛体胖，神疲乏力，面色少华或虚浮，纳呆甚则恶心，或有腹胀，大便溏薄，舌质淡胖或有齿痕，苔白腻或厚腻，脉细或濡。

［治法］健脾化湿祛痰。

［例方］参苓白术散或二陈平胃散加减。

［药物］党参，白术，黄芪，茯苓，山药，扁豆，薏苡仁，半夏，苍术，厚朴，陈皮，石菖蒲。

若呕恶者加竹茹；肝区疼痛者加橘络、威灵仙；大便黏腻者加川黄连、木香；肝酶升高者去半夏，加山楂；肝脏肿大者加海蛤壳、鸡内金。

②肝郁气滞型

［主症］以右胁胀满或胀痛为主，走窜不定，胸闷气短，嗳气频作，善太息，饮食减少，妇女可见乳房胀痛，月经不调，痛经或经闭等，症状每因情志波动而增减，舌质淡红，苔薄白，脉弦。

［治法］疏肝理气。

［例方］柴胡疏肝散加减。

［药物］柴胡，郁金，枳壳，白芍，青皮，陈皮，泽兰，决明子。

若兼见倦怠、便溏等，加党参、白术、茯苓；口苦苔黄、心烦易怒者，加黄芩；舌有瘀斑者，加五灵脂、炒蒲黄；夹有食滞者，加鸡内金、六曲、谷芽、麦芽。

③湿热蕴结型

［主症］胁肋不适或胀痛，口干且苦，脘腹痞闷，或恶心欲吐，或厌食油腻，面红目赤或目黄身黄小便黄赤，大便秘结，舌质红，苔黄腻，脉弦滑数。

［治法］清热利湿。

［例方］茵陈蒿汤加减。

［药物］茵陈蒿，栀子，茯苓，大黄，泽泻，赤小豆，败酱草。

若小便黄者加车前子；纳呆腹胀者加山楂、莱菔子；肝区疼痛者加郁金、佛手、延胡索；胸胁刺痛者加丹参、赤芍；热甚苔黄厚腻者加黄柏、板蓝根；大便不爽者加川黄连、木香。

④瘀血阻络型

［主症］右胁刺痛，痛有定处，入夜更甚，胁肋下或见癥块，舌暗或紫暗或有瘀斑，脉象沉涩。

［治法］活血化瘀通络。

［例方］旋覆花汤或复元活血汤加减。

［药物］新降（或用茜草代替），旋覆花，柴胡，当归，穿山甲，大黄，桃仁，丹参，蒲黄。

若呕恶腹胀者加川厚朴、竹茹；牙衄、鼻衄者加牡丹皮、三七；乏力者加太子参、黄芪。

⑤肝肾亏虚型

［主症］右胁隐痛，痛势缠绵，遇劳加重，面部或眼眶晦暗，腰膝酸软，头昏目眩，舌苔薄或少苔，脉细弱。

［治法］补益肝肾。

［例方］六味地黄丸合一贯煎加减。

［药物］熟地黄，山萸肉，怀山药，泽泻，牡丹皮，茯苓，枸杞子，麦冬，沙参，

当归，白芍。

若胸胁隐痛者加延胡索；阴虚而兼湿热者加茵陈、厚朴；口干渴，舌红少津者加葛根、玄参、石斛。

（2）中成药

①绞股蓝总苷片（胶囊）

[药物组成] 绞股蓝总苷。辅料为碳酸镁，羟丙基纤维素，硫酸钙，羟甲基淀粉钠，微晶纤维，淀粉，微粉硅胶，硬脂酸镁，欧巴代。

[功能主治] 降血脂，养血健脾，益气除痰，和血化瘀。适用于高脂血症属心脾不足，痰凝血瘀型。症见心悸气短，胸闷，头晕，健忘耳鸣，自汗乏力，舌淡苔白，脉弱等。

[用法用量] 片剂：每次 2 ~ 3 片，每日 3 次，口服。胶囊：每次 2 ~ 3 粒，每日 3 次，口服。

②决明降脂片

[药物组成] 决明子，茵陈，何首乌，桑寄生，维生素 C，烟酸，维生素 B_2。

[功能主治] 补肾降脂。适用于高脂血症属肾虚痰湿阻滞者。症见腰膝酸软，头晕头痛，胸闷不适，肢体沉重无力，舌淡苔白腻，脉沉。

[用法用量] 每次 4 片，每日 3 次，口服。

③轻身消胖丸

[药物组成] 罗布麻叶，泽泻，麸炒白术，薏苡仁，芒硝，防己，海藻，当归，川芎，荷叶，大黄，麻黄，玫瑰花，茯苓，滑石，山楂，黄芪，荷梗，木香。

[功能主治] 益气利湿，降脂减肥。适用于高脂血症伴肥胖属脾虚痰湿者。症见形体肥胖，精神乏力，胃纳不佳，时感胸脘胀满，痰多，肢体沉重，舌淡白苔腻，脉濡细。

[用法用量] 每次 30 粒，每日 2 次，口服。

④健脾降脂冲剂

[药物组成] 山楂，泽泻，丹参，灵芝，远志，党参。

[功能主治] 健脾化湿，降脂。适用于高脂血症属脾虚失运、湿浊中阻者。症见眩晕耳鸣，胸闷纳呆，心悸气短，头重乏力，精神不振，舌淡苔白腻，脉细。

[用法用量] 每次 10g，每日 3 次，冲服。

⑤强肝液

[药物组成] 茵陈，板蓝根，黄芪，党参，当归，白芍，丹参，郁金，黄精，地黄，山楂，泽泻，山药，秦艽，六神曲，甘草。

[功能主治] 清热利湿，补脾养血，疏肝解郁。适用于肝郁脾虚、湿热内蕴者。症见肝区隐痛，食欲不振，时时叹息，胸胁胀闷，口苦口干，口腻，舌质红，苔黄腻，脉弦数。

[用法用量] 每次 1 支，每日 2 次。服 6 天停 1 天，8 周为 1 个疗程。

⑥通泰胶囊

[药物组成] 魔芋精粉。

[功能主治] 通便降脂。适用于脂肪肝兼大便秘结者。

[用法用量] 每次4粒,每日3次。

⑦月见草油胶丸

[药物组成] γ-亚麻酸。

[功能主治] 化湿行气,疏肝化瘀。适用于各类轻、中度脂肪肝属肝郁湿阻者。

[用法用量] 每次5~6丸,每日2次。

⑧脂必妥

[药物组成] 红曲。

[功能主治] 健脾消食,除湿祛痰,活血化瘀。适用于气短乏力、头晕头痛、胸闷、腹胀、食少纳呆及高脂血症。

[用法用量] 口服,每日3次,每次3片(每片0.35g)。6周为1个疗程。

⑨降脂灵片

[药物组成] 制何首乌,枸杞子,黄精,山楂,决明子。

[功能主治] 补益肝肾,养血明目降脂。适用于肝肾不足,痰瘀互结型的眩晕、胸痹,高脂血症引起的头晕耳鸣、心悸心烦、失眠健忘、腰膝酸软等症。

[用法用量] 每次5片,每日3次,口服;或用降脂轻身灵口服液,每次10mL,每日3次。

⑩血脂康

[药物组成] 红曲。

[功能主治] 除湿祛痰,活血化瘀,健脾消食。适用于脾虚痰瘀阻滞症的气短、乏力、头晕、胸闷等及高脂血症。

[用法用量] 每次2粒或0.6g,每日2次,相当于每日服洛伐他汀10mg。

2. 外治法 脂肪肝常用的中医外治方法包括针刺、艾灸、贴敷、按摩、膏摩等。其中针刺、艾灸最为常用。

(1) 针刺疗法 针刺治疗脂肪肝以调整脾胃功能和内分泌功能为原则,辨病辨证与对症处理相结合,对患者的异常功能状态呈双相良性调整,最终使之趋于正常。针刺治疗脂肪肝操作简单,无毒副作用,是一种绿色疗法,有行气活血、疏肝利胆、健脾化湿之效,能够促进肝细胞脂肪的转化与排泄,调整脂肪代谢,改善肝细胞的脂肪变,增强肝脏功能,从而达到消除肝内脂肪的目的。

1) 毫针疗法

①痰湿内停证:取穴肝俞、脾俞、阴陵泉、足三里、丰隆、公孙。用泻法。

②肝郁气滞证:取穴肝俞、期门、内关、阳陵泉、太冲。用泻法。

③脾虚痰阻证:取穴脾俞、胃俞、中脘、气海、足三里、阴陵泉、三阴交、公孙。平补平泻。

④血瘀阻络证:取穴肝俞、膈俞、章门、支沟、阳陵泉、太冲。用泻法。

2）耳针疗法：取耳穴肝、脾、胸、皮质下、内分泌。先在穴区按压寻找敏感点，然后进行针刺或埋针，或将贴有王不留行籽的胶布固定于耳穴。要求患者每天在饥饿时、食前、睡前自行按压 3 次，每穴每次按压 2 分钟，双耳交替。埋针法每 2~3 天更换 1 次，压丸法 5 天更换 1 次。

（3）艾灸疗法　主穴取三焦俞、脾俞、关元、足三里；配穴取天枢、三阴交、丰隆、阴陵泉。每次选主穴及配穴各 2 个，用隔姜灸法，每穴灸 7 壮，每天 1 次，1 个月为 1 个疗程，或暴露施灸穴位，点燃艾条，间接灸施治，距离穴位的高度及穴区皮肤温度以患者能忍受为度，用雀啄法或旋转法。

3. 生活治疗　大量的临床实践和科学研究表明，脂肪肝是典型的"生活习惯性疾病"。一方面生活环境的改变使身体的活动量逐渐减少；而另一方面生活条件改善后的饮食结构的变化使得能量摄取呈相对过剩趋势。故康复治疗主要是两方面：一是饮食，二是运动。

（1）食疗

①饮食的基本原则：选用低脂、高蛋白、低糖、多矿物质和高纤维的膳食，坚持食物多样化，提倡生食蔬菜水果，多饮茶。

高蛋白饮食：高蛋白饮食可提供胆碱、蛋氨酸等抗脂肪肝因子，使脂肪变为脂蛋白，有利于将脂肪顺利运出肝脏，防止脂肪浸润。蛋、奶、肉类、豆类及其制品均可。

低糖饮食：碳水化合物可刺激肝脏引起体内维生素缺乏。为保护肝细胞，宜多食维生素丰富的食物，如新鲜的黄、绿色蔬菜、水果等。

补充矿物质和膳食纤维：矿物质有利于代谢和废物的排除；膳食纤维有调节血脂、血糖等重要作用。故饮食不宜过分精细，主食应粗细杂粮搭配，多食蔬菜、水果和菌藻类，保证摄入足量的矿物质和膳食纤维。

多喝茶水：茶叶中的茶多酚有多种药理作用，其中包括促进脂肪代谢、防治心血管疾病等，对防治脂肪肝也有作用。红茶、绿茶、乌龙茶等均有降脂作用，其中以绿茶效果最好。此外，脂肪肝患者还应禁酒。

②食疗方：小米、荞麦、苦瓜、冬瓜、萝卜、芹菜、甜菜头、香蕉、木耳、海带、紫菜、山楂、绿茶等是很好的降脂食物。

荷叶粥：鲜荷叶 1 张，切细，加水煎取药汁约 200mL，去荷叶，加入粳米 50g，冰糖适量，煮成粥，服食，有降脂减肥功效。

芹菜炒香菇：芹菜 400g，香菇 50g，食盐、醋、酱油、味精等调料适量，炒熟后食。芹菜清热利湿平肝，香菇益气降脂保肝，二者合用，清热利湿、益气保肝，可防治脂肪肝。

首乌肝片：首乌液 20mL（制首乌 6g，加水煎取 20mL）。鲜猪肝 250g，水发木耳 25g，青菜叶少许，三味油炒，加入醋、食盐、酱油各适量，再加入首乌液即成。本方补肝肾、益精血、明耳目、降血脂、降血压、软化动脉粥样硬化，可作为慢性肝炎、脂肪肝、冠心病、高血压、高脂血症、神经衰弱患者的膳食。

山楂肉片：猪后腿 200g，山楂片 100g，荸荠 30g，鸡蛋清 2 个，淀粉 15g，面粉

15g，白糖30g，植物油50g，精盐，味精少许，清汤适量，油炒。本方能滋阴健脾，开胃消食，降低胆固醇，降低高血压，利尿镇静，可用于高血压、高血脂、冠心病、脂肪肝等患者。

蘑菇烧豆腐：嫩豆腐250g，鲜蘑菇100g。洗净嫩豆腐，切成片。砂锅内放入豆腐、鲜蘑菇片、盐和清水，用中火煮沸后，改小火炖15分钟，加入调味品即可。本方补气益胃、化瘀理气，可降低血清胆固醇，补充人体缺乏的多种酶。

决明子粥：决明子10～15g，粳米100g，冰糖少许。先把决明子放入锅内炒至微有香气，取出，待冷后加水煎汁，去渣，加入粳米煮粥，待粥将熟时加入冰糖。本方清肝明目，通便降脂，对脂肪肝有一定的帮助，但大便泄泻者忌服。

生姜食醋：食醋500g，放入生姜30g（切片），密封2周后，每次服5～10mL，有明显的降脂作用。

枣芹茶：大枣1枚，芹菜根20g，煎汤代茶饮用。

鲜荷叶茶：鲜荷叶1张，切细片，加水煎汁，代茶饮用。

茶叶：常喝茶，以龙井茶或乌龙茶为宜。

萝卜粥：萝卜300g，大米适量，煮粥调味即可。

紫菜鸡蛋汤：紫菜10g，鸡蛋1只，按常法煮汤。

（2）运动疗法

基本原则：个体化；以全身耐力为基础；循序渐进；符合学习适应和训练适应机制；保持安全界限和有效界限。最重要的是持之以恒。

选择有氧运动：脂肪肝患者的运动项目应以低强度、长时间的有氧运动为主，以锻炼全身的体力和耐力为目标。比如慢跑、中快速步行（115～125步/分钟）、骑自行车、上下楼梯、爬坡等。

掌握运动量、运动时间和频率：对于脂肪肝患者来说，运动量并不是越大越好，只有掌握好一个度，才能取得理想的运动效果，运动量应以中等强度为适宜，即运动时呼吸、心率增快，并感到轻度疲劳，轻微出汗，但不应感到头昏、呼吸困难或呕吐等。而在运动后疲劳感应很快消失，精力、体力和食欲也均应保持良好。运动时间每次不少于30分钟，以每周运动3次为宜。

及时调整运动强度：锻炼后如果有轻度疲劳感，但是精神状态良好，体力充沛，睡眠好，食欲佳，说明运动量是合适的。如果锻炼后感到十分疲乏，四肢酸软沉重，头晕，周身无力，食欲欠佳，睡眠不好，第二天早晨还很疲劳，甚至对运动有厌倦的感觉，就表明运动量有点大，需要及时调整。

【预防】 中医学有"治未病"之说，西医学也有"以防为主，防治结合"的思想。特别是对脂肪肝这类目前尚无明确特效疗法的疾病来说，预防就显得更为重要。由于脂肪肝与生活习惯直接相关，因此，要重视养成良好饮食、生活习惯，加强运动锻炼。脂肪肝的预防主要从以下几个方面进行：

1. 积极治疗原发疾病 病毒性肝炎、糖尿病、高脂血症以及化学毒物或药物损害均可能造成脂肪肝，因此预防脂肪肝的发生，很有必要对上述疾病进行积极的治疗。

2. 预防肥胖　肥胖有两种类型，一是脂肪细胞增多型肥胖，一是脂肪细胞增大型肥胖。一般来说，幼年型的肥胖主要是脂肪细胞增多，成年肥胖是脂肪细胞增大。但往往两种情况同时存在。对于肥胖，可以通过养成良好的生活习惯、控制饮食以及加强运动来达到保持适当的体重或减肥的目的。

3. 禁止持续或间歇性的大量饮酒　酒精（乙醇）每克可产能 7kcal 热量，但酒精不是机体所需要的营养物质。而且长期或间断性大量饮酒可引起乙醇性肝损伤。包括乙醇性肝炎、乙醇性脂肪肝，少数可发展成为肝硬化。饮酒量越大，持续饮用时间越长，其后果越严重。据统计，每天摄入酒精 80 ~ 120g，持续 10 年以上，90% 会发生脂肪肝。

4. 平衡膳食，合理营养　①食物多样，谷类为主。②多吃蔬菜、水果和薯类。③常吃奶类、豆类或其制品。④经常吃适量鱼、禽、蛋、瘦肉，少吃肥肉和荤油。⑤食量与体力活动要平衡，保持适宜体重。⑥吃清淡少盐膳食。⑦如饮酒应限量。⑧吃清洁卫生、不变质的食物。

5. 注重精神修养，保持心境平和　中医学认为，肝主疏泄，怒则伤肝，长期情志不调或反复的情志刺激会导致肝气郁滞，可使人体气机逆乱、气血阴阳失调，故外邪易侵入机体而致病。西医学证明，人的精神情志强烈波动，会导致人体免疫功能低下和内分泌功能失调，体内激素水平紊乱，从而使脂肪等物质的代谢紊乱，大量脂肪积蓄而发生脂肪肝。因此要经常保持心境平和，避免强烈的精神刺激或反复的精神刺激。要学会采用多种方法解除不良精神刺激，如向熟人、亲朋好友诉说自己的心情（要有理智，不能向他人发泄）；也可采用转移法，如在郁闷的时候，通过学习琴棋书画，或是外出旅游等来转移注意力，从而减轻甚至解除不良精神刺激。

【预后】　脂肪性肝病可以是一个独立性疾病，但更多见的是全身性疾患在肝脏的一种病理过程。应强调预防为主、整体观念、坚持基础治疗、动态随访观察、合理用药等原则。祛除病因、控制原发病、饮食调整和运动、纠正不良行为或生活方式，均是整体治疗的基本前提，大多数轻度或中度的单纯性脂肪肝经这些基本治疗后，脂肪肝可消退，至完全恢复正常，并使患者的生活质量得到提高。对脂肪性肝炎或在高危险因素诱致肝病呈进展性者则可酌情应用药物辅助治疗，以促进肝内脂肪消退，阻抑肝细胞坏死、炎症、纤维化及可能伴同的其他代谢综合征的进一步恶化。

第十章　高脂血症 ▷▷▷▷

　　高脂血症是由于体内脂类物质代谢或运转异常使血清中总胆固醇、低密度脂蛋白胆固醇及（或）甘油三酯水平升高超过正常范围高限的一种病症。高脂血症是临床常见的病症，随着人们饮食习惯和生活方式的改变，其发生率正在迅速增加。由于该病症是动脉硬化、高血压病、脂肪肝等多种疾病以及衰老的重要诱因，严重影响人们特别是中老年人的健康，所以如何防治该病症成为医学界和广大群众日益重视的问题。据统计，我国心脑血管病患者已超过1.8亿，患者人群已由50岁以上向30岁左右转移，每年死于心脑血管疾病患者数已达300万以上，占所有疾病死亡人数的50%，而且本病具有发病率高、致残率高、病死率高及复发率高的特点，已成为危害人类健康的"头号杀手"。又因为本病早期可无自觉症状，患者在不知不觉中患病，一般会忽视早期就诊治疗，一旦发现已较难控制与治愈，所以又具有知晓率低、治愈率低与控制率低的特点，故又有"无形杀手"之称。加强对心脑血管病的防治，提高人类的健康水平，是当今医学界共同关注的热点。动脉粥样硬化是心脑血管病的主要病理基础，针对其主要危险因子"高脂血症"的防治，是做好心脑血管病一级预防的关键。

　　【中医文献记载】　高脂血症是西医学的疾病名称，传统中医文献无此记载，但对膏、脂的认识早有记载。高脂血症，属于中医"痰湿""浊阻""肥胖"范畴。古人虽然尚不知道血脂增高，但已经注意到它的存在与危害，尤其对过食肥甘引起高脂血症的危害性早有认识。如《素问·生气通天论》"高粱之变、足生大丁"，《三因方》"饮食饥饱，生冷甜腻聚结不散或作痞块、膨胀满闷"。中医在治疗上特别重视节制饮食，如《医学心悟》提出养身之道："人身之贵，父母遗体，食欲非常，疾病蝉起，外邪乘此，缠绵靡已，浸淫经络，凝寒腠理，变证百端，不可胜纪。"已经注意到饮食与疾病的关系。《说文·肉部》："膏，脂也。"指出膏、脂属异名同物。《礼义·同则》："凝者为脂，释者为膏。"对膏脂其作区别，可看出古人所说的"脂"是指"脂肪"，而"膏"才是指"血脂"。《灵枢·五癃津液别》曰："五谷之津液，和而为膏者，内渗入于骨空，补益脑髓，而下流于阴股。"张景岳在《景岳全书》也指出："津液和合为膏，以填补于骨空之中，则为脑为髓，为津为血。"可见中医对"膏"的描述类似血脂，乃营血之组分，膏脂同源，均来源于饮食水谷，化生于脾胃。

　　中医对高脂血症类似的症状和体征的记载分散在"肥人""痰浊""中风""眩晕""胸痹""血浊"等病证中。《素问·通评虚实论》："凡治消瘅，仆击，偏枯，痿厥，气满发逆，甘肥贵人，则膏粱之疾也。"可见古人把高脂血症、糖尿病等归属"膏粱之疾"。王肯堂在《证治准绳·蓄血》指出："夫人饮食起居，一失其宜，皆能使血瘀滞不行，故百病由污血者多。"虞抟《医学正传》曰："津液稠黏，为痰为饮，积久渗入脉中，血为之浊。"薛己在《明医杂著》亦言："津液者，血之系，行乎脉外，流通一身，如天之清露，若血浊气滞则凝聚而为痰。"

脂浊为膏脂生成、转输失常所致，而脾是影响脂浊成化之关键，脾的运化功能失常是引起高脂血症的重要病机。张景岳在《景岳全书》说："痰之化无不在脾，痰之本无不在肾。"指出痰浊化生关键在脾，但其根本却在肾，说明肾气对津液代谢的重要性。《血证论·脏腑病机论》："木之性主于疏泄，食气入胃，全赖肝木之气以疏泄之，而水谷乃化。"又如《傅宗翰医术集锦》云："叶天士常谓：肝和脾升，胆和胃降，盖胆为中精之府，能净脂化浊；肝乃藏血之脏，职司疏泄。若肝胆失疏，则脾胃升降失常，而运化停滞，清浊难分；胆郁不畅，则清净无能，脂浊难化。"可见肝在水谷精微化生中起着非常重要的作用，其疏泄功能失常，则水谷精微不能正常化生气血而形成痰浊之变。

【中医病因病机】 中医学认为，膏脂虽为人体的营养物质，但过多则对人体不利。凡导致人体摄入膏脂过多，以及膏脂转输、利用、排泄失常的因素均可使血脂升高。高脂血症的发生与年龄、饮食、体质以及遗传等因素有关，与肝、脾、肾三脏关系密切，其中尤以后天之本脾与先天之本肾为要。

1. 饮食失当 饮食不节，恣食肥腻及甘甜之品，过多膏脂随饮食进入机体，以致输布、转化不及，滞留血中，导致血脂升高。长期饮食失当，或酗酒过度，损及脾胃，健运失职，致使饮食不能化精微以营养全身，反而变生脂浊，混入血中，引起血脂升高。

2. 缺少活动 喜静少动，或生性喜静，贪睡少动，或因职业工作所限，终日伏案，多坐少动，缺少活动和锻炼，人体气机失于舒畅，气郁则津液输布不利，膏脂转化利用不及，以致生多用少，沉积体内，浸淫血中，则血脂升高。

3. 情志刺激 长期情志抑郁，思虑伤脾，脾失健运，水谷不能正常化生精微，或郁怒伤肝，肝失条达，气机不畅，致使膏脂运化输布失常，久而久之，膏脂滞留于血脉之中，则引发高脂血症。

4. 年老体衰 人老则五脏六腑皆衰，以肾为主，肾主五液，肾虚则津液失其主宰；脾主运化，脾虚则饮食不归正化；肝主疏泄，肝弱则津液输布不利。以上三者皆使膏脂代谢失常，引起血脂升高。

5. 禀赋差异 先天禀赋不同，有的人父母肥胖，自幼多脂，成年以后，形体更加丰腴，而阳气常多不足，津液膏脂输化迟缓，血中膏脂过多；或素体肝肾阴虚，内热中生，脂化为膏，溶入血中，致使血脂升高。

6. 他病影响 消渴、水肿、胁痛、黄疸、癥积等疾病的影响也是引发高脂血症的重要因素。消渴的基本病机属阴虚燥热，由于虚火内扰，胃热消谷，患者常多饮多食，但饮食精微不能变脂而贮藏，人体之脂反尽溶为膏，混入血中，导致血脂升高；水肿日久，损及脾胃，肾虚不能主液，脾虚失于健运，以致膏脂代谢失常出现血脂升高；胁痛、黄疸、癥积之病，皆可致肝之疏泄失常，胆不能净浊化脂，引起血脂升高。

血脂的代谢依赖肾的气化,肝的疏泄,脾的健运。肾肝脾三脏功能失调,久致痰瘀痹阻脉络为本病病机关键。情志失调,肝失疏泄,血行不畅,则津留为痰。脾主运化,脾失健运,津液不化,则湿聚生痰。最后痰阻脉络日久而成瘀,痰瘀互结,浸淫脉道,痹阻血络,损伤心气。心主血脉,心气推动津血于脉中运行,心气虚则血行无力,终致痰阻络瘀更甚。

故脏腑功能不足,使脉道瘀血痹阻是高脂血症的病因病机。且该病的形成以痰浊、瘀血密切相关,痰瘀同源互相依存,痰能致瘀,瘀能生痰,痰浊瘀血在脉道中互相搏结,日久凝结于脉道壁上,使脉道侵害,血流瘀阻,而产生相应的病证。

【诊断】 血脂异常是确诊高脂血症的唯一指标。判断是否有高脂血症或决定服用降脂药物之前,至少应有两次血脂检验结果记录。如首次检验结果不正常,则应择 2 ~ 4 周内复查。若第二次检验血脂仍然不正常,即可确定高脂血症的诊断。也应通过详细询问病史,包括个人饮食和生活习惯、有无引起继发性血脂异常的相关疾病、引起血脂异常的药物的应用以及家族史来鉴别是原发性高脂血症还是继发性高脂血症。目前,国内一般以成年人空腹血总胆固醇水平 >5.72mmol/L、甘油三酯水平 >1.70mmol/L 诊断高脂血症,将总胆固醇 5.23 ~ 5.69mmol/L 者称为边缘升高。根据血总胆固醇、甘油三酯和高密度脂蛋白 – 胆固醇的测定结果,通常将高脂血症分为以下 4 种类型。

1. 高胆固醇血症 血总胆固醇含量增高 (>5.72mmol/L),而甘油三酯含量正常,即甘油三酯 <1.70mmol/L。

2. 高甘油三酯血症 血液中甘油三酯含量增高 (>1.70mmol/L),而血总胆固醇含量正常,即总胆固醇 <5.72mmol/L。

3. 混合型高脂血症 血总胆固醇和甘油三酯含量均增高,即总胆固醇 >5.72mmol/L,甘油三酯 >1.70mmol/L。

4. 低高密度脂蛋白 – 胆固醇血症 血高密度脂蛋白 – 胆固醇含量降低 (<0.91mmol/L)。

因为血脂水平受许多因素的影响,又可根据饮食和代谢的特点出现昼夜变化,为了使检测结果能准确反映机体的真实情况,检查时务必注意以下几点:①应以空腹 12 小时以后,晨间抽取静脉血为标准,非空腹标本可使血脂尤其是甘油三酯含量增高。②抽血前应维持原来规则的饮食至少 2 周,并保持体重恒定,若抽血前大鱼大肉地吃喝或有意素食 3 天以上,则所测得的结果并不代表平时的基础水平。③应在机体生理和病理状态比较稳定的情况下抽血,4 ~ 6 周内应无急性病发作。急性感染、发热、急性心肌梗死、妇女月经期和妊娠、应激状态、创伤以及服用某些药物等,均可影响血脂的检测结果,应尽量避免在有上述情况时检查血脂。

【辨证要点】 中医学认为,高脂血症主要是由于饮食不节、过食肥甘厚味,加之脾失健运。久坐少动、肝失疏泄、水聚痰饮、痰浊不化、痰瘀结聚变生脂膏。其病变早期以痰浊为主,久则兼有瘀血内停,致痰瘀互结。本虚主要表现为脾肾阳气亏损,蒸腾气化无力,膏脂不得布散,反渗入血而成。或肝肾阴血不足,虚火灼津为痰,痰阻血凝,最终为患。以八纲辨证为纲,脏腑辨证为目,将高脂血症按实证、虚症、虚实夹杂证分而治之，涉及肝、脾、肾三脏。

【治疗】

1. 药物疗法

（1）辨证论治　临证时，应根据病史、症状、舌脉等，辨明证候之虚实、病情之轻重。本病病机中心环节为脾虚痰湿阻滞，故治疗当以健脾化痰除湿为基本大法。

①痰湿中阻型

[主症] 形体肥胖，心悸眩晕，胸脘痞满，腹胀纳呆，乏力易倦，口渴不欲多饮，舌淡体胖、边有齿痕、苔腻，脉濡。

[治法] 燥湿化痰，健脾和胃。

[例方] 导痰汤。

[药物] 半夏，橘红，赤茯苓，枳实，天南星，生姜。

若咳嗽痰多，加瓜蒌。

②胃热滞脾型

[主症] 多食，消谷善饥，形体肥胖，脘腹胀满，面色红润，口干口苦，心烦头晕，胃脘嘈杂，得食则缓，舌红，苔黄腻，脉弦滑或数。

[治法] 清胃泄热，佐以消导。

[例方] 保和丸和小承气汤加减。

[药物] 大黄，枳实，厚朴，山楂，神曲，莱菔子，半夏，陈皮，茯苓，连翘。

若大便秘结、小便短赤者，加黄连、黄芩；若腹胀重者，加郁金、木香；若胃脘嘈杂泛酸者，加石膏、黄连。

③肝郁脾虚型

[主症] 精神抑郁或急躁易怒，健忘失眠，口干，不思饮食，或纳谷不香，四肢无力，腹胀便溏，舌淡苔白，脉弦细。

[治法] 疏肝解郁，健脾和胃。

[例方] 逍遥散。

[药物] 柴胡，白术，白芍，当归，茯苓，薄荷，生姜，甘草。

若气短乏力者，加黄芪、太子参；若胸胁胀痛重者，加青皮、丹参；若眩晕者，加菊花、地龙、红景天。

④肝肾亏虚型

[主症] 头晕目眩，耳鸣健忘，失眠多梦，咽干口燥，腰膝酸软，胁痛，五心烦热，舌红少苔，脉细数。

[治法] 滋肾养肝，清虚热。

[例方] 杞菊地黄丸。

[药物] 熟地黄，山药，枸杞子，菊花，山茱萸，茯苓，牡丹皮，泽泻。

若气短乏力，脘腹痞满者，加黄芪、太子参、莱菔子；若胸胁胀痛重者，加青皮、丹参；若眩晕者，加地龙、红景天；若肢体麻木者，加丹参、桃仁、桑枝；若视物昏花者，加茺蔚子、青葙子。

⑤气滞血瘀型

[主症] 胸胁胀闷，走窜疼痛或憋闷不适，性情急躁。舌质紫暗或见瘀斑，脉沉涩。

[治法] 活血祛瘀，行气止痛。

[例方] 血府逐瘀汤。

[药物] 桃仁，红花，柴胡，枳壳，赤芍药，当归，川芎，桔梗，牛膝，生地黄，甘草。

若胸胁胀痛重者，加瓜蒌皮、薤白、水蛭；若性情急躁者，加郁金、决明子、夏枯草；若大便干结者，加大黄、决明子。

（2）中成药

①血脂康胶囊

[药物组成] 红曲。

[功能主治] 除湿祛痰，活血化瘀，健脾消食。适用于脾虚痰瘀阻滞症的气短、乏力、头晕、胸闷及高脂血症等。

[用法用量] 每次2粒或0.6g，每日2次，相当于每日服洛伐他丁10mg。

②绞股蓝总苷片

[药物组成] 绞股蓝总苷，辅料为碳酸镁、羟丙基纤维素、硫酸钙、羟甲基淀粉钠、微晶纤维、淀粉、微粉硅胶、硬脂酸镁、欧巴代。

[功能主治] 降血脂，养血健脾，益气和血，除痰化瘀。适用于高脂血症属心脾不足，痰凝血瘀型。症见心悸气短，胸闷，头晕，健忘耳鸣，自汗乏力，舌淡苔白，脉弱等。

[用法用量] 片剂：每次2~3片，每日3次，口服。胶囊：每2~3粒，每日3次，口服。

③复方丹参滴丸

[药物组成] 丹参、三七、冰片。

[功能主治] 活血化瘀，理气止痛。主治心胸绞痛刺痛，胸中憋闷，血脂增高，舌质紫暗或有瘀斑者。

[用法用量] 滴丸剂每粒25mg，每次口服8~10粒，每日3次，30天为1个疗程。孕妇慎用。

④脂可清胶囊

[药物组成] 葶苈子、山楂、茵陈蒿、黄芩、泽泻、大黄、木香。

[功能主治] 宣通导滞，通络散结，消痰渗湿。治疗痰湿证引起的眩晕，四肢沉重，神疲乏力少气，肢麻，胸闷，舌苔黄腻或白腻。见于高脂血症。

[用法用量] 每次2~3粒，每日3次，30天为1个疗程。

（3）单味中药 根据现代药理研究降血脂作用的不同，可分为：①以降血清胆固醇为主的，如葛根、银杏叶、桑寄生、甘草、何首乌等。②以降甘油三酯为主的，如大黄、金银花、冬青子等。③对降血清胆固醇、甘油三酯均有效的，如人参、冬虫夏草、灵芝、丹参、泽泻、昆布、决明子、山楂、茵陈、天花粉、柴胡、淫羊藿等。

2. 外治法

（1）针灸疗法　常选用内关、足三里、三阴交、丰隆、中脘、梁丘、天枢等穴位，其次再根据患者兼证的不同辨证选取相应的穴位。

（2）刺络放血疗法　取穴以背俞穴为主，可选取肺俞、心俞、肝俞、脾俞、肾俞。每周1次，6次为1个疗程。

（3）埋线疗法　取穴足三里、三阴交、丰隆、内关、脾俞和胃俞等。每2周埋线1次，每2周为1个疗程，共治疗3个疗程（6周）。

3. 其他疗法

（1）控制理想体重　许多流行病学资料显示，肥胖人群的平均血浆胆固醇和甘油三酯水平显著高于同龄的非肥胖者。除了体重指数（BMI）与血脂水平呈明显正相关外，身体脂肪的分布也与血浆脂蛋白水平关系密切。一般来说，中心型肥胖者更容易发生高脂血症。肥胖者的体重减轻后，血脂紊乱亦可恢复正常。

（2）运动锻炼　体育运动不但可以增强心肺功能、改善胰岛素抵抗和葡萄糖耐量，而且还可减轻体重、降低血浆甘油三酯和胆固醇水平，升高HDL-胆固醇水平。

为了达到安全有效的目的，进行运动锻炼时应注意以下事项：①运动强度，通常以运动后的心率水平来衡量运动量的大小，适宜的运动强度一般是运动后的心率控制在个人最大心率的80%左右。运动形式以中速步行、慢跑、游泳、跳绳、做健身操、骑自行车等有氧活动为宜。②运动持续时间，每次运动开始之前，应先进行5~10分钟的预备活动，使心率逐渐达到上述水平，然后维持20~30分钟。运动完后最好再进行5~10分钟的放松活动。每周至少活动3~4次。③运动时应注意安全保护。

（3）戒烟　吸烟可升高血浆胆固醇和甘油三酯水平，降低HDL-胆固醇水平。停止吸烟1年，血浆HDL-胆固醇可上升至不吸烟者的水平，冠心病的危险程度可降低50%，甚至接近不吸烟者。

（4）饮食治疗　血浆脂质主要来源于食物，通过控制饮食，可使血浆胆固醇水平降低5%~10%，同时有助于减肥，并使降脂药物发挥出最佳的效果。多数Ⅲ型高脂蛋白血症患者通过饮食治疗，同时纠正其他共存的代谢紊乱，可使血脂水平降至正常。

饮食治疗时机主要取决于患者的冠心病危险程度和血浆LDL-胆固醇水平。一般来讲，冠心病的危险程度越高，则开始进行饮食治疗的血浆LDL-胆固醇水平就越低。

高脂血症的饮食治疗是通过控制饮食的方法，在保持理想体重的同时，降低血浆中的LDL-胆固醇水平。

饮食结构可直接影响血脂水平的高低。血浆胆固醇水平易受饮食中胆固醇摄入量的影响，进食大量的饱和脂肪酸也可增加胆固醇的合成。通常，肉食、蛋及乳制品等食物（特别是蛋黄和动物内脏）中的胆固醇和饱和脂肪酸含量较多，应限量进食。食用油应以植物油为主，每人每天用量以25~30g为宜。家族性高胆固醇血症患者应严格限制食物中的胆固醇和脂肪酸摄入。

【预防】

1. 运动　运动锻炼最大的特点就是患者积极主动地参与，能充分调动患者自身的主观能动性，发挥内在的积极因素，消除或缓解病理状态，恢复或促进正常功能。高脂血症患者通过适当的运动锻炼，能改善血脂代谢，降低血脂。

（1）散步　俗话说"饭后三百步，不用上药铺""饭后百步走，能活九十九""每天遛个早，保健又防老"。唐代著名医家孙思邈也精辟地指出："食毕当行步，令人能饮食、灭百病。"世界卫生组织也曾提出最好的运动是步行。可见散步是养生保健的重要手段。散步是一项简单而有效的锻炼方式，也是一种不受环境、条件限制，人人可行的保健运动。大量临床实践表明，散步也是防治高脂血症的有效方。高脂血症患者应根据个人的体力情况确定散步的速度和时间，原则是宜缓不宜急，宜顺其自然，而不宜强求，以身体发热、微出汗为宜。散步的方法有普通散步法、快速散步法以及反臂背向散步法等多种。高脂血症患者一般可采用普通散步法，速度为每分钟 60～90 步，每次持续 20～40 分钟，每日 1～2 次。散步虽然不拘于地点和时机，但饭后散步最好在进餐 30 分钟以后。

（2）慢跑　简便易行，无需场地和器材，老幼皆宜，是人们常用的防病健身手段之一，也是高脂血症患者常用的祛病保健方法。慢跑时人体大量的肌群协调参与，供氧量比静止时多 8～10 倍，呼吸加快、加深，能使心脏和血管得到良性刺激，增加肺活量和气体交换，有效地增强心肺功能，提高机体抗病能力。适当的慢跑对全身肌肉，尤其对下肢的关节、肌肉有明显的锻炼效果，能加快机体动用储存的脂肪，达到减肥和改善血脂代谢、降低血脂的目的。同时，慢跑可提高机体的代谢功能，调节大脑皮质的活动，使人精神愉悦，改善高脂血症患者的精神面貌。宜慢跑的距离起初可稍短，要循序渐进，可根据自己的具体情况灵活掌握慢跑的速度和时间。运动量以心率每分钟不超过120 次，全身感觉微热而不疲劳为度。慢跑的速度一般以每分钟 100～120m 为宜，时间可控制在 10～30 分钟。在慢跑将结束时，要注意逐渐减慢速度，使机体的生理活动慢慢缓和下来，切忌突然停止。慢跑中若出现呼吸困难、心悸胸痛、腹痛等症状，应立即减速或停止，必要时可到医院检查诊治。

（3）跳绳　跳绳运动的健身效果是显而易见的。从运动量来说，持续跳绳 10 分钟，与慢跑 30 分钟或跳健身舞 20 分钟相差无几，是耗时少、耗能大的有氧运动。中医学认为脚是人体之根，全身有 6 条经脉在这里交错汇集，跳绳可促进脚部血液循环，使人精神舒爽，行走有力，能提高大脑思维和想象能力，起到通经活络、健脑益神的作用。同时跳绳能促进机体新陈代谢，加快机体动用储存的脂肪，具有减肥和改善血脂代谢的功效。此外，跳绳还能加强心血管、呼吸和神经系统的功能，兼有放松情绪的作用。跳绳运动要循序渐进，运动量要根据个人的身体状况进行调节。初学时可仅在原地跳 1～2 分钟，3 天后即可连续跳 3～5 分钟，3 个月后可连续跳 10 分钟，半年后可做到每天"系列跳"（如每次连跳 3 分钟，共 5 次），直到一次连续跳 30 分钟。一次跳 30 分钟，就相当于慢跑 90 分钟的运动量。

（4）骑自行车　骑自行车是全身性有氧运动锻炼的一种重要形式。坚持骑自行车锻炼，能加强心血管、呼吸和神经系统的功能，促进血液循环，加强机体的新陈代谢，使人精神舒爽，同时能加快机体动用储存脂肪，具有减肥和改善血脂代谢的功效，能有效降低血脂。骑自行车锻炼是高脂血症患者进行自我调养的重要方法，尤其适宜于高脂血症伴有肥胖者。高脂血症患者骑自行车锻炼每天可进行 1 次，每次可锻炼 30～60 分钟，其速度宜控制在每分钟 1000～1500m。当然，将骑自行车锻炼与日常的工作和生活结合起来，把骑自行车锻炼融入日常活动中是最理想的。

（5）游泳　同高脂血症和肥胖"做斗争"，最重要的目的是增加人体的能量消耗，由于水的导热性是空气的 5 倍，游泳时水的阻力又比空气大得多，所以游泳时所消耗的热量远远超过众多陆上运动项目，特别是长时间的慢速游，可以消耗来自脂肪的能量，减少脂肪的储备，改善血脂代谢，达到降脂减肥的目的。可以说游泳是降脂减肥较快、较安全、较合理的运动锻炼方式。

2. 饮食　清代医家王孟英说："以食物作药物，性最平和，味不恶劣，易办易服。"了解食物的基本营养成分和性味作用，用食平疴，怡情遣病，是自我疗养中最高明的"医道"。饮食不当、嗜食肥甘厚味是高脂血症发生的重要因素，合理饮食是在治疗调养高脂血症，防治与高脂血症密切相关的动脉粥样硬化、冠心病、中风等疾病的重要措施。高脂血症患者必须重视饮食调养，注意选用药膳调治。

饮食提倡清淡。宜限制高脂肪、高胆固醇类饮食，如动物脑髓、蛋黄、鸡肝、黄油等。糖类食品也要限制，不吃甜食和零食，多吃蔬菜和水果。宜低盐饮食，食油宜用豆油、花生油、菜油、麻油、橄榄油等。饥饱适度，每餐进食量以下一餐就餐前半小时有饥饿感为度，不宜采用饥饿疗法，过度的饥饿反而使体内的脂肪加速分解，使血中脂酸增加。

绝对戒烟酒。香烟中的尼古丁能使周围血管收缩和心肌应激性增加，使血压升高，促进动脉粥样硬化，诱发心绞痛发作，所以应戒烟。过量饮酒能使心功能减退，对胃肠道、肝脏、神经系统、内分泌系统均有损害，故应戒酒。

提倡适量饮茶。茶叶中含有的儿茶碱有增强血管柔韧性、弹性和渗透性的作用，可预防血管硬化。茶叶中的茶碱和咖啡碱能兴奋神经，促进血液循环，减轻疲劳并具有利尿作用。适量饮茶能消除油腻饮食而减肥。但过多喝浓茶会刺激心脏，使心跳加快，对身体有害。

降脂食物包括大豆、黄瓜、大蒜、洋葱、蘑菇、牛奶、茶叶、生姜、香菇、黑木耳、甲鱼等，这些食物均有降低血脂和胆固醇的作用，常食有助于患者健康。

【预后】　普及健康教育，提倡均衡饮食，增加体力活动及体育运动，预防肥胖，并与肥胖症、糖尿病、心血管疾病等慢性病防治工作的宣教相结合，以降低血脂异常的发病率。经积极的综合治疗，本症预后良好。

第十一章 冠状动脉粥样硬化性心脏病 ▷▷▷▷

　　冠状动脉粥样硬化性心脏病是指冠状动脉（冠脉）发生粥样硬化引起管腔狭窄或闭塞，导致心肌缺血缺氧或坏死而引起的心脏病，简称冠心病，也称缺血性心脏病。当冠脉的供血与心肌的需血之间发生矛盾，冠脉血流量不能满足心肌代谢的需要，就可以引起心肌缺血缺氧，急剧的、暂时的缺血缺氧引起心绞痛，而持续的、严重的心肌缺血可引起心肌坏死即为心肌梗死。冠心病是动脉粥样硬化导致器官病变的最常见类型，也是严重危害人类健康的常见病。本病多发于 40 岁以上成人，男性发病早于女性，经济发达国家发病率较高，近年来发病呈年轻化趋势，已成为威胁人类健康的主要疾病之一。

　　冠心病是一种常见病、多发病，也是一种现代文明病，其发病与不合理的生活方式密切相关，只要改善饮食及运动等生活习惯，就能预防复发，也可减少心脏的负担。很多人正是因为对冠心病不了解，不注意纠正不良的生活习惯，忽视冠心病的早期症状，才使病情加重。实际上，只要做到合理膳食、适量运动、戒烟限酒、保持心理健康，冠心病患病率会大大降低。

　　【中医文献记载】　　根据冠状动脉粥样硬化性心脏病的发病特点与临床症状，归属中医学中"胸痹心痛"范畴。对于病名的认识，一指胸膺部闷窒疼痛之证，出自《灵枢·本脏》，由上焦阳虚，阴寒之邪上乘，胸阳痹塞所致。《肘后备急方》卷四："胸痹之病，令人心中坚痞忽痛，肌中苦痹，绞急如刺，不得俯仰，其胸前皮皆痛，不得手犯，胸满短气，咳嗽引痛，烦闷自汗出，或彻引背膂，不即治之。"《金匮要略·胸痹心痛短气病脉证并治》："胸痹之病，喘息咳唾，胸背痛，短气，寸口脉沉而迟，关上小紧数，瓜蒌薤白白酒汤主之。""胸痹不得卧，心痛彻背者，瓜蒌薤白半夏汤主之。""胸痹心中痞，留气结在胸，胸满，胁下逆抢心，枳实薤白桂枝汤主之，人参汤亦主之。""胸痹，胸中气塞，短气，茯苓杏仁甘草汤主之，橘枳姜汤亦主之。""胸痹缓急者，薏苡附子散主之。"有按证情轻重将胸痹心痛分为胸满、胸痛者。《医宗金鉴·订正金匮要略注》卷二十："胸痹之病轻者即今之胸满，重者即今之胸痛也。"以上所述本病见于冠心病、心绞痛等疾患。二指胃痹，《症因脉治》卷三："胸痹之症，即胃痹也。胸前满闷，凝结不行，食入即痛，不得下咽，或时作呕。"

　　关于其临床表现最早最见于《内经》。《内经》对本病的病因、临床表现均有记载。《素问·脏气法时论》曰："心病者，胸中痛，胁支满，胁下痛，膺背肩胛间痛，两臂内痛。"《素问·厥论》说："真心痛，手足青至节，心痛甚，旦发夕死，夕发旦死。"正式病名见于汉·张仲景《金匮要略·胸痹心痛短气病脉证并治》，该书认为胸痹的基本病机是"阳微阴弦"，即胸中阳气不足，阴寒内盛，胸阳痹阻不通，并创立瓜蒌薤白半夏汤、瓜蒌薤白白酒汤等名方对该病进行辨证施治。唐代孙思邈《千金要方》对胸痹的证候特征也有论述，并提出"胸痹引背时寒，间使主之"。强调针灸治疗。金元时代丰富了本病的治法，组方配伍多以芳香、辛散、温通之品，每与益气、养血、滋阴、温阳之品相互为用。明以前医家多将心痛与胃脘痛混为一谈，如《丹溪心法·心脾痛》提出"心痛，即胃脘痛"。至明清时期，对胸痹的认识有了进一步的提高，如元明时期徐彦纯《玉机微义·心痛》对心痛与胃脘痛进行了明确的鉴别。此期，尤其重视活血化瘀法的应用，如明代王肯堂《证治准绳·诸痛门》提出用大剂桃仁、红花、降香、失笑散等治疗瘀血心痛；清代陈修园《时方歌括》载以丹参饮治疗心腹诸痛；清代王清任《医林改错》中用血府逐瘀汤治疗胸痹，对后世治疗该病影响深远。

【中医病因病机】 该病的常见病因有寒邪内侵、饮食失调、情志失调、劳倦内伤、年高体虚等。寒邪、瘀血、气滞、痰浊痹阻胸阳，阻滞心脉；或气血阴阳亏虚，导致心脉失养，血脉失畅为其基本的病机。

1. 病因

（1）寒邪内侵 寒主收引，可抑遏阳气，络脉绌急而血行瘀滞，发为本病。《素问·调经论》曰："厥气上逆，寒气积于胸中而不泻，不泻则温气去，寒独留则血凝泣，凝则脉不通。"素体阳衰，胸阳不足，阴寒之邪乘虚侵袭，寒凝气滞，痹阻胸阳，而成胸痹。诚如《医门法律·中寒门》所说："胸痹心痛，然总因阳虚，故阴得乘之。"《类证治裁·胸痹》也说："胸痹胸中阳微不运，久则阴乘阳位，而为痹结也。"

（2）饮食失调 饮食不节，或过食肥甘厚味，或嗜烟酒而成癖，致脾胃损伤，运化失健，聚湿生痰，遏阻心阳，胸阳失展，气机不畅，心脉痹阻，而成胸痹。《素问·经脉别论》曰："食气入胃，浊气归心，淫精于脉。"

（3）情志失节 忧思伤脾，脾运失健，津液不布，遂聚为痰。郁怒伤肝，肝失疏泄，肝郁气滞，甚则气郁化火，灼津成痰。无论气滞或痰阻，均可使血行失畅，脉络不利，而致气血瘀滞，或痰瘀交阻，胸阳不运，心脉痹阻，不通则痛，而发胸痹。《杂病源流犀烛·心病源流》曰："总之七情之由作心痛，七情失调可致气血耗逆，心脉失畅，痹阻不通而发心痛。"

（4）劳倦内伤 劳倦伤脾，脾虚转输失能，气血生化乏源，无以濡养心脉，拘急而痛。积劳伤阳，心肾阳微，鼓动无力，胸阳失展，阴寒内侵，血行涩滞，而发胸痹。

（5）年高体虚 年过半百，肾气自半，精血渐衰。如肾阳虚衰，不能鼓舞五脏之阳，可致心气不足或心阳不振，血脉失于温煦，痹阻不畅，发为胸痹；肾阴亏虚，则不能濡养五脏之阴，不能上济于心，心阴耗伤，心脉失于濡养，而致胸痹；心阴不足，心火燔炽，下汲肾水，进一步耗伤肾阴；心肾阳虚，阴寒痰饮乘于阳位，阻滞心脉。故此病多发于中老年人。朱丹溪《格致余论》曰："夫老人内虚，脾弱，阴亏，性急……视听言动，皆成废懒，百不如意，怒火易炽。"

2. 病机 胸痹的主要病机为心脉痹阻，病位在心，涉及肝、脾、肾三脏。心主血脉，心病则影响血脉运行，血行瘀滞；肝病疏泄失职，肝气郁结，气血凝滞；脾虚失其健运，聚生痰湿，气血乏源；肾虚藏精失常，肾阴亏损，肾阳虚衰；凡此均可致心脉痹阻而发胸痹。

胸阳不振或胸阳不足是本病的病理基础。因上焦心肺阳气不足，阴寒、痰浊、瘀血等邪易侵，进而痹阻胸阳，心痛乃作。

病理性质为本虚标实，虚实夹杂。其本虚有气虚、阴伤、阳衰，及阴损及阳、阳损及阴，而表现气阴两虚、阴阳两虚，甚至阳衰阴竭，心阳外越；标实为瘀血、寒凝、痰浊、气滞，且又可相互为病，如气滞血瘀、寒凝气滞、痰瘀交阻等。

胸痹发展趋势，由标及本，由轻转剧，轻者多为胸阳不振，阴寒之邪上乘，阻滞气机，临床表现为胸中气塞，短气。重者则为痰瘀交阻，壅塞胸中，气机痹阻，临床表现为不得卧，心痛彻背。同时亦有缓作与急发之异，缓作者，渐进而为，日积月累，始则偶感心胸不舒，继而心痛痛作，发作日频，甚则心胸后背牵引作痛。急作者，可素无不舒之感，或许久不发，因感寒、劳倦、七情所伤等诱因而猝然心痛欲窒，甚则可出现"旦发夕死，夕发旦死"的危候。

胸痹病机转化可因实致虚，亦可因虚致实。因实致虚者，或痰踞心胸，胸阳痹阻，病延日久，耗气伤阳，向心气不足证转化；或阴寒凝结，气失温煦，伤人阳气，病向心阳虚衰转化；或瘀阻脉络，血行滞涩，瘀血不去，新血不生，心血亏耗。因虚而致实者，或心气不足，鼓动不力，瘀血内生；或心肾阴虚，津不化气，水亏火炎，炼液为痰；或心阳虚衰，阴阳并损，阳虚生外寒，寒痰凝络。

可见，本病的发生多与寒邪内侵、饮食失调、情志失节、劳倦内伤、年迈体虚等因素有关。其病机有虚实两方面，实为寒凝、血瘀、气滞、痰浊，痹阻胸阳，阻滞心脉；虚为气虚、血亏、阴伤、阳衰，心脉失养，血脉失畅。胸痹病位在心，但与肝、脾、肾三脏功能的失调有密切的关系。发作期以标实表现为主，血瘀、痰浊突出，缓解期主要有心、脾、肾气血阴阳之亏虚，其中又以心气虚、心阳虚最为常见。本病或因失治误治，或因调摄不慎，常可虚实夹杂，反复发作，稍遇诱因则可心胸猝然剧痛，出现真心痛候，病情进一步发展常可痛、喘、肿并见，而成痼疾。

【临床表现】 胸痹心痛是由于正气亏虚，饮食、情志、寒邪等所引起的以痰浊、瘀血、气滞、寒凝痹阻心脉，以膻中或左胸部发作性憋闷、疼痛为主要表现的一种病证。轻者偶发短暂轻微的胸部沉闷或隐痛，或为发作性膻中或左胸含糊不清的不适感；重者疼痛剧烈，或呈压榨样绞痛。常伴有心悸，气短，呼吸不畅，甚至喘促，惊恐不安，面色苍白，冷汗自出等。多由劳累、饱餐、寒冷及情绪激动而诱发，亦可无明显诱因或安静时发病。

1. 症状

（1）部位 主要在胸骨体之后，可波及心前区，有手掌大小范围，甚至横贯前胸，界限不很清楚。常放射至左肩、左臂内侧达无名指和小指，或至颈、咽或下颌部。

（2）性质 胸痛常为压迫、发闷或紧缩性，也可有烧灼感，但不像针刺或刀扎样锐性痛，偶伴濒死的恐惧感觉。有些患者仅觉胸闷不适而非胸痛。发作时，患者往往被迫停止正在进行的活动，直至症状缓解。

（3）诱因 发作常由体力劳动或情绪激动（如愤怒、焦急、过度兴奋等）所诱发，饱食、寒冷、吸烟、心动过速、休克等亦可诱发。疼痛多发生于劳力或激动的当时，而不是在劳累之后。典型的心绞痛常在相似的条件下重复发生，但有时同样的劳力只在早晨而不在下午引起心绞痛，提示与晨间交感神经兴奋性增高等昼夜节律变化有关。

（4）持续时间　疼痛出现后常逐步加重，达到一定程度后持续一段时间，然后逐渐消失，心绞痛持续数分钟至十余分钟，多为3~5分钟，很少超过半个小时。

（5）缓解方式　一般在停止原来诱发症状的活动后即可缓解；舌下含用硝酸甘油等硝酸酯类药物也能在几分钟内使之缓解。

2. 体征

平时一般无异常体征。心绞痛发作时常见心率增快、血压升高、表情焦虑、皮肤冷或出汗，有时出现第三或第四心音奔马律。可有暂时性心尖部收缩期杂音，是乳头肌缺血以致功能失调引起二尖瓣关闭不全所致。

【诊断】　根据典型心绞痛的发作特点，结合年龄和存在冠心病危险因素，除外其他原因所致的心绞痛，一般即可建立诊断。心绞痛发作时心电图检查可见ST－T改变，症状消失后心电图ST－T改变亦逐渐恢复，支持心绞痛诊断。未捕捉到发作时心电图者可行心电图负荷试验。冠状动脉CTA有助于无创性评价冠脉管腔狭窄程度及管壁病变性质和分布，冠状动脉造影可以明确冠状动脉病变的严重程度，有助于诊断和决定进一步治疗。加拿大心血管病学会（CCS）把心绞痛严重度分为四级。

Ⅰ级：一般体力活动（如步行和登楼）不受限，仅在强、快或持续用力时发生心绞痛。

Ⅱ级：一般体力活动轻度受限。快步、饭后、寒冷或刮风中、精神应激或醒后数小时内发心绞痛。一般情况下平地步行200m以上或登楼一层以上受限。

Ⅲ级：一般体力活动明显受限，一般情况下平地步行200m内，或登楼一层引起心绞痛。

Ⅳ级：轻微活动或休息时即可发生心绞痛。

1. 诊断依据

（1）主症　心前区憋闷疼痛，甚则痛引左肩背、咽喉、胃脘部、左上臂内侧等部位，呈反复发作性或持续不解。胸闷胸痛一般几秒到几十分钟即可缓解。严重者可见疼痛剧烈，持续不解，汗出肢冷，面色苍白，唇甲青紫，心跳加快，或心律失常等危候，可发生猝死。

（2）次症　常伴有心悸、气短、自汗，甚则喘息不得卧。

（3）年龄　多见于中年以上发病。

（4）诱因　劳累过度、抑郁恼怒、饮酒饱食、感受寒冷等。

具备主症加次症2个以上，参考舌、脉和其他各项即可确诊。

2. 相关检查

（1）心电图　能反映心肌缺血，特别是疼痛发作时及缓解后两者心电图对比对诊断有价值。根据ST段或/和T波的异常变化来判断心肌缺血的部位及程度，同时根据相应导联所出现病理性Q波及ST段抬高的表现，来确定心肌梗死的部位。

（2）相关试验　饱餐试验、双倍二级梯运动试验、踏车运动试验、活动平板运动试验等心电图负荷试验，有助于心肌缺血的诊断和评价治疗效果，对劳力型心绞痛有价值。

（3）心脏超声心动图　依据节段性心肌动力学异常改变，也可间接判断心肌缺血部位及程度，同时可作为心肌炎、心肌病、心脏瓣膜病等的鉴别诊断。可检出室壁运动异常，心肌梗死并室壁瘤、附壁血栓、乳头肌功能不全所致二尖瓣反流、室间隔穿孔和心包填塞等。

（4）动态心电图监测　可观察心肌缺血发作时 ST 段和 T 波改变，有助于诊断、观察药物治疗作用及有无心律失常。

（5）实验室检查　血脂：TC（＞5.7mmol/L）、TG（＞1.5mmol/L）、HDL－C（＜1.2mmol/L）、TC－HDL－C（＜3.8mmol/L）、apoAⅠ（＜120mg/dL）、apo－AⅠ/apoB（1.4）

（6）其他检查　放射性核素检查、冠状动脉造影和左室造影、血管镜检查有助于诊断和鉴别诊断。

【辨证要点】

1. 弄清胸痹心痛名称，区别其轻、中、重

（1）胸痹心痛分类（表 11-1）

按病因病机分：虚心痛、寒心痛、热心痛、痰阻心痛、血瘀心痛、气滞心痛。

按发病特点分：卒心痛、久心痛（或称来去痛）。

按病变部位分：久心痛（支别络）含卒心痛、九心痛；包络痛（心包络）含厥心痛；真心痛（心体或正经）含厥心痛、卒心痛。

按疼痛程度分：轻型：久心痛（来去痛）、九心痛、包络痛、卒心痛之轻型；中型：厥心痛之轻型（气反则生）、卒心痛之轻型（痛死不知人，少间复生者）；重型：真心痛、厥心痛之重型。

表 11－1　各种胸痹心痛的病位病情和预后

病名	病位	病情预后	转化
九心痛	心、胃、胆	轻 良好	痊愈或久心痛
包络痛	邪犯心包络	轻 良好	痊愈或真心痛
久心痛	邪犯支别络	轻 良好	真心痛或久心痛
厥心痛	邪犯心包络	很重较差	真心痛、久心痛
卒心痛	邪犯心包络或支别络	很重较差	真心痛、久心痛、包络痛或厥心痛
真心痛	邪伤正经或心体	危重危在旦夕	死亡或久心痛

由上述可知，轻型（胸痹心痛）相当于冠心病（稳定型心绞痛）；中型（真心痛先兆）相当于不稳定性心绞痛；重型（真心痛）相当于急性心肌梗死。

（2）辨病情　①轻症：疼痛时间短暂，一般持续几秒到几十分钟，或瞬息即逝，常因劳累发作。休息服药即缓解者，一般为轻症、顺症。②重症：持续时间长，可持续数小时甚至数日不休。服药难以缓解者，多为重症、危症。

2. 明辨病位，详审病机

（1）病位在心，涉及五脏　冠心病属中医学"胸痹心痛""真心痛"等范畴，古今医家在辨病位时，都认为其病位在心。但其病位并非独在心，因心主血脉、主神明，又为五脏六腑之大主，故心病可涉及其他脏腑，其他脏腑有病亦可连及心脏。在近代论述冠心病的中医论文中，有"肝心病"的论述，多由肝阳上亢、气机逆乱，或肝气郁结、血脉阻滞而致胸痹心痛，所谓"不通则痛"；有"脾心痛"的论述，多由脾虚生痰、痰阻脉络，或脾虚气弱，气不帅血而致胸痹心痛，前者属"不通则痛"，后者属"不荣则痛"；有"肺心痛"的论述，多因痰饮阻肺、欺凌心君，或肺气虚弱、帅血无权，前者属"不通则痛"，后者属"不荣则痛"；有"肾心痛"的论述，多因命门火衰、心阳不振，或肾阴不足、水不制火（或心肾不交），均属"不荣则痛"。总之，在临证时，"肝心痛"多有瘀血，因肝藏血；"脾心痛"多有痰阻，因脾胃为生痰之源；"肺心痛"多有水饮，因肺为水之上源；"肾心痛"多有寒凝，因肾为寒水之脏。在临床上同是诊断冠心病，在辨证上往往涉及心脏之外的多个脏腑。

（2）本虚标实，标本错杂　结合中医学的经典理论和现代研究，冠心病的基本病机为心脉痹阻，病机特点为正虚邪实，标本错杂。

①正虚是致病的根本：心气亏虚是冠心病的发病基础。心主血脉，以气为用，因气为血帅，气行则血行，故心气虚弱，帅血无权，才是冠心病最根本的病机所在。病延日久，必然导致心阳衰微，正如《金匮要略·胸痹心痛短气病脉证治》说："夫脉当取太过不及，阳微阴弦，即胸痹而痛，所以然者，责其极虚也。今阳虚知在上焦，所以胸痹、心痛者，以其阴弦故也。""阳微""阴弦"指明胸痹心痛是因阳气虚衰，心阳不振，瘀血痰浊痹阻心脉所致。其他脏腑的正气不论如何衰弱，血脉不论如何阻滞，只要不涉及心气和心脉，就不会患冠心病。

辨本虚：气虚：隐痛而闷，心慌，气短，乏力，舌淡胖，脉沉细。阳虚：绞痛，胸闷气短，四肢厥冷，脉沉细。

②邪实是发病的重要因素：《素问·痹论》曰："心痹者，脉不通。"在正虚的基础上，因脏腑功能失调所产生的瘀血、痰浊、气滞、寒凝的邪实积聚胸中，痹阻心脉，是冠心病（胸痹心痛）发病的重要因素。在诸多邪实中，瘀血阻于心脉，络脉不通是中心环节。心气虚是引起心脉瘀阻的常见原因，如《医林改错》中说："元气既虚，必不能达于血管，血管无气，必停留而瘀。"气滞也必然导致血瘀，如《直指方》中所说："盖气为血帅也，气行则血行，气滞则血瘀……"痰浊作为继发性的致病因子，具有易行性（痰随气血无处不到）和易聚性（黏滞易聚集成块），阻滞心脉后心血不行，则出现痰阻血瘀，痰瘀互结，心脉不通。寒邪内侵，心脉凝滞收引，使气滞血瘀而脉不通。

辨标实：气滞：闷重而痛轻，胸胁胀满，善太息，憋气，苔薄白，脉弦。痰浊：窒闷而痛，伴唾吐痰涎，苔腻，脉弦滑。血瘀：刺痛不移，痛有定处，舌紫暗或有瘀斑，脉结代或涩。寒凝：胸痛如绞，遇寒则发，伴畏寒肢冷，舌淡苔白，脉细。

综上所述，冠心病发病的原因是多方面的，病理变化过程是复杂的，常常标本兼见，虚实错杂。在临床中出现虚中夹实，实中有虚的复杂证候。

【治疗】

1. 药物治疗　急性发作时以西医治疗为主，如属轻、中症患者可选用具有芳香温通、活血化瘀作用的速效中成药。心绞痛缓解期，目标是延缓冠状动脉粥样硬化进展，预防并发症。西医在降血脂、稳定斑块以及预防血栓方面具有一定优势，中医辨证选用益气、活血、化痰等功效的药物，对延缓动脉粥样硬化进展、改善症状有所裨益，中西医结合具有更满意的效果。

（1）辨证论治

①心血瘀阻型

［主症］心胸疼痛剧烈，如刺如绞，痛有定处，甚则心痛彻背，背痛彻心，或痛引肩背，伴有胸闷，日久不愈，可因暴怒而加重，舌质暗红，或紫暗，有瘀斑，舌下瘀筋，苔薄，脉涩或结、代、促。

［治法］活血化瘀，通脉止痛。

［例方］血府逐瘀汤加减。

［药物］三七，川芎，丹参，当归，红花，苏木，赤芍，泽兰，牛膝，桃仁，鸡血藤，益母草，水蛭，王不留行，山楂，牡丹皮。

据临床情况配伍益气、温阳、散寒、化痰、理气药物。活血化瘀是治疗胸痹心痛的重要治法，但不可不加辨证一味地活血化瘀。其瘀血的形成有多种原因，如寒凝、气滞、痰浊、气虚、阳虚等，故临床当注意在活血化瘀中配伍散寒、理气、化痰、益气、温阳等药物。注意选用养血活血之品，慎用破血攻伐之品，以防伤正气。

②痰浊内阻型

［主症］胸闷重而心痛轻，形体肥胖，痰多气短，遇阴雨天而易发作或加重，伴有倦怠乏力，纳呆便溏，口黏，恶心，咳吐痰涎，苔白腻或白滑，脉滑。

［治法］通阳泻浊，豁痰开痹。

［例方］瓜蒌薤白半夏汤合涤痰汤加减。

［药物］胆南星，半夏，瓜蒌，竹茹，白酒，薤白，茯苓，人参，甘草，陈皮，枳实，石菖蒲。

痰浊每因过食肥甘，贪杯好饮，伤及脾胃，聚湿生痰；痰为阴邪，其性黏滞，易伤阳气，阻滞血行，而致气虚阳虚、湿浊痰阻。治疗应着重健运脾胃，在祛痰的同时，配伍健脾益气之品，以消生痰之源，痰化气行，则血亦行。必要时配以益气温阳之品。

③阴寒凝滞型

［主症］猝然心痛如绞，或心痛彻背，背痛彻心，或感寒痛甚，心悸气短，形寒肢冷，冷汗自出，苔薄白，脉沉紧或促。多因气候骤冷或感寒而发病或加重。

［治法］辛温通阳，开痹散寒。

［例方］枳实薤白桂枝汤合当归四逆汤加减。

［药物］枳实，薤白，桂枝，当归，白芍，大枣，细辛，甘草，通草。

若心痛彻背，背痛彻心，喘息不得卧，为阴寒极盛，心痛重症，宜用乌头赤石脂丸合苏合香丸以芳香宣痹、温通止痛。

本证当以芳香走窜、温通行气类药物治疗为主：桂心、吴茱萸、干姜、麝香、细辛、蜀椒、丁香、木香、安息香、苏合香等，近几年研制的喷雾剂、含化剂等速效、高效制剂，可用于急救。实验研究证实，芳香温通类药物大多含有挥发油，具有解除冠脉痉挛，增加冠脉血流量，减少心肌耗氧量，改善心肌供血作用，同时对血液流变性、心肌收缩力均有良好的作用。但此类药物具有辛香走窜之弊，应中病即止，以防耗伤阳气。

④气虚血瘀型

［主症］心胸阵阵隐痛，胸闷气短，动则益甚，心中动悸，倦怠乏力，神疲懒言，面色㿠白，或易出汗，舌质淡红，舌体胖且边有齿痕，苔薄白，脉细缓或结代。

［治法］益气活血，通脉止痛。

［例方］补阳还五汤加减。

［药物］赤芍，当归，地龙，黄芪，桃仁，红花。

兼气滞血瘀加郁金以行气活血；兼痰浊加茯苓、白术、白豆蔻以健脾化痰；兼纳呆、失眠加茯苓、茯神、半夏曲、远志、柏子仁、炒酸枣仁。

⑤气阴两虚型

［主症］心胸隐痛，时作时止，心悸气短，动则益身甚，倦怠乏力，声低气微，面色㿠白，易于汗出，舌淡红，舌体胖且边有齿痕，脉细缓或结代。

［治法］益气养阴，活血通络。

［例方］生脉散合炙甘草汤。

［药物］人参，大枣，麦冬，五味子，甘草，生姜，桂枝，生地黄，阿胶，火麻仁。

⑥心肾阴虚型

［主症］心痛憋闷时作，虚烦不眠，腰膝酸软，头晕耳鸣，口干便秘，舌红少津，苔薄或剥，脉细数或结代。

［治法］滋阴益肾，养心安神。

［例方］左归丸加减。

［药物］山药，熟地黄，山茱萸，枸杞子，牛膝，菟丝子，鹿角胶，龟板胶。

若阴虚阳亢，见头晕目眩、舌麻肢麻、面部烘热者，可加制首乌、钩藤、生石决明、生牡蛎、鳖甲等以滋阴潜阳。若阴不敛阳，虚火扰神，虚烦不眠，舌尖红少津，合酸枣仁汤以清热除烦安神，不效者，予黄连阿胶汤。若风阳上扰加珍珠母、磁石、石决明、琥珀粉。若心肾阴虚兼头晕目眩，腰膝酸软，遗精盗汗，心悸不宁，口干咽燥合左归饮以滋阴补肾，填精益髓。

⑦心肾阳虚型

［主症］心悸而痛，胸闷气短，动则更甚，自汗，面色㿠白，神倦怯寒，四肢欠温，四肢肿胀，舌质淡胖，边有齿痕，苔白或腻，脉沉细而迟。

［治法］益气壮阳，温络止痛。

［例方］参附汤合右归丸加减。

［药物］红参，熟地黄，附子，肉桂，山药，山茱萸，菟丝子，鹿角胶，枸杞子，当归，杜仲。

若阳虚水泛，见水肿、少尿者，加茯苓、猪苓以利水消肿；若心肾阳虚重症，水饮凌心射肺者，可用真武汤合葶苈大枣泻肺汤温阳利水。

阳虚心痛治宜益气温阳、活血化瘀，一般常选用党参、黄芪、白术益气扶正；淫羊藿、巴戟天、补骨脂、肉苁蓉、鹿茸等温经散寒、温肾助阳；川芎、丹参、莪术、赤芍、红花等活血化瘀。老年人心肾气虚或阳虚，不能温润五脏，温煦心阳，故心痛发作时，疼痛症状可以不重，但体乏无力，畏冷胸闷，气短自汗却可能较甚，予保元汤补益心脾肺肾诸脏，冲服细辛、沉香各 0.5g 常有较好效果。老年人舌质紫暗，有时可见瘀斑，其心绞痛者出现率较高，可用保元汤冲服复方血竭散（血竭、沉香、琥珀粉、冰片、三七、延胡索）起补虚、理气、活血、定痛作用。

（2）中成药

①速效救心丸

［药物组成］川芎、冰片等。

［功能主治］活血理气，祛瘀止痛，增加冠脉血流量，缓解心绞痛，治疗冠心病胸闷憋气，心前区疼痛。

［用法用量］每日 3 次，每次 4~6 粒。急性发作时每次 10~15 粒。

②苏合香丸（《太平惠民和剂局方》）

［药物组成］苏合香、安息香、香附等组成。

［功能主治］芳香开窍，理气止痛。治疗胸痹心痛，属于寒凝气滞证。也适用于中风、中暑、痰厥昏迷、心胃气痛。

［用法用量］每服 1~4 丸，疼痛时用。

③苏冰滴丸

［药物组成］苏合香、冰片等。

［功能主治］芳香开窍，理气止痛。治疗胸痹心痛、真心痛属于寒凝气滞证。

［用法用量］每服 2~4 丸，每日 3 次。

④冠心苏合丸

［药物组成］苏合香、冰片、乳香、木香、檀香。

［功能主治］芳香开窍，理气止痛。用于胸痹心痛、气滞寒凝等，也可用于真心痛。

［用法用量］每服 1 丸，每日 3 次。

⑤复方丹参片

［药物组成］丹参、三七、冰片等。

［功能主治］活血化瘀，理气止痛。用于胸痹心痛。

［用法用量］每次 3 片，每日 3 次。

⑥心可舒片

［药物组成］山楂、丹参、葛根、三七、木香等。

［功能主治］活血化瘀，理气止痛。用于胸痹心痛，心悸胸闷。

［用法用量］每次 4 片，每日 3 次。

⑦急性发作期以消除疼痛为首务，可选用或合并应用如下措施：寒证心痛气雾剂（香附、肉桂等）温经散寒、理气止痛，用于心痛苔白者，每次舌下喷雾 1～2 次。热证心痛气雾剂（牡丹皮、川芎等）凉血清热、活血止痛，用于心痛苔黄者，每次舌下喷雾 1～2 次。麝香保心丸（麝香、蟾酥、人参等）芳香温通、益气强心，每次含服或吞服 1～2 粒。活心丸（人参、五灵脂、麝香、熊胆等）养心活血、益气强心，每次含服或吞服 1～2 丸。川芎嗪注射液活血化瘀止痛，用于胸痹心痛；用时 120～160mg 加入 5% 葡萄糖或盐水，或葡萄糖盐水 250～500mL 中静脉滴注，每日 1 次。

（3）单味中药　单味中药的研究很多，有补益气阴、活血化瘀、化痰散结、温阳通络、理气止痛、清火通腑等类。具体如下：黄芪、人参、西洋参、党参、麦冬、刺五加、丹参、葛根、川芎、三七、银杏、长白瑞香、灯盏细辛、麝香、水蛭、虻虫、延胡索、路路通、香青兰、黄杨宁、圣地红景天、地龙、蒲黄、山楂、赤芍、益母草、救必应、秃毛冬青、水团花、绞股蓝、连翘、苦蝶子、海通、宽叶缬草、鹿蹄草、绿茶、吴茱萸、天麻、蒺藜、淫羊藿、石槲、桑寄生等。

2. 外治法

（1）穴位贴敷疗法

心舒散：檀香、制乳香、川郁金、醋炒延胡索、制没药各 12g，冰片 2g。将上药共研细末，另加麝香 0.1g，调匀装盒备用。临用时取少许，用二甲基亚砜调成软膏状，置膏药中心，贴膻中、内关（双穴），每日换药 1 次。功效可活血，通窍，止痛。

（2）针灸疗法

主穴针刺法：主穴：心俞、厥阴俞。每次取主穴一对或一侧，不留针，每日 1 次，12～15 天为 1 个疗程，疗程间休息 3～5 天。

辨证施针法：虚寒胸痹：取心俞、厥阴俞、内关、通里，采用针后加灸法以助阳散寒。寒重时加灸肺俞、风门；肢冷重时加灸气海或关元。痰浊胸痹：取巨阙、膻中、郄门、太渊、丰隆，针用泻法以通阳化浊。背痛时加肺俞、心俞；短气可灸气海、肾俞。瘀血胸痹：取膻中、巨阙、膈俞、阴郄、心俞，针用泻法以活血化瘀。唇舌紫绀可取少商、少冲点刺放血。

（3）推拿疗法　以拇指或手掌按揉心俞、膈俞、厥阴俞、内关、间使、三阴交、心前区阿是穴。

3. 单方验方

胸痹汤：桂枝 10g，瓜蒌皮、薤白、炒枳壳、姜半夏、厚朴各 9g，生姜 6g，陈皮 3g。水煎服。

利湿化瘀汤：法半夏10g，川芎9g，麦冬9g，赤芍9g，五味子9g，茯苓30g，党参30g，枳实10g，丹参30g。水煎2次，分2次服，每日1剂。

4. 特色治疗　心为五脏六腑之主，故胸痹最多并病、合病。若他病患于先，胸痹发于后，则他病为本，胸痹为标；胸痹发于前，他病继于后，则胸痹为本，他病为标。治疗总当标本兼顾，但治本顾标，或治标顾本，又当权衡处理，必要时更应重视急则治其标。

（1）参考合病辨治　针对冠心病胸痹常伴有的其他疾病，往往在辨证的基础上结合辨病用药，如高血压病所致的当用平肝潜阳药，高脂血症所致的应予化痰消脂剂，糖尿病所致的配伍生津润燥类药。同时要根据并发疾病的症状特点和轻重缓急，分别给予兼治，如快速性心律失常的配镇心安神药，缓慢性心律失常的加辛温通阳药等。心胃同病者配和胃理气药，胆（肝）心同病的伍疏肝利胆、清热利湿药，肺心同病配宣肃肺气、化痰祛饮药，心肾同病当补益精气，济阴助阳。

（2）择药精效用广　针对冠心病胸痹常选择一药有多种用途之品，既能兼顾合并病证，又免组方配药杂乱不纯，如黄精、玉竹既补心阴治冠心病胸痹心痛，又可滋胃肾之阴而治疗糖尿病消渴；丹参、川芎、赤芍可以活血止痛治胸痹心痛，亦能减少血液黏度、防止血小板集聚，既辨证又辨病。

综上所述，治疗经验总结如下：

①胸痹治疗应以通为补，通补结合：胸痹患者临床以胸闷、心痛、气短为其特征，兼有心悸、眩晕、肢麻、疲乏等症；其病机为本虚标实。临床治疗应以通为补，其"通"法包括芳香温通法，方药如苏合香丸、冠心苏合丸、速效救心丸、心痛丸、宽胸丸、麝香保心丸等，但不宜过用久服，以免耗伤心气和心阴；宣痹通阳法，方药如瓜蒌薤白半夏汤、枳实薤白桂枝汤、瓜蒌片等；活血化瘀法，方药如血府逐瘀汤、失笑散、三七粉、复方丹参滴丸、心可舒、地奥心血康及川芎嗪、香丹、葛根素、脉络宁、冠心Ⅱ号等注射液。临证可据证加用养血活血药，如鸡血藤、益母草、当归等，活血而不伤正。"补"法包括补气血，方药选用八珍汤、当归补血汤等；温肾阳，可选用淫羊藿、仙茅、补骨脂；补肾阴，选用首乌延寿丹、左归丸等。临床实践证明，通法与补法是治疗胸痹不可分割的两大原则，应据证通补结合，或交替应用，有助于疗效的提高和巩固。

②关于活血化瘀法的应用：活血化瘀法是治疗胸痹最重要的方法，但并不是唯一的方法，所以切不可一味蛮用而忽视辨证施治，若将胸痹的治疗仅仅局限于活血化瘀法，势必影响疗效的提高和巩固。胸痹的基本病机是本虚标实，其瘀血的形成，多由正气亏损、气虚阳虚或气阴两虚而致，亦可因寒凝、痰浊、气滞而诱发。加之本病具有反复发作、病程日久的特点，属单纯血瘀实证者甚微，多表现为气虚血瘀或痰瘀交阻、气滞血瘀等夹杂证候，故临床治疗应注意在活血化瘀中伍以益气、养阴、化痰、理气之品，辨证用药，加强祛瘀疗效。活血化瘀药物临床上主要选用养血活血之品，如丹参、鸡血藤、当归、赤芍、郁金、川芎、红花、泽兰、牛膝、桃仁、三七、水蛭、地龙、益母草、山楂、琥珀粉等。对破血攻伐之品应慎用，因其虽有止痛作用，但易耗伤正气，若

用应注意不可久用、多用。此外，运用活血化瘀药物必须注意有无出血倾向或征象，一旦发现，立即停用，并予相应处理。

③关于芳香温通药的应用：临床以芳香走窜、温通行气类中药治疗胸痹源远流长，药如桂心、干姜、吴茱萸、麝香、细辛、蜀椒、丁香、木香、安息香、苏合香油等。近年来，在此基础上研制的如心痛舒喷雾剂、苏合香丸、麝香保心丸、麝香苏合丸、速效救心丸等芳香温通制剂，较好地满足了临床需要，显示出良好的效果。实验研究证实，芳香温通类药大多含有挥发油，具有解除冠脉痉挛，增加冠脉流量，减少心肌耗氧量，改善心肌供血，同时能改善血液流变学、心肌收缩力。因此类患者临床常伴有阳虚之象，故使用芳香温通药物时宜配合温补阳气之剂，以增强温阳散寒之功。此外，该类药物辛散之性可耗损阴液，应中病即止而不可过量。

④化痰宣痹应注意健运脾胃：痰浊与胸痹的发病直接相关，痰阻心胸证多见于肥胖患者，每因过食肥甘、贪杯好饮伤及脾胃，健运失司，湿郁痰滞，留踞心胸。湿性黏腻，易于窒闭阳气，阻滞血运，造成气虚湿浊痰阻为患。治疗应在祛痰的同时，注意应用健脾之品，因为脾为生痰之源，脾健则生痰乏源，痰化则气行，气行则血亦行。临床选六君子汤为基本方，痰浊阻滞明显者可酌加胆南星、石菖蒲、郁金等；气虚明显可酌加党参、黄芪或西洋参另蒸兑服；同时要注意补益不宜过度，否则反生滞腻。

⑤治本以补肾为主：胸痹属本虚标实之病证，本虚指心、肝、脾、肾等脏腑功能失调，气血阴阳亏虚。然脏腑亏虚，根本在于肾虚。肾为先天之本，水火之宅，内藏真阴，"五脏之阴，非此不能滋"，心血依赖肾精化生而补养。肾又内寄元阳，为一身阳气之源，"五脏之充阳，非此不能发"。肾阳隆盛，则心阳振奋，鼓动有力，血行畅通。临床胸痹好发于中老年人，正值人体肾气逐渐衰退之时。年老肾亏，肾阳不能蒸腾，可致心阳虚衰，行血无力，久而致气滞血瘀。亦可致脾土失温，气血化源不足，营亏血少，脉道不充，血行不畅，皆可发为胸痹。因此在临证治疗中，应重视补肾固本，尤其在胸痹缓解期的治疗中尤为重要。药常以何首乌、枸杞子、女贞子、旱莲草、生地黄、当归、白芍等滋肾阴；黄精、菟丝子、山茱萸、杜仲、桑寄生等补肾气；桂枝、淫羊藿、仙茅、补骨脂等温肾阳。肾本得固则胸痹易治。

【预防】 预防冠心病首先要从生活方式和饮食做起，主要目的是控制血压、血脂、血糖等，降低心脑血管疾病复发的风险。

1. 起居有常 早睡早起，避免熬夜工作，临睡前不看紧张、恐怖的小说和电视。

2. 身心愉快 忌暴怒、惊恐、情绪激动。

3. 控制饮食 饮食宜清淡，易消化，少食油腻、脂肪、糖类。要有足够的蔬菜和水果，少食多餐，晚餐量少，不宜喝浓茶、咖啡。

4. 戒烟少酒 吸烟是造成心肌硬死、中风的重要因素，应绝对戒烟。少量饮啤酒、黄酒、葡萄酒等低度酒可促进血脉流通，气血调和，但不能喝烈性酒。

5. 劳逸结合 避免过重体力劳动或突然用力，饱餐后不宜运动。

6. 体育锻炼 运动应根据各人自身的身体条件、兴趣爱好选择，如打太极拳、乒乓球、健身操等。要量力而行，使全身气血流通，减轻心脏负担。

用药预防也是冠心病的疾病管理中的一部分，主要指冠心病二级预防的 ABCDE。所谓二级预防，指在有明确冠心病的患者（包括支架术后和搭桥术后），进行药物和非药物干预，来延缓或阻止动脉硬化的进展。英语国家总结为 ABCDE 5 个方面：

A：血管紧张素转换酶抑制剂与阿司匹林。

B：β 阻滞剂与控制血压。

C：戒烟与降胆固醇。

D：合理饮食与控制糖尿病。

E：运动与教育。

总之，预防调护需要做到调摄精神，避免情绪波动，保持心情平静愉快。生活起居有常，寒温适宜。本病的诱发或发生与气候异常变化有关，故应注意避免感受寒冷。饮食宜清淡低盐，禁烟限酒。劳逸结合，适度活动。发作期患者应立即卧床休息，缓解期要注意适当休息，保证充足的睡眠。加强护理及监护。胸痹具有反复发作、时作时止的特点，急性发病时应让患者卧床休息，立即给予速效止痛药物，并加强巡视，密切观察舌脉、体温、呼吸、血压及精神神志变化，必要时给予吸氧、心电监护及保持静脉通道；并准备好各种抢救设备及药物。

【预后】　稳定型心绞痛患者大多数能生存很多年，但有发生急性心肌梗死或猝死的危险。有室性心律失常或传导阻滞者预后较差，合并有糖尿病者预后明显差于无糖尿病者。决定预后的主要因素为冠脉病变累及心肌供血的范围和心功能。左冠脉主干病变最为严重，据国外统计，既往年病死率可高达 30% 左右，此后依次为 3 支、2 支与单支病变。左前降支病变一般较其他两支冠状动脉病变预后差。左心室造影、超声心动图或核素心室腔显影所示射血分数降低和室壁运动障碍也有预后意义。心电图运动试验中 ST 段压低≥3mm 且发生于低运动量和心率每分钟不到 120 次时，或伴有血压下降者，常提示三支或左主干病变引起的严重心肌缺血。预防主要在于预防动脉粥样硬化的发生和治疗已存在的动脉粥样硬化病变。稳定型心绞痛的治疗原则是改善冠脉血供和降低心肌耗氧以改善患者症状，提高生活质量，同时治疗冠脉粥样硬化，预防心肌梗死和死亡，以延长生存期。

第十二章　高血压　▷▷▷▷

高血压可分为原发性高血压和继发性高血压。原发性高血压病是以体循环动脉压升高为主要临床表现的心血管综合征，通常简称为高血压。高血压常与其他心血管病危险因素共存，是重要的心脑血管疾病危险因素，可损伤重要脏器，如心、脑、肾的结构和功能，最终导致这些器官的功能衰竭。继发性高血压病是指由某些确定的疾病或病因引起的血压升高，约占所有高血压的5%。继发性高血压尽管所占比例并不高，但绝对人数仍相当多，而且某些继发性高血压，如原发性醛固酮增多症、嗜铬细胞瘤、肾血管性高血压、肾素分泌瘤等，可通过手术得到根治或改善。因此，及早明确诊断能明显提高治愈率及阻止病情进展。高血压患病率和发病率在不同国家、地区或种族之间有差别，工业化国家较发展中国家高，美国黑人约为白人的2倍。高血压患病率、发病率及血压水平随年龄增加而升高。高血压在老年人中较为常见，尤以单纯收缩期高血压为多。我国自20世纪50年代以来进行了3次（1959年，1979年，1991年）较大规模的成人血压普查，高血压患病率分别为5.11%、7.73%与11.88%，总体呈明显上升趋势。2002年卫生部组织的全国27万人群营养与健康状况调查显示，我国18岁以上成人高血压患病率已达到18.80%。然而，我国人群高血压知晓率、治疗率和控制率分别为30.2%、24.7%和6.1%，依然很低。我国高血压患病率和流行存在地区、城乡和民族差别，随年龄增长而升高。北方高于南方，华北和东北属于高发区；沿海高于内地；城市高于农村；高原少数民族地区患病率较高。男、女性高血压总体患病率差别不大，青年期男性略高于女性，中年后女性稍高于男性。

有着数千年历史的中医学虽无"高血压"这一名词，但从其大量文献中所记载的对"眩晕""头痛""肝阳""中风"等证中的有关论述及诊治方案中，可以看出与西医学的高血压病及其相关并发症的大多数临床症状、体征和治疗方法相近，甚至接近或相同。

由于高血压病的临床表现、主证和病程演变不一，以及医家的理论和观察角度各有侧重，以致有关高血压病的记载散见于"眩晕""头痛""肝阳""肝风""中风"等病证中，其中较为中西医学界共识的"眩晕""头痛"与高血压病更为接近。而头痛、眩晕、头胀、心悸、疲劳、失眠、耳鸣、恶心、呕吐、颈强、肢麻、舌强、腰痛、半身麻木、口眼㖞斜、半身不遂等症状，都可以是高血压的表现。

虽然高血压病的临床症状甚多，但头为"诸阳之会""精明之府"，五脏精华之血、六腑清阳之气皆会于头部，故其中以眩晕、头痛等头部症状最为多见。

【中医文献记载】　眩晕在古代文献中称为"掉眩""头眩""眩冒""眩运""风

眩""眩""头面风"等。《黄帝内经》中首先有关于眩晕的记载，其称之为，"眩目""眩"。《素问·至真要大论》即有"诸风掉眩，皆属于肝"，提出眩晕与肝的关系，成为后世对高血压病辨证论治的一条重要病机。《素问玄机原病式·诸风掉眩皆属肝木》曰："风气甚而头目眩运者，由风木旺，必是金衰，不能制木，而木复生火，风火皆属阳，多为兼化，阳主乎动，两动相搏，则为之旋转。"对病机进行了进一步阐述。《素问·五常政大论》曰："木太过曰发生……土疏泄，苍气达。阳和布化，阴气乃随……其化生，其气美，其政散，其令条舒。其动掉眩巅疾……其经足厥阴少阳，其脏肝脾……其病怒。"《素问·标本病传论》曰："肝病，头目眩，胁支满。"《素问·至真要大论》曰："厥阴司天，客胜则耳鸣掉眩。"《素问·生气通天论》曰："阴气者，大怒则形气绝而血菀于上，使人薄厥。"这些描述与高血压病的临床表现是相符的。《素问·六元正纪大论》则指出"木郁之发……甚则耳鸣眩转"，《灵枢·五乱》曰："五行有序，四时有分，相顺则治，相逆则乱，故气乱……于头则为厥逆头重眩仆。"言其与运气的联系。《灵枢·海论》说"肾虚则头重高摇……髓海不足，则脑转耳鸣，胫酸眩冒，目无所见，懈怠安卧……"，指出了眩晕与肾、脑密切相关。《灵枢·口问》之"上气不足"，《灵枢·卫气》之"上虚则眩"，后世张景岳对其进行了深入阐释，并以此提出了"无虚不作眩"的著名观点。《灵枢·大惑论》中"故邪中于项，因逢其身之虚……入于脑则脑转。脑转则引目系急，目系急则目眩以转矣"，说明了外邪导致眩晕的机制。

汉代张仲景认为，痰是产生眩晕的主要原因，开创了因痰致眩的先河。他对眩晕一证虽未有专论，但有"眩""目眩""头眩""身为振振摇""振振欲僻地"等描述，与高血压及其对心、脑、肾损害的部分症状表现较为接近。所载方剂，小半夏加茯苓汤、泽泻汤、苓桂术甘汤、真武汤等为临床治疗高血压病痰浊中阻证、脾虚湿阻证、脾肾阳虚证所常用。晋·王叔和《脉经·肝足厥阴经病证》曰："病先发于肝者，头目眩，胁痛，支满。"

隋、唐、宋代医家，对眩晕的认识，基本继承了《内经》的观点。如隋代巢元方《诸病源候论·风头眩候》说："风头眩者，由血气虚，风邪入脑，而引目系故也……逢身之虚则为风邪所伤，入脑则脑转而目系急，目系急故成眩也。"唐代王焘《外台秘要》及宋代《圣济总录》亦从风邪立论。唐代孙思邈的《千金要方》载："夫风眩之病，起于心气不定，胸上蓄实，故有高风面热之所为也。痰热相感而动风，风心相乱……故谓之风眩。"首先提出风、热、痰致眩的论点。严用和于《重订严氏济生方·眩晕门》中指出"所谓眩晕者，眼花屋转起则眩倒是也，由此观之，六淫外邪，七情内伤，皆能致此，当以外证与脉别之……及其七情所感，遂使服气不平，郁而生涎，结而为饮，随气上逆，令人眩运，眉棱骨痛……"，第一次提出了六淫、七情所伤致眩说，补前人之未备。陈言《三因极一病证方论》说："方书所谓头面风者，即眩晕是也……喜怒忧思，致服气不行，郁而所生，涎结为饮，随气上照，伏留阳经，亦使人眩晕欲吐，眉目疼痛，眼不得开，属内所因。"认为眩晕缘由内因。许叔微《普济本事方·头痛头晕方》说："下虚者肾也，故肾原则头痛。上虚者肝虚也，故肝原则头晕，拘蒙者，如以物蒙其首，招摇不定，目眩耳聋，皆晕之状。"在治疗方面，诸家方书在仲景方药的基础上，又广泛采集，使之益加丰富，如《外台秘要》载有治风头眩方剂9首，治头风旋方剂7首，《圣济总录》载有治风头眩方剂20首。

金元时代，对眩晕一证从概念、病因病机到治法方药等各个方面，继承的同时又有所发展，形成了比较有代表性的理论，并从各个不同的角度阐发和丰富了眩晕的病因病机，指导着后世的临床实践。金代成无己在《伤寒明理论》中除提出了眩晕的概念外，还指出了眩晕与昏迷的区别，即"伤寒头眩，何以明之？目毛非毛而见其毛，眩非元（玄）而见其元。目毛即为眼花；眩为眼黑。眩也，运也，冒也。三者形俱相近。有谓之眩远者，有谓之眩目者，运为旋转之运，世谓之头旋者是矣，日为蒙冒之冒，世谓之昏迷者是矣"。金代刘完素在《素问玄机原病式·五运主病》中给眩晕下的定义是"掉，摇也；眩，昏乱旋运也"，并主张眩晕的病因病机应从"火"立论，即"所谓风气甚而头目眩运者，由风木旺，必是金衰，不能制木，而木复生火，风火皆属阳，多为兼化，阳主乎动，两动相搏，则为之旋转"（《河间六书·头眩》）。张子和则从"痰"立论，认为"眩晕眼涩，胸中有宿痰"提出吐法为主的治疗方法，他在《儒门事亲》中说："夫头风眩运……在上为之停饮，可用独圣散吐之，吐讫后，服清上辛凉之药。凡眩运多年不已，胸膈痰涎壅盛，气血颇实，吐之甚效。"李东垣《兰室秘藏·头痛》论曰："恶心呕吐，不食，痰唾稠枯，眼黑头眩，目不能开。如在风云中……即是脾胃气虚，浊痰上逆之眩晕，主以半夏白术天麻汤。"并说："足太阳痰厥头痛，非半夏不能疗，眼黑头眩，风虚内作，非天麻不能除。"元代朱丹溪更力倡"无痰不作眩"之说，如《丹溪心法·头眩》说："头眩，痰挟气虚并火，治痰为主，挟补气药及降火药。无痰不作眩，痰因火动，又有湿痰者。"朱丹溪很重视多种病因共同对眩晕产生的影响，他认为："无痰不作眩，痰因火动，又有痰湿者，有火痰、七情郁而生痰火，随气上原，此七情致虚而眩晕也。"因此，强调综合治疗原则。如他提到"痰在上，火在下，火炎上而动其痰也，此证属痰者多，盖无痰不能作眩也。虽有因风者，亦必有痰"。又曰："火动其痰，二陈汤加黄芩苍术羌活，挟气虚者，亦以治痰为主，兼补气降痰药。""眩运者，中风之渐也。如肥白人气虚而夹痰者，四君子汤，倍蜜炙黄芪，加半夏，或少加川芎、荆芥穗，以清利头目也。黑瘦人二陈汤加片芩、薄荷，入竹沥姜汁童便服。""体瘦血虚而痰火兼盛者，二陈汤合四物汤加片芩、薄荷，煎入竹沥、姜汁、童尿服。"此乃祛痰除湿、泻火清热兼补血之代表方。除了痰火以外，丹溪亦阐述了淫欲过度，吐衄崩漏等因虚致眩的机制，他说："……七情郁而生痰动火，随气上照，此七情致虚而眩运也。淫欲过度，肾家不能纳气归元，使诸气逆奔而上，此气虚眩运也。"

明、清两代对眩晕的论述日臻完善，对眩晕病因病机的分析，虽各有所侧重，合而观之则颇为详尽。如明·徐春甫的《古今医统大全·眩运门》在病机上分为两大类。一是不足之证，气虚、血虚或气血虚，"七情郁而生痰动火，气因上厥，此七情致虚而眩运也。淫欲过度，肾家不能纳气归元，使诸气逆奔而上，此气虚眩运也"，"《玉机微义》云：眩运一证，皆称为上盛下虚也所致，而不明言其所以然之故。夫所谓虚者，气血虚也，所谓盛者，痰涎风火也"，并说"肥人眩运，气虚有痰，瘦人眩运，血虚有火……故针经云：上虚则眩"，指出了体质与高血压病辨证论治的联系。二是有余之证，即痰涎郁结、风火所动或"外感所得者"，并着重指出"四气乘虚""七情郁而生痰动火""淫欲过度，肾家不能纳气归元""吐血或崩漏，肝家不能收摄营气"，是眩晕发病之常见原因。刘宗厚《玉机微义》，李梴《医学入门》等书，对《黄帝内经》"上盛下虚"而致眩晕之论，作了进一步阐述。认为"下虚者乃气血也，上盛者乃痰涎风火也"。张景岳则特别强调因虚致眩，认为"无虚不作眩"，"眩晕，掉摇惑乱者，总于气虚于上而然"。张景岳在《黄帝内经》上虚则眩的理论基础上，对下虚致眩作了论述，他在《景岳全书·眩晕》中说："头眩虽属上虚，然不能无涉及于下，盖上虚者，阳中之阳虚也；下虚者，阴中之阳虚也。阳中之阳虚者，宜治其气，如四君子汤、五君子煎、归脾汤、补中益气汤；若呕吐者，宜圣术煎加人参之类是也。阴中之阳虚者，宜补其精，如五福饮、七福饮、左归饮、四物汤之类是也。然伐下者必枯其上，滋苗者必须灌其根。所以凡治上虚者，犹当以兼补气血为最，加大补元煎、十全大补汤诸补阴补阳之剂。俱当酌宜用之。"还说："眩运一证，虚者居其人九，而兼火兼痰者，不过十中一、二耳。"他在列举许多眩晕虚证后，解释痰饮眩晕也是脾虚所致，仍是余中之不足。景岳反对河间及丹溪的"痰"因说，曰："求其言实之由，不过谓头重者为上实，而不知头本不重于往日，而惟不胜其重者，乃甚于往，上力不胜，阳之虚也。"陈修园则在风、痰、虚之外，再加上火，从而把眩晕的病因病机概括为"风""火""痰""虚"四字。此外，明代虞抟提出"血瘀致眩"的论点，值得重视。虞抟在《医学正传·四卷·眩运》中提出"外有因坠损而眩冒者，胸中有死血迷闭心窍而然，是宜行血清经，以做其瘀结"，对跌仆外伤致眩晕已有所认识。

高血压引起头痛的病因病机以内伤头痛为多，且与肝、脾、肾三脏关系密切。《素问·刺热》曰："肝热病者……气逆则庚辛死。其逆则头痛员员。脉引冲头也。"《中藏经·头痛》曰："肝气逆，则头痛耳聋颊赤，其脉沉而急浮而急亦然。"肝脏之热甚而上逆于头，故头痛而周转也。盖三阳之脉，上循于头，肝热与少阳交争，因脉引上冲于头。《素问·示从容论》曰："于此有人头痛，筋挛……脉浮面弦……不知其解…夫浮而弦者，是肾不足也。"明代戴思恭《证治要诀·头痛》曰："怒气伤肝，及肺气不顺，上冲于脑，令人头痛。"明代李中梓《医宗必读·头痛》曰："顺知新而暴者，但名头痛，深而久者，名为头风。害眼者，经所谓东风生于春，病在肝。目者，肝之窍。肝风动则邪害空窍也。"明代王肯堂《证治准绳·头痛总论》曰："头痛巅疾，下虚上实，过在足少阳巨阳，甚则入肾，徇蒙招尤。目眩耳聋，下虚上实，过在足少阳厉阴，甚则入肝。下虚者，肾虚也，故肾虚则头痛。上虚者，肝虚也，故肝虚则头运。徇蒙者，如以物蒙其首，招摇不定。目眩耳聋，皆运之状也。故肝厥头运，肾厥巅痛，不同如此。"

【中医病因病机】 根据众多的流行病学研究结果，结合现代研究成果分析，认为高血压病的形成是一个长期的病理过程，其发生原因众多，主要与情志内伤、饮食不节、禀赋不足、体质因素、劳倦失度有关。嗜食肥甘或烟酒过量，或嗜食咸味而聚湿生痰、助阳化火又是不可忽视的发病因素。"风、火、痰、瘀、虚"等病理因素在高血压病的发生发展过程中又可交互作用，使得病症错综复杂。其基本病机是脏腑气血阴阳失调，病位主要在于肝、肾，涉及心、脾和冲任。

1. 饮食不节　饮食不节也就是不正常的饮食，包括饮食失宜（过饥或过饱），或不节，或不洁，或偏嗜，其中以饥饱失常、饮食偏嗜与高血压病的发生关系密切。①饥饱失常：人体内营养过剩或营养不良均可损伤脾胃，导致脾胃气机升降失常，脾不运化，则聚湿、生痰、化热而引起血压升高。过饱则脾胃运化能力受损，脾失健运，湿浊内蕴，蕴久化火，炼津为痰，痰火上扰清窍，导致血压升高，表现头痛、眩晕等症。过饥则气血生化之源缺乏，气血得不到足够补充，久之则气血衰少，表现为头晕乏力等症。②饮食偏嗜：中医学认为五味入五脏，五味与五脏各有其亲和性，《素问·至真要大论》曰："夫五味入胃，各归所喜，故酸先入肝，苦先入心，甘先入脾，辛先入肺，咸先入肾。"若长期偏嗜某种食物，就会导致与之相应的脏腑的功能偏盛，损伤其他脏腑，五行相乘相侮，久之脏腑阴阳平衡失调，而发生疾病。从临床上来看，多食咸味的食物，因咸入肾，若嗜食咸味，则易伤肾，使其主水无权，而致水湿停聚，日久湿聚成痰，阻遏中焦，气滞而血瘀。如《素问·五脏生成》所云："多食咸，则脉凝泣而变色。""血与咸相得则凝。"耗伤肾阴，致肾阴亏虚，血压升高。

另外，《素问·通评虚实论》中指出："……仆击、偏枯……肥贵人则膏粱之疾也。"即指过食肥甘厚味可致痰湿内生，蕴久化热，痰热上扰，导致血压升高；再者，《素问·经脉别论》曰："食气入胃，浊气归心，淫精入脉。"若恣食肥甘、醇酒乳酪，以致膏脂精微过剩，加之劳逸失度，"劳则气耗""逸则气滞"，引起血运不畅，致使"浊气"蓄积于心与血脉，变生脂浊痰癖，浸淫脉道，脉道失柔，气血运行越加阻遏，或精化为气，心气过旺，"气有余便是火"，扰乱气血运行，形成高血压病。元·朱丹溪指出"头风之病，多见于嗜酒之人"。《医垒元戎》亦说："酒湿之为病，亦能作痹证，口眼㖞斜，半身不遂。"酒为湿热之最，烟为火热之最，嗜好烟酒，伤脾聚湿，导致脾失健运，痰湿内生，郁而化热，酿成痰热之患，痰浊上扰，痰蒙清窍或痰热生风，发为眩晕或中风而形成高血压病证或变证最为多见。

2. 劳逸失度　劳逸失度包括过度劳累和过度安逸两个方面。过度劳累，包括劳力过度、劳神过度和房劳过度3个方面。虚衰是人因为久病或在自然衰老的过程中，脏腑功能衰弱，气血阴阳平衡失调等。①劳力过度：即较长时期的过度用力，耗气伤血，可导致气血亏虚，血压波动，或损胃伤脾，痰湿内生，上扰清窍而致血压升高。劳神过度，即思虑过度，劳伤心脾，耗伤阴血，阴虚于下，阳亢于上，或损伤脾气，化湿生痰，痰湿化热，引起高血压病的发生。②房劳过度：明代张介宾《质疑录·论无痰不作眩》指出："肾虚者，房欲过度，则肾气不归元而逆奔于上"。即性生活不节，恋情纵欲，耗伤肾精，肝肾阴虚，肝阳上扰，可致血压升高。耗伤肾阴，或年老体衰，肾水不足，木少滋荣，可致阴虚阳亢型高血压病。若肾水不足，或肝火郁久，耗损肝肾之阴，均可致肝肾阴虚。若水亏不能济火，致心火上炎，或劳心过度，耗伤阴血，心火炽盛，下汲肾水，均可导致以失眠、多梦、心烦为主症的心肾不交型高血压病。元代朱震亨

《丹溪心法·头眩》曰："淫欲过度，肾家不能纳气归元，使诸气逆奔而上，此气虚眩运也。"③过度安逸：乃指过度安闲，既不参加劳动，又不运动。《素问·宣明五气》有"久卧伤气，久坐伤肉"之说。气伤则血行缓慢而成瘀，还可使气血运行不畅，脾胃功能减弱，痰瘀湿浊内生，郁久化火，痰火上扰，亦可导致血压升高。《灵枢·海论》曰："髓海不足，则脑转耳鸣，胫酸眩冒。"过劳则暗耗阴血，阴血虚则阳浮，形成本虚标实之候。

3. 情志内伤　情志是指人的喜、怒、忧、思、悲、恐、惊 7 种情绪变化。这些情志变化是人体对外界客观事物的不同反映，是生命活动的正常现象，不会使人发病。《素问·天元纪大论》曰："人有五脏化五气，以生喜怒思忧恐。"五脏藏精化气生神，接受客观事物的刺激而产生各种情绪活动，神动于内，情志现于外。《医醇賸义》曰："喜、怒、思、悲、惊，人人共有之境。若当喜而喜，当怒而怒，当忧而忧，是即喜怒哀乐发而皆中节也。此天下之至和，尚何伤之有？惟未事而志意将迎，既去而尚多留恋，而无时不在喜怒忧思之境中，而此心无复有坦荡之日，虽欲不伤，庸可及乎？"但在突然、强烈或长期持续性的情志刺激下，超过了正常的生理活动调节能力，则气机郁滞，脏腑气血功能紊乱，正如《素问·举痛论》中曰："百病皆生放气也。怒则气上，喜则气缓，悲则气消，恐则气下……惊则气乱……思则气结。"中医学将情志活动归纳为喜、怒、忧、思、悲、恐、惊 7 种情志变化。过激的情志变化可使人体气机紊乱，脏腑阴阳失衡、气血失调，导致高血压病的发生。

《黄帝内经》认为，"怒伤肝""喜伤心""思伤脾""忧伤肺""恐伤肾"。情志失调对脏腑功能的影响，从高血压的发病来说，以肝、心、脾功能失调最多见。过度的气恼、愤怒，使肝主疏泄功能失职，产生肝气郁结、肝气上逆，引起肝气横逆上冲，导致血压急剧升高，出现头痛、面红目赤，甚则中风卒倒。①怒：《素问·生气通天论》云："大怒则形气绝，而血菀于上，使人薄厥。"《素问·举痛论》云："怒则气逆，甚则呕血及飧泄。"因肝"在志为怒"，疏泄气机，主生发条达。怒则气上，而血随气逆，上冲于脑，发为眩晕头痛。谢观曰："怒则伤肝，肝气不顺，上冲于脑，令人头痛。"过度愤怒，可使肝气上逆，血随气升，并走于上，可见面红目赤、头晕头痛、耳鸣目眩，甚则呕血或晕厥昏倒，血压骤升。②喜："喜则气缓"，精神愉快则可以缓和紧张情绪，使血压平稳，气血和缓，营卫通利。但过喜可以使人心神涣散，失神狂乱，血压波动。③悲、忧："悲则气消"，过度悲忧则伤肺，肺气亏虚，势必金不制木，而木火内肆，生火动风，发为眩晕。悲哀太过，可使肺气抑郁，意志消沉，血压不稳。④思：久思伤心脾，伤心者经常谋算策划，曲运神机，劳神耗力，终致心力交瘁，心阴日渐暗耗，心火势必内炽，形成心阴虚心阳亢之证候。伤脾者忧愁思虑，茶饭不香，则脾之运化功能渐衰，气血生化之源渐枯，必致阴液不足，日久形成阴虚阳亢之候。"思则气结"，若思虑劳神过度，则伤神损脾而致气机郁结。伤于脾则出现胃纳呆滞，甚至肌肉消瘦；伤于心神则阴血暗耗，神失所养，故见心悸健忘、失眠多梦，血压升高或上下波动。⑤恐：肾为先天之本，"在志为恐"，若过度精神刺激，惊恐不已，或致肾气不固，气陷于下，二便失禁，或耗竭真阴，而肾阴亏于下，心火炽于上，形成水火不济之候，出现眩晕头痛、心烦失眠、腰膝酸软等症。故"恐则气下",长期或突然的过度恐惧,可使肾气不固,气陷于下,而致二便失禁。恐惧伤肾,心肾不交,则见心烦不寐、心悸、头晕耳鸣等血压升高症状。⑥惊:"惊则气乱",是指突然受到惊恐心气紊乱,气血失调,心无所依,神无所归,虚无所定,惊慌失措等血压上下波动症状。由此可见,情志的过度或突然变化可以影响正常的血压,造成血压升高或降低,机体失去正常的平衡状态。

4. 体质因素 体质是个体生理特性、整体性的综合反映,是人群中的个体在其生长发育过程中,形成的代谢、功能与结构上的特殊性。这种特殊性,往往决定机体的自我调节控制能力,对外界环境的适应能力和对某种致病因素的易感性,以及疾病传变转归中的某种倾向性。高血压病的病因,除了上述先天、情志、饮食、劳逸等主要因素外,体质因素与高血压病的发生有密切的关系。临床上我们可以发现高血压病患者的发病,存在着明显的个体差异。即相同的生活环境,相同的饮食习惯,相同的性别年龄,乃至受同一种因素(如过食膏粱厚味)的影响,有的人患高血压病,而有的人却血压正常。所以说体质因素在高血压病的发生中是不可忽视的重要因素。

中医学认为,人的体质有阴阳偏盛、偏衰之别。一般来说,身体偏胖者,多为阳虚之体;身体偏瘦者,多为阴虚之体。

阳虚是指机体阳气亏虚、热量不足、功能减退或衰弱。阳虚体质的人,一般以脾肾阳虚为多见。这种类型体质的人,脏腑器官功能减退,脾胃运化功能降低或失调,易导致痰饮湿浊由内而生,故有"肥人多阳虚痰湿"之说。日久痰湿不化,则易郁而化火,阻于脉络、蒙蔽清窍而导致血压升高。因而,身体偏胖的阳虚体质的人易患高血压病,多与痰湿内热有关。

阴虚是指机体阴液亏虚、精血津液等营养滋润物质不足,以及阴不制阳导致相对阳盛而功能亢奋的状态。阴虚体质的人,一般以肝肾阴虚为多见。阴虚体质的人,由于肝肾阴液亏虚不足,易导致阴不制阳,阳热内生,故有"瘦人多阴虚火旺"之说。肝阳偏盛,日久则化热生火而上扰清窍,引起血压升高。故身体偏瘦的阴虚体质的人患高血压病,多与阴虚阳亢有关。

5. 禀赋不足 禀赋不足即指肾精不足。"肾为先天之本","肾精"的多少受之于父母,人体先天禀赋主要取决于父母,即父母身体素质之偏盛偏衰可能影响后代。若先天禀赋异常,脏腑气血阴阳偏盛偏衰,均可直接或间接引起血脉气血运行而形成本病。诚如《任继学经验集·风头眩病论治》述:"其原委是:一者男之天壬内胎此病之根,二者女之天癸内孕此病之基,两者居一即为先天成病之源。"故风眩病之成,多缘于先天肾气、肾精不足,在其胎孕过程中影响血脉营气不充,脉道不畅,种植今后发病之根。

肾阴主濡养一身之阴血,肾阳主温养一身之阳气。如禀赋偏于肾阴不足,则因阴阳失衡,而易产生阴虚阳亢的病机变化,表现为心肾不交、肝阳上亢或肝风上扰等证;若禀赋偏于阳虚阴盛则脾肾无以温化,导致阴寒水湿停留的病机变化,表现为痰湿中阻、阳气虚衰等证。

【临床表现】

（一）症状

大多数起病缓慢，缺乏特殊临床表现，导致诊断延迟，仅在测量血压时或发生心、脑、肾等并发症时才被发现。常见症状有头晕、头痛、颈项板紧、疲劳、心悸等，也可出现视力模糊、鼻出血等较重症状，典型的高血压头痛在血压下降后即可消失。高血压患者可以同时合并其他原因的头痛，往往与血压水平无关，例如精神焦虑性头痛、偏头痛、青光眼等。如果突然发生严重头晕与眩晕，要注意可能是脑血管病或者降压过度、直立性低血压。高血压患者还可以出现受累器官的症状，如胸闷、气短、心绞痛、多尿等。另外，有些症状可能是降压药的不良反应所致。

（二）体征

高血压体征一般较少。周围血管搏动、管杂音、心脏杂音等是重点检查的项目。应重视的是颈部、背部两侧肋脊角、上腹部脐两侧、腰部肋脊处的血管杂音，较常见。心脏听诊可有主动脉瓣区第二心音亢进、收缩期杂音或收缩早期喀喇音。有些体征常提示继发性高血压可能，例如腰部肿块提示多囊肾或嗜铬细胞瘤；股动脉搏动延迟出现或缺如，下肢血压明显低于上肢，提示主动脉缩窄；向心性肥胖、紫纹与多毛，提示皮质醇增多症。

高血压危重症

（1）高血压危象 在高血压病的进程中，如全身小动脉发生暂时性强烈痉挛，周围血管阻力明显上升，致使血压急骤上升而出现一系列临床症状时称为高血压危象。这是高血压的急重症，可见于缓进型高血压各期和急进型高血压，血压改变以收缩压突然明显升高为主，舒张压也可升高，常在诱发因素作用下出现，如强烈的情绪变化、精神创伤、心神过劳、寒冷刺激和内分泌失调等。患者出现剧烈头痛、头晕、眩晕，亦可有恶心、呕吐、胸闷、气急、视力模糊、腹痛、尿频、尿少、排尿困难等。有的伴随自主神经功能紊乱症状，如发热、口干、出汗、兴奋、皮肤潮红或面色苍白、手足发抖等；严重者，尤其在伴有靶器官病变时，可出现心绞痛、肺水肿、肾功能衰竭、高血压脑病等。发作时尿中出现少量蛋白和红细胞、血尿素氮、肌酐、肾上腺素、去甲肾上腺素可增加，血糖也可升高，眼底检查小动脉痉挛，可伴出血、渗出或视神经乳头水肿。发作一般历时短暂，控制血压后，病情可迅速好转，但易复发。在有效降压药普遍应用的人群，此危象已很少发生。

（2）高血压脑病 急进型或严重的缓进型高血压病患者，尤其是伴有明显脑动脉硬化时，可出现脑部小动脉先持久而明显地痉挛，继之被动性或强制性扩张，急性的脑循环障碍导致脑水肿和颅内压增高从而出现了一系列的临床表现，在临床上称为高血压脑病，发病时常先有血压突然升高，收缩压、舒张压均高，以舒张压升高为主，患者出现剧烈头痛、头晕、恶心、呕吐、烦躁不安、脉搏多慢而有力，可有呼吸困难、视力障碍、黑矇、抽搐、意识障碍，甚至昏迷，也可出现暂时性偏瘫、失语、偏身感觉障碍等。检查可见视神经乳头水肿，脑脊液压力升高，蛋白含量增多。发作短暂者历时数分钟，长者可数小时甚至数天。妊娠高血压综合征、肾小球肾炎、肾血管性高血压和嗜铬细胞瘤的患者，也可能发生高血压脑病这一危急病症。

【诊断标准及分级】

高血压诊断主要根据诊室测量的血压值，采用经核准的水银柱或电子血压计，测量安静休息坐位时上臂肱动脉部位血压，一般需非同日测量 3 次血压值收缩压均≥140mmHg 和（或）舒张压均≥90mmHg 可诊断高血压。患者既往有高血压史，正在使用降压药物，血压虽然正常，也诊断为高血压。偶然测得一次血压升高不能诊断为高血压，必须重复和进一步观察。

根据我们国家最新的高血压指南，根据血压水平的定义和分类，正常血压是指收缩压小于 120mmHg，舒张压小于 80mmHg；正常高值是收缩压在 120～139mmHg，舒张压是在 80～89mmHg；高血压是指收缩压大于等于 140mmHg，舒张压大于等于 90mmHg。

根据血压升高的不同，高血压分为 3 级：①临界高血压：收缩压 140～150mmHg；舒张压 90～95mmHg。②1 级高血压（轻度）：收缩压 140～159mmHg；舒张压 90～99mmHg。③2 级高血压（中度）：收缩压 160～179mmHg；舒张压 100～109mmHg。④3 级高血压（重度）：收缩压≥180mmHg；舒张压≥110mmHg。

单纯收缩期高血压：收缩压≥140mmHg；舒张压＜90mmHg。

普通高血压患者的血压应该降至 140/90mmHg 以下，老年人的收缩压降至 150mmHg 以下，有糖尿病或肾病的高血压患者血压降至 130/80mmHg 以下。

总之，高血压病的诊断应包括以下内容：①确诊高血压即是血压确实高于正常。②除外症状性高血压。③高血压分期、分级。④重要脏器心、脑、肾功能估计。⑤有无合并可影响高血压病病情发展和治疗的情况，如冠心病、糖尿病、高脂血症、高尿酸血症、慢性呼吸道疾病等。

【治疗】

1. 药物治疗　本病的治疗原则为"急则治标，缓则治本"，或"标本兼顾"。本病若化火生风，则清之、镇之、潜之、降之，此为急则治其标之法，但由于本病多数均系本虚标实之证，所以一般常需标本兼顾，或在标证缓解之后，即需考虑治本，但临床常是标本兼顾治疗。

（1）辨证论治

①肝阳上亢型

［主症］头晕头痛，面红目赤，耳鸣烦躁，少寐多梦，口干口苦，溲黄便秘，舌红苔黄，脉弦。

［治法］平肝潜阳，滋养肝肾。

［例方］天麻钩藤饮加减。

［药物］天麻，钩藤，石决明，栀子，黄芩，杜仲，牛膝，桑寄生，茯苓，益母草，夜交藤。

若肝火过盛者，可加龙胆草、菊花、牡丹皮；若大便秘结者，可加当归龙荟丸；若眩晕急剧，泛泛欲呕，手足麻木，甚则震颤，有阳化风动之势者，可加龙骨、羚羊角、牡蛎、珍珠母；若神昏者，配合服用安宫牛黄丸，或用清开灵、醒脑净注射液加入输液中静脉滴注。

②肝肾阴虚型

[主症] 头晕耳鸣，目涩，口燥咽干，健忘，肢体麻木或痿软，腰膝酸软，五心烦热，大便干结，舌红少津，脉弦细数。

[治法] 滋补肝肾。

[例方] 杞菊地黄汤加减。

[药物] 枸杞子，菊花，生黄芪，山药，山茱萸，茯苓，牡丹皮，泽泻，杜仲，牛膝，酸枣仁，甘草。

若手足心热、盗汗、咽干等虚火上炎者加黄柏、知母、炙鳖甲；若畏寒肢冷、小便清长、夜尿频者加鹿角胶、巴戟天、淫羊藿。

③痰浊中阻型

[主症] 头晕头重，胸闷恶心，食少多寐，困倦乏力，手足麻木，呕吐痰涎，舌淡苔腻，脉弦滑。

[治法] 健脾化湿，祛痰除风。

[例方] 半夏白术天麻汤或温胆汤加减。

[药物] 法半夏，白术，天麻，陈皮，茯苓，枳实，竹茹，石菖蒲，蔓荆子。

若痰阻血瘀心痛者，加丹参、红花；若眩晕较甚者，加羚羊角、白蒺藜、钩藤；若头痛甚剧者，加僵蚕、全蝎；若痰多黏稠者，加浙贝母、天竺黄、胆南星。

④瘀血阻络型

[主症] 头痛经久不愈，固定不移，面唇发绀，胸痹心痛，舌质紫暗或有瘀斑，脉涩。

[治法] 行气活血，化瘀通络。

[例方] 血府逐瘀汤加减。

[药物] 桃仁，红花，赤芍，生地黄，柴胡，牛膝，益母草，郁金，甘草。

若兼气虚自汗者，加黄芪；若兼血瘀化热者加牡丹皮、地骨皮；如血瘀较重者可配合红花注射液、川芎嗪注射液静点。

⑤阴阳两虚型

[主症] 眩晕头痛，耳鸣眼花，心悸气短，形寒畏冷，手足心热，肢体麻木，尿少水肿，舌淡苔白，脉沉细无力或细数而弱。

[治法] 补肾养肝，益阴助阳。

[例方] 金匮肾气丸合二仙汤加减。

[药物] 桂枝，熟地黄，山茱萸，牡丹皮，泽泻，仙茅，淫羊藿，巴戟天，远志，石菖蒲。

若腰膝酸软、形寒肢冷、肾阳虚衰甚者，加鹿角胶、杜仲、淫羊藿；若手足心热，口燥咽干，舌红少苔，肾阴亏损甚者，加石斛、枸杞子、女贞子、龟甲；若畏寒肢冷，全身浮肿，面色㿠白，舌淡红，苔白滑，脉沉细等阳虚水泛之象者，加白术、茯苓、猪苓；若喘促气急者，加葶苈子。

（2）中成药

①全天麻胶囊

[药物组成] 天麻等。

[功能主治] 平肝息风止痉。适用于肝阳上扰所致眩晕、头痛、肢体麻木、癫痫抽搐。

[用法用量] 每次 3 粒，每日 3 次。

②杞菊地黄丸

[药物组成] 枸杞子，菊花，熟地黄，山茱萸，牡丹皮，山药，茯苓，泽泻。

[功能主治] 滋阴养肝。适用于肝肾阴虚证。

[用法用量] 每次 6g，每日 3 次。

③附桂八味丸

[药物组成] 附子，肉桂，熟地黄，山茱萸，牡丹皮，山药，茯苓，泽泻。

[功能主治] 温肾益肾。用于糖尿病、高血压、白内障等。

[用法用量] 每次 6g，每日 2～3 次。

④复方罗布麻片

[药物组成] 罗布麻片，野菊花，防己等。

[功能主治] 降压。适用于肝阳上亢、痰浊中阻、血脉瘀阻型。

[用法用量] 每次 2 粒，每日 3 次。

⑤松龄血脉康

[药物组成] 鲜松叶，葛根，珍珠层粉等。

[功能主治] 平肝潜阳，镇心安神，活血化瘀。适用于肝阳上亢所致头晕、眩晕、心悸、失眠等，高血压、高血脂等心脑血管疾病见上述症状者。

[用法用量] 每次 3 粒，每日 3 次。

（3）验方

①平肝化瘀汤：夏枯草 12g，石决明 15g，桑寄生 15g，白芍 12g，牛膝 15g，草决明 12g，柴胡 12g，牡丹皮 12g，大黄 3g。日 1 剂，水煎服。

②远菊二天散：生远志 15g，菊花 12g，天麻 15g，白芍 15g，天竺黄 12g，柴胡 10g，石菖蒲 12g，僵蚕 12g。日 1 剂，水煎服。

2. 外治法

（1）针灸疗法　主穴有风池、曲池、足三里、太冲，配穴有如肝火炽盛加行间、太阳；阴虚阳亢加太溪、三阴交、神门；痰湿内盛加丰隆、内关；阴阳两虚加气海、关元。方法为每次选主穴 2 个和配穴 1～2 个，行稍强针法，留针 30 分钟。

（2）耳针疗法　取穴皮质下、神门、心、交感、降压沟。方法为每穴捻针 30 秒，留针 30 分钟，每日 1 次或者揿针埋藏，或王不留行籽按压，每次选 2～3 穴，可埋针 1～2 天，10 天为 1 个疗程。

（3）穴位注射疗法　取穴有足三里、内关；或合谷、三阴交；或太冲、曲池。方法有三组穴可交替使用，每穴注射 25% 盐酸普鲁卡因 1mL，每日 1 次。

（4）皮肤针疗法　以脊柱两侧腰骶椎为重点叩刺部位，兼叩颈椎、前额、后脑及眼区、四肢末端。方法采用轻刺激，先自脊椎部叩起，自上而下，先内侧后外侧，然后再叩击颈项、头额等部。亦可用中号或大号火罐在除头部以外的上述部位拔罐 10 个左右，时间约 15 分钟。

3. 药膳食疗

（1）玉米须、西瓜皮各 60g，香蕉 3 个（去皮），加清水煎煮，纳冰糖，每日分 2 次服。

（2）芹菜根 10 株，大枣 10 枚，水煎服，连服 2 周，每日 1 剂。

（3）萝卜汁，每日 1 酒盅，每日 2 次，连服 1 周。

（4）菊花、桑叶、葛根、苦丁茶各 10g，开水泡，代茶饮。

【预防调摄】　尽量避免高血压易发因素，保持乐观情绪，合理安排工作和生活，劳逸结合，进行适当体育锻炼。保证充足的休息和睡眠。戒烟，控制饮酒，低盐、低脂、低胆固醇饮食，肥胖者限制总热量摄入。此外，还应定期体格检查，了解血压情况。

1. 生活起居　注意气温变化，慎起居，节房事，调室温，讲卫生，环境应安静，空气新鲜，避免喧哗吵闹。

2. 饮食调护　高血压患者忌食肥腻之品，不吸烟，少吃盐，避免发胖，防止动脉粥样硬化。

3. 调情悦志　心情舒畅有利于稳定血压。要自我调节情绪，避免紧张、激动、惊恐。保持良好的平稳的精神状态，树立战胜病魔的信心。

4. 体育锻炼　积极参加力所能及的各种体育活动、体力劳动或文娱活动，注意劳逸结合，合理安排工作。

【预后】　高血压患者的预后不仅与血压水平有关，而且与是否合并其他心血管危险因素以及靶器官损害程度有关。因此，从指导治疗和判断预后的角度，应对高血压患者进行心血管危险分层，将高血压患者分为低危、中危、高危和很高危。具体危险分层标准根据血压升高水平（1、2、3 级）其他心血管危险因素、糖尿病、靶器官损害以及并发症情况，见表 12-1。

表 12-1　高血压患者心血管危险分层标准

其他危险因素和病史	高血压		
	1 级	2 级	3 级
无	低危	中危	高危
1~2 个其他危险因素	中危	中危	很高危
≥3 个其他危险因素或靶器官损害	高危	高危	很高危
临床并发症或合并糖尿病	很高危	很高危	很高危

主要参考文献 ▷▷▷▷

［1］Straznicky N E, Lambert E A, Lambert G W, et al. Effects of dietary weight losson sympathetic activity and cardiac risk factors associated with the metabolic syndrome ［J］. J Clin Endocrinol Metab, 2005 （90）: 5998-6005.

［2］Huggett R J, Burns J, Mackintosh A F, et al. Sympathetic neural activation in nondiabe ticmetabolic syndrome and its further augmentation by hypertension ［J］. Hypertension, 2004, 44 （6）: 847-852.

［3］Grassi G, Dell' OroR, Quarti-Trevano F, et al. Neuroadre nergic and reflex abnormalities in patients with metabolic syndrome ［J］. Diabe tologia, 2005 （48）: 1359-1365.

［4］乔明琦. 山东中医药大学情志病证研究创新团队介绍[J]. 山东中医药大学学报, 2011, 21 （3）: 34.

［5］王文健. 代谢综合征的中西医结合防治 ［J］. 中西医结合学报, 2004, 2 （5）: 390.

［6］唐寒松. 针灸从脾论治高脂血症的探讨 ［J］. 中国针灸, 1998, 18 （5）: 307.

［7］王琦, 李英帅. 中医对代谢综合征的认识及辨治探讨 （下） ［J］. 浙江中医杂志, 2006, 41 （11）: 623-625.

［8］姜楠, 石岩. 代谢综合征中医辨证分型的聚类研究 ［J］. 光明中医, 2009, 24 （1）: 1-2.

［9］董静, 马建伟, 魏汉林, 等. 代谢综合征痰湿证血清胰 γ 素、血尿酸、脂联素代谢特征研究 ［J］. 世界中西医结合杂志, 2013, 8 （2）: 147-149.

［10］仝小林, 段军. 代谢综合征的中医认识和治疗 ［J］. 中日友好医院学报, 2002: 16 （5-6）: 347-349.

［11］洪蕾, 冼华. 中医"治未病"的理论研究 ［J］. 中国中医基础医学杂志, 2007, 13 （2）: 92-94.

［12］刘宏岩. 关于中医治未病思想的若干探讨 ［J］. 吉林中医药, 2008, 28 （11）: 781-782.

［13］张梅, 张红梅, 常淑莹. 早期干预对糖耐量减退的影响和意义 ［J］. 中国实用护理杂志, 2005, 21 （1B）: 14-15.

［14］江钟立. 代谢综合征与运动疗法 ［J］. 中华康复医学杂志, 2004, 19 （4）: 244-245.

［15］葛可佑．中国营养师培训教材［M］．北京：人民卫生出版社，2005.

［16］LACKLAND D T，VOEKS J H. Metabolic syndrome and hypertension：regular exercise as part of lifestyle management［J］．Curr Hypertens Rep，2014，16（11）：492.

［17］Feoli A M，Macagnan F E，Piovesan C H，et al. Xanthineoxidase activity is associated with risk factors for cardiovasculardisease and inflammatory and oxidative status markers in metabolicsyndrome：effects of a single exercise session［J］．Oxid Med CellLongev，2014：587083.

［18］Stensvold D，Slordahl S A，Wisolff U. Effect of exerciset raining on inflammation status among people with metabolic syndrome［J］．Metab Syndr Relat Disord，2012，10（4）：267-272.

［19］沈玄霖，刘遂心．有氧运动对代谢综合征患者的疗效观察及其机制研究［J］．中国医师杂志，2012，14（9）：1175-1178.

［20］Shen X L，Liu S X. Studies on the effect and mechanism of aerobicexercise on patients with metabolic syndrome［J］．Journal of Chinese Physician，2012，14（9）：1175-1178.

［21］张忍发，李军，杨敏丽．不同运动方案对代谢综合征干预的效果比较［J］．昆明医科大学学报，2014，35（4）：87-90.

［22］Fu S N，Luk W，Wong C K，et al. Progression from impaired fasting glucose to type 2 diabetes mellitus among Chinese subjects with and without hypertension in a primary care setting［J］．J Diabetes，2014，6（5）：438.

［23］赵晓云，陈伟华，路永刚，等．河北省 33843 机关职员非酒精性脂肪肝患病率及其危险因素［J］．中国老年学杂志，2013，33（20）：5079-5081.

［24］杨晖，陈慧．非酒精性脂肪肝患者高危风险因素分析及护理对策［J］．中华现代护理杂志，2013，19（23）：2795-2798.